现代临床妇产科护理研究

刘伟伟　郑昌婧　刘海霞 ◎著

吉林科学技术出版社

图书在版编目（CIP）数据

现代临床妇产科护理研究 / 刘伟伟，郑昌婧，刘海霞著. -- 长春 : 吉林科学技术出版社，2022.4
ISBN 978-7-5578-9241-8

Ⅰ. ①现… Ⅱ. ①刘… ②郑… ③刘… Ⅲ. ①妇产科学－护理学－研究 Ⅳ. ①R473.71

中国版本图书馆 CIP 数据核字(2022)第 135887 号

现代临床妇产科护理研究

著　　刘伟伟　郑昌婧　刘海霞
出 版 人　宛　霞
责任编辑　赵　兵
封面设计　金熙腾达
制　　版　金熙腾达
幅面尺寸　185mm×260mm
开　　本　16
字　　数　454 千字
印　　张　19.75
版　　次　2022 年 4 月第 1 版
印　　次　2023 年 3 月第 1 次印刷

出　　版　吉林科学技术出版社
发　　行　吉林科学技术出版社
地　　址　长春市净月区福祉大路 5788 号
邮　　编　130118
发行部电话/传真　0431-81629529　81629530　81629531
81629532　81629533　81629534
储运部电话　0431-86059116
编辑部电话　0431-81629518
印　　刷　三河市嵩川印刷有限公司

书　　号　ISBN 978-7-5578-9241-8
定　　价　158.00 元

前　言

护理学是将自然科学与社会科学紧密联系起来的为人类健康服务的综合性应用学科。随着医学科学的迅速发展和医学模式的转变，医学理论和诊疗护理不断更新，护理学科领域发生了很大的变化。医学科学技术的迅猛发展，护理专科诊疗新业务、新技术不断应用于临床，同时，护理模式的转变和整体护理观的确立，对护士的专科知识和技术水平、业务素质、人文素养等提出了更高的要求。妇产科护理学是一门以护理学、妇产医学为基础，融多学科理论与技术为一体的护理学专科，当前妇产科护理学专业度高、实践性强，且内容范畴广泛，是一门发展迅速的新兴学科。

为了紧随妇产科护理医学发展步伐，提高妇产科护理技术水平，也为了贯彻落实“贴近病人、贴近临床、贴近社会”的方针而撰写本书。本书介绍了妇产科疾病的病因、临床症状、诊断、治疗方法和护理方法，有些疾病因病情、类型不同而处理不同则分别介绍：对妇产科护理的新进展进行了详细阐述，包括妇产科的超声诊断、妊娠并发症、妊娠期及分娩期异常、产前筛查诊断、产后与产褥期异常、产科危重急症抢救等。《现代临床妇产科护理研究》旨在为临床护理人员提供最新的专业理论和专业指导，帮助护理人员熟练掌握基本理论知识和临床护理技能，提高护理质量，是对各专科临床护理实践及技能给予指导的专业参考书。语言简洁，内容丰富，侧重实用性和可操作性，力求详尽准确，适合妇产科及相关专业广大医生及护理人员使用。

由于时间仓促，编者经验水平有限，不足之处在所难免，恳请读者批评指正。

目　录

第一章　妇产科护理总论

第一节　护理伦理

一、基本概念

（一）道德与伦理

医学伦理学是以医学领域中的道德现象和道德关系为自己的研究对象。中国古代的“道德”一词，主要指人与人之间的行为原则和规范的总和，也兼指个人的道德行为、思想品质和修养境界。西方的“道德（morals）”一词最早起源于拉丁文“molalis”，其单数“mos”指个人的性格和品性，复数“moles”指风俗和习惯。在近代汉语中，“伦理”引申为风俗、品性、思想等。西方的“伦理（ethics）”一词源自希腊语“ethos”，是一种有关“辨别对与错的行为素养”。尽管伦理和道德的词源、含义不尽相同，但它们是相通的。

（二）护理道德与护理伦理

护理道德是社会一般道德在护理实践领域中的特殊体现，是护理人员在护理领域内处理各种道德关系的职业意识和行为规范。

护理伦理是制约护理行为的一系列道德原则，包括护理人员与病人、病人家属、医护同人，以及整个社会的关系，它也用来制约医疗行业的道德义务。护理伦理是护理专业人员的专业伦理，是社会舆论要求护理专业人员必须遵守的职业道德。

每个行业都有自己的职业道德和伦理，护理是以治病救人为目的的社会活动，其服务对象是人。因此，研究护理道德和护理伦理就有着更重要的意义。

护理道德与护理伦理既有区别又有联系。护理道德是护理伦理的基础；护理伦理是护理道德的系统化与理论化，并且它反过来又促进良好的护理道德的形成与发展。因此，护理伦理学又是研究护理道德关系的一门学科。护理伦理学的研究对象包括：护理人员与患者及其家属之间的关系，护理人员之间、护理人员与其他医务人员之间的关系，护理人员与护理学科发展之间的关系。

二、护理道德的基本原则、规范和范畴

护理道德的基本原则、规范和范畴是护理伦理学研究的重点对象与核心内容。其基本原则与规范是指导护理行为的准则。

（一）护理道德的基本原则

护理道德的基本原则指护理人员在护理工作中处理人与人之间、个人与社会之间关系时所应遵循的根本指导原则。它统率护理道德规范和范畴，是衡量护理人员道德水平的最高道德标准。

社会主义医学道德的基本原则：救死扶伤，防病治病，实行社会主义人道主义，全心全意为人民的健康服务。护理是医学的一部分，医学道德的基本原则自然也适用于护理。

（二）护理道德的基本规范

护理道德规范是护理人员在实践过程中应遵循的行为准则，是协调护理人员与病人、其他医务人员及社会之间关系的行为标准，也是评价护理人员职业道德的具体标准。护理道德规范主要表现在以下几个方面：

1. 爱岗敬业、自尊自强

护理职业是一项平凡而又崇高的事业。护理人员只有热爱护理职业，不断深化对护理工作内涵的认识，才能更好地为社会人群服务。

护理工作在社会中承担着重要的角色，它关系到社会的发展、民族的繁衍和广大人民群众的身心健康，护理人员应该充分认识到自己的职业价值，并敬重自己的职业。

随着传统的以“疾病”为中心的生物医学模式转变为以“人”为中心的现代医学模式，护理学的内涵得到了进一步的提升，作用也越来越凸显出来，护理人员不仅是护理活动的执行者，还是健康教育者、健康协调者、健康咨询者以及病人利益的维护者。护理人员应视病人为整体，从身体和心理上关心爱护病人。这就要求护理工作者不仅具备扎实的护理基本知识、理论和技能，而且需要学习护理伦理学、护理心理学、美学以及社会学等相关学科的知识。同时，还应具备良好的沟通和表达能力，从而为患者提供优质的护理服务。

2. 尊重病人、关心病人

尊重病人，爱护关心病人是护理人员最基本的道德要求，护理人员应把救死扶伤，防病治病，全心全意为病人服务作为自己的最高职责。

首先，要尊重病人，即尊重病人的生命价值，尊重病人的人格和权利。人的生命价值是由其生命质量决定的，护理人员在工作过程中必须努力提高病人的生命质量，无论从生理还是心理上，都应该采取最佳的措施，减轻患者的痛苦，使他们更有勇气面临困难、战胜疾病，从而更好地回归社会。病人的权利，包括平等的医护权利、知情同意的权利、要求保守秘密的权利等，护理人员应对患者一视同仁，不论贫富地位、远近亲疏，都应以诚

相待；在医疗护理中，对病人的隐私，护理人员应负有保守秘密的义务，绝不能随意泄露或当众议论。护理人员应充分尊重患者的以上权利，成为病人权利的忠实维护者，这也是建立良好护患关系的前提。

其次，要关心体贴病人。护理人员应适当地移情，设身处地地体谅病人患病的痛苦、看病的艰难和治疗带来的一系列身体和心理的伤害和打击，以最优的服务态度和技术为病人提供治疗和护理。护理人员只有真正地走进病人的心里，与患者产生共鸣，才能更好地为病人服务。

3. 认真负责、技术求精

以病人为中心，一切为了病人的利益是护理工作的出发点与归宿，护理工作直接关系到病人的安危，来不得半点疏忽。在道德要求上，护理人员必须以高度的责任心对待工作，谨慎细心，严格执行“三查七对”，严防各种差错事故；严格遵守护理的各项规章制度和操作流程；严密实施各项护理操作，做到及时、准确。同时，还应培养敏锐的观察能力，及时发现病情变化并报告医生解决问题。护理人员还应有批判性的思维，辩证地执行医嘱，这也是对病人认真负责的一种表现。

精湛的护理技术也是对护理人员职业道德的基本要求，护理人员应在保证不增加病人痛苦的基础上，努力熟练掌握各项护理技术操作，不断积累经验，从而更快捷高效地完成护理工作。随着现代医疗和护理的不断发展，许多医学诊断治疗新技术的应用，康复医学、社区护理和家庭病房的兴起，护理工作的内容和范围也在不断扩大，护理人员在这种医疗大环境下更应该不断学习，完善相关的知识结构，自我提高，从而适应社会的发展，满足患者的需要。

4. 热忱服务、乐于奉献

护理的本质就是照顾，在护理实践过程中满足病人的各种需要，热忱服务正是这一本质的具体体现。护理人员应全心全意为病人服务，在生活上悉心照料，在治疗上以精湛的技术为病人提供服务，在心理上给予病人最大的安慰。特别是对待老年病人、危重症病人、婴幼儿病人、精神病人，应给予更多的关心和照顾，要耐心解释，细心观察患者的病情变化和心理反应，及时发现问题，解决问题。

在提倡文明服务的今天，护理人员还应发扬乐于奉献的精神，把解决病人的痛苦放在首位，不怕脏不怕累，不辞辛苦，不厌其烦，全心全意为人民的健康服务。

5. 举止端庄、言语文明

护士是白衣天使，是美的化身，这是社会给予护理人员的高度肯定。护理人员的言谈举止是体现护理道德的主要途径，端庄的举止、文明的用语是拉近护患关系的重要桥梁。

端庄的举止要求护理人员在上班时衣帽整齐，精神饱满，态度和蔼，不勾肩搭背，不打闹，遇同事或熟悉的病人要主动礼节性示意或问候。护士站、坐、行要稳重、端庄、大方、优美。仪容上应自然大方，切忌浓妆艳抹，不宜涂染指甲，也不宜佩戴耳环、戒指或手镯等。

文明的用语有利于护患之间的交流沟通，并且可以对大脑皮质起保护作用，使病人机体减少潜能的消耗并增强防御能力。因此，护理人员应针对不同的病人、根据不同的场合和不同的情景，采用不同的语言，使病人感到亲切愉快。

6. 互尊互学、团结协作

随着现代医学的发展，护理工作与其他部门的联系也越来越紧密，如行政管理和后勤保障部门等，这就要求护理人员除了和病人及病人家属建立良好的护患关系外，还应与医务人员、管理人员、实验技术人员等建立良好的合作关系，在工作中应相互尊重，相互理解和支持，密切配合，协调一致。在护理人员之间，大家既是同事又是姐妹，更应该相互尊重，相互关心，营造一种和谐的、温馨的工作氛围，从而为护理质量的提高和护理人才的健康发展创造有利条件。

（三）护理道德的范畴

范畴是构成一门学科的基本概念。在哲学中，范畴是指在实践基础上，人们对客观事物和客观现象的本质属性及其关系的概括和反映。护理道德范畴就是对护理道德的本质属性及关系的概括和反映。护理道德原则及规范是护理道德范畴的基础，决定了范畴；同时范畴又反映和体现了原则及规范。范畴是原则和规范的细化和个体化，原则和规范通过范畴发挥作用。如果说原则和规范是对护理人员道德的外在约束，那么范畴就是护理人员的内在自我约束与道德愿望。护理道德范畴的内容有以下几个方面：

1. 权利

病人的权利是指作为一个病人“角色”，应该得以行使的权利和应享受的利益。尊重病人的权利，是护理道德的重要基础之一。病人的权利主要有：

（1）平等享有医疗护理的权利

求生存健康的愿望是每个人的基本权益。一旦人的生命和健康受到了疾病的威胁，病人有权继续生存，有权获得医疗和护理救助，任何医务人员不得拒绝病人的求医要求。

另外，任何人享受医疗护理的权利是平等的。因此，医务人员对待病人应一视同仁，保证医疗权利人人平等。

（2）知情同意的权利

在医疗护理过程中，病人有获得关于自己疾病的病因、严重程度、治疗护理措施等情况的权利。对病人进行侵入性的或存在风险的操作前必须征得患者和患者家属的同意，并签字。病人也有提出医疗护理意见并得到答复，以及要求解释医疗费用等监督医疗护理过程的权利。

此外，病人还有要求医务人员为自己隐私和病情保密的权利，以及因病免除一定的社会责任和义务的权利。

2. 义务

义务是指个人对社会、对他人应尽的责任，在伦理学上，义务与责任、职责、使命是同等意义的。

护理道德的义务范畴，指的是护理人员在其职业活动中，对患者、对同行、对社会应尽的责任，它是依靠人们内心信念、习惯、意志自觉地履行的，没有明显的强制作用。同时，护理道德中的义务总是以或多或少的自我牺牲为前提的。

护理道德的义务要求主要有：第一，热爱护理工作，忠于护理事业；第二，防病治病，认真为患者进行医疗护理；第三，为患者进行医疗护理服务应以不讲有无代价、有无报酬为前提；第四，把对患者个人尽义务同对社会尽义务统一起来。

3. 良心

良心是指人们对是非、善恶、荣辱、美丑的内心深刻认识和感受，是对所负道德责任的内心感知和行为的自我评价与自我意识，它具有稳定性和自觉性的特点，并且良心是人们道德的“自我法庭”，人们在选择和评价自己的行为时受到良心的指导。

护理人员的良心，是护理人员在履行对病人和对社会的义务过程中形成的道德责任的自觉认识和自我评价能力，它要求护理人员在任何情况下，都忠实于病人，在工作中一丝不苟，具有慎独的精神；良心还要求护理人员忠于护理事业，具有为事业献身的精神；同时，道德良心还要求护理人员忠实于社会，不收取病人的任何礼品，不受贿，自觉维护白衣天使的美好形象。

4. 情感

情感，是人们内心世界的自然流露，是对客观事物和周围环境的一种感受反应和态度体验，它是心理学和伦理学的重要范畴。道德情感，是指在一定的社会条件下，人们根据社会道德原则和规范，去感知、评价个人和他人行为时的态度。

护理道德情感的基本内容：第一是同情心，护理人员应有扶危济困的同情心，对患者的不幸和痛苦产生共鸣，真正理解患者，从而对他们的愿望和要求给予大力支持和热情帮助。第二是责任感，这是高层次的情感内容。护理人员应把护理工作看作是自己应该履行的崇高职责，并升华成一种道德情感，从而全身心地投入护理工作中去。第三是理智感，指的是护理人员对患者的情感是建立在理智和科学的基础上。对患者的关心、照顾必须是在医学科学允许的范围内进行，对患者不合理的要求不迁就、不徇私情。

5. 审慎

审慎即周密而谨慎，护理道德中的审慎是指护理人员在医疗护理行为前的周密思考与行为过程中的谨慎、认真、细心的一种道德作风。审慎是护理人员对病人和对社会的义务感、责任感、同情心的总体表现。

护理审慎的要求：第一，护理诊断要审慎。护理人员在接触病人的过程中，应详细了解患者的病情，仔细全面地收集资料，通过周密的分析和思考对病人做出正确的诊断。第二，护理语言要审慎。护理人员的语言要求是小心、严密、准确，护理人员通过语言可以向患者传递健康知识，安慰鼓励患者，从而使患者树立战胜疾病的信心。护理人员不应对患者言语粗鲁，这是不负责任的表现。第三，护理技术操作要审慎。护理人员是通过一系列的护理技术操作向病人提供护理服务的，护理人员在操作上应该不断地积累经验，提高操作技术水平。随着医学的进步和发展，越来越多的高精端仪器应用于临床，护理人员应该不断地学习，刻苦钻研，秉着严谨、认真负责的态度，为患者提供高效的、高质量的护理服务。

6. 荣誉

荣誉是同义务密切联系的道德范畴，指人们履行了社会义务之后，受到道德上的表扬、奖励和赞许。

护理人员的荣誉指为病人身心健康贡献自己的智慧和力量并得到社会的公认和赞扬，个人也得到了良心上的满足和自我内心的欣慰。

护理道德荣誉观的基本要求是：第一，以病人为中心，为患者、为社会服务，是护理人员衡量荣誉的标准。护理人员应该把患者的利益和社会的利益放在第一位，对他人服务越多，贡献越大，从而获得的荣誉也就越大。第二，正确处理个人荣誉与集体荣誉的关系。护理人员应把个人荣誉归功于集体，看作是集体对自己的鼓励和鞭策。第三，在荣誉面前应该谦逊。

三、护患关系中的道德

（一）护患关系的基本内容

护患关系是在特定的条件下，护理人员通过医疗、护理等活动与病人建立起一定联系的人际关系。狭义的护患关系是指护理人员与病人的关系；广义的护患关系是指护理人员与病人及家属、陪护人、监护人的关系。护患关系中的道德是指协调护患关系所遵循的行为准则和要求，它是护理关系中最主要的内容。护患关系的内容可归纳为技术与非技术两个方面的内容。

护患关系中的技术交往是指在实际的护理措施的决定和实施当中，护理人员和病人的相互关系。如护士给病人打针、发药、换药等。在这种技术关系中，护理人员通常是专业的，有一定医学知识和技能的，占有主动地位的内行，而病人多半是缺乏医学知识和技能的外行，处于相对被动的地位。技术关系极为重要，它是非技术关系的基础。

非技术关系是指护患双方由于社会的、心理的、教育的、经济的等多种因素的影响，在实施医学技术过程中所形成的道德、利益、法律、价值等多种内容的关系。

1. 道德关系

道德关系是非技术关系中最重要的内容。在护理实践当中，虽然护理人员和病人双方所处的地位、环境、利益以及文化教育、道德修养不同，可能在治疗上存在一定的矛盾，在何双方都应该尊重对方的人格、权利和利益，以一定的道德原则规范约束自身的行为。

2. 利益关系

利益关系指护患双方在相互关心的基础上发生的物质和精神利益方面的关系。护理人员的利益主要表现在两个方面：一是护理人员在为患者服务中消耗的脑力劳动和体力劳动而得到的补偿如工资等经济利益；二是护理人员通过对患者的服务而逐渐积累的经验和技能。患者的利益主要表现在支付了医药费的同时，满足了其解除病痛，恢复健康的需求。

3. 法律关系

护理人员从事护理活动和患者就医都受到法律的保护。对患者而言，其得到合理诊治等权利若受到侵犯，且造成一定不良后果的，病人或家属有权诉诸法律以维护自身权益；对护理人员而言，在护理活动中，若受到患者或家属的辱骂、殴打等，法律会对当事人进行制裁。

4. 价值关系

价值关系是容易被人们忽视的一种关系。护患双方在治疗护理过程中相互影响、相互作用，都体现了为实现人的价值而做出的努力。护理人员运用自身的知识和技能为患者提供医疗服务，减轻患者的痛苦，从而体现了护理人员的个人社会价值。而患者在恢复了健康重返社会的同时，也实现了个人的社会价值。

（二）护患关系的三种模式

护患关系的模式是在护理人员与病人的接触中产生出来的，是根据病人的需要提出来的。护患关系一般来说有以下三种模式：

1. 主动—被动型

这是护患关系中最古老的方式。护理人员对病人的护理处于主动的主导地位，而病人则处于完全被动的、接受的从属地位。这种模式对处于危重休克、昏迷、失去知觉和意识障碍的患者，以及婴幼儿等某些难于表达自己主观意志的病人，无疑是适当的。但对大多数有清醒的自主意识的患者来说，就不应忽视患者的主观能动作用，反而应鼓励患者参与进来，鼓励病人表达自己的意志和想法。在现代医疗护理中，一般不采用此种模式。

2. 指导—合作型

这种模式在护患关系中普遍存在。这种模式认为护患双方在护理活动中都具有主动性。病人的主动是以执行护士的意志为基础，护士的权威在护患关系中仍然是决定性的作用，但病人可以充分表达自己的意志和需要，同时对治疗效果提供多种信息。在这种模式下，护患关系比较融洽，有利于提高诊治效果。比起主动—被动型的护患关系模式，指导—合作型关系前进了一大步，值得提倡和推广。

3. 共同参与型

这种模式指出护患关系是双向的，在医疗、护理的过程中，护理人员与患者具有大致同等的主动性和权利，共同参与护理措施的决策与实施。此时，患者可向医务人员表达自己的治疗效果，从而进一步帮助医务人员做出正确的诊治，提高诊断的准确性、预见性和治疗的有效性，对提高改善护患关系也会起到积极的作用。因此，我们应该大力提倡这种平等合作的护患关系。此种模式多适用于长期慢性病病人和受过良好教育的病人，对有意识障碍或难以表达自己主观意志的病人显然是不适用的。

（三）护患关系中的道德要求

护患关系中的道德作用在于协调护理人员与病人的关系，建立指导—合作型、共同参与型模式，从而提高护理质量。良好的护患关系不仅能调动病人的积极性和争取病人的合作，而且能直接影响病人的心情和应激状态，使病人从不良的心理状态转化为良好的心理状态，从而提高治疗效果。因此，在护患关系中对护士提出应有的道德要求，提高护士的道德责任是十分必要的。

1. 尊重和爱护患者

这是护患关系最基本的道德要求。护理人员与患者接触最多，交往机会也最多，护士的举止行为和态度都会对患者无论在身体上还是心理上产生深刻的影响。而尊重爱护患者无疑是对患者精神和心理上最大的鼓舞。

①尊重患者的人格：在任何情况下，护理人员都应尊重患者的人格，不应侮辱诋毁患者，不能乘人之危追求个人不道德的目的。

②要尊重人的生命价值：生命对每个人来说只有一次，护理人员应该充分地尊重患者的生命价值。无论患者的疾病轻重，有无传染性，还是预后好坏，护理人员都应认真负责，不能有半点懈怠。

③尊重患者的权利：护理人员应该尊重患者的各项权利（平等的医疗护理权利、知情同意的权利、获得有关医疗信息的权利、保守个人秘密的权利和因病免除一定的社会责任和义务的权利），时刻牢记自己是患者权利的忠实维护者。

2. 同情与关心患者

患病给患者带来了极大的痛苦，身体和心理受到双重打击，护理人员应同情关心患者，用温暖的语言和行动给患者一点慰藉，鼓励患者，增加患者战胜疾病的信心，给患者以无微不至的照顾，全心全意地服务患者。

3. 精心与热忱服务

护理人员应该同时具备良好的思想道德素质和精湛的技术以及相关的学科知识，才能为患者提供优质的护理服务。护理人员要始终饱含热情，以认真负责的工作态度，一丝不苟，不怕脏不怕累，热情主动地服务患者。

4. 积极为患者做好健康指导

随着社会的发展和人类的不断进步，人们对健康的需求越来越多，从而赋予了护理人员更多的责任，使护理工作的内容在不断扩大，其中，健康指导越来越受到人们的重视。护理人员对患者的健康指导主要有以下三种：

①常规指导：即患者初入院时，护理人员应该热情地接待病人，并做好入院环境介绍、作息制度等各项指导，使患者有宾至如归的感觉。

②疾病指导：即护理人员针对患者的疾病对患者进行一系列的健康教育，包括疾病知识，如疾病的发生发展、自我病情监测以及用药知识等。

③心理指导：即护理人员对患者在住院期间存在的心理问题，运用心理学的相关知识，对患者进行疏导，从而排除患者各种消极情绪，以利于病情向积极的方向发展。

（四）护理人员与家属关系的道德要求

护理人员除了与患者有着紧密的联系外，与患者家属也有着一定的间接联系。护理人员与患者家属是团结协作的关系，在患者住院期间共同协助患者，为患者服务。患者家属通常对患者的疾病情况和心理状态比较了解，护理人员可以通过患者家属间接了解患者病情。处理与患者家属关系的道德要求如下：

1. 尊重

护理人员在尊重患者的同时也应该尊重患者家属。护理人员面对患者家属的担心、焦虑以及对治疗的疑问，应耐心地指导和解释。对患者提出的合理要求，应该尽量满足。如果因条件受限而不能满足患者家属的需求，护理人员也应做好解释工作，而不是一味地否定或置之不理，态度冷漠。

2. 知情

患者家属有权知道患者的病情，护理人员应对患者家属适当地介绍患者所患疾病的情况，如病人的病情、治疗、护理、预后等，以求得到患者家属的配合，共同提高治疗和护理效果。

3. 宽慰

患者家属是患者至亲的人，面对患者的疾病，看着自己的亲人遭受痛苦，患者家属难免情绪低落，焦虑不安。护理人员在密切观察患者病情变化的同时，也应留意患者家属的心理状态，及时进行干预，这对患者的心理也会产生间接的积极影响。若遇到不幸失去亲人的家属，护理人员更应表示同情，并尽量宽慰家属。

4. 虚心

在患者住院期间，护士与患者、患者家属接触最多，对患者家属提出的一些意见，护理人员应虚心听取，有的意见对患者的治疗极有价值，有的意见可能会避免一些医疗事故的出现。同时护理人员应主动向患者家属征求意见，不断改进护理质量。

第二节　妇产科护理相关制度和规程

一、妇产科护理相关制度

（一）消毒隔离和感染控制制度

1. 门诊消毒隔离制度

（1）各诊室每日用0.5%三氯异氰尿酸（健之素）拖地。

（2）保持检查床整洁，定期更换床单、床套。每日用0.5%含氯消毒液擦拭床。每次妇科或产科检查后，及时更换检查床上的垫单。

（3）使用过的器械，经清水洗净后密闭存放，送供应室消毒灭菌。

（4）持物钳使用随用随开，用后送供应室消毒灭菌。

（5）定期检查消毒过的器械及敷料，如已过期必须重新消毒。

（6）注射室、治疗室及各诊室，每日通风30min，并进行空气消毒。

（7）对有传染性疾病的病人（念珠菌、滴虫性阴道炎、淋病等）进行治疗时，应固定床位，用物均分开消毒。

（8）对HIV、梅毒孕妇应使用单独皮尺、一次性中单。

（9）每日诊疗完毕，清洁各诊室，补充用物，保持诊室整齐清洁。

2. 普通病区消毒隔离制度

（1）保持室内整齐、清洁、舒适、环境优美。

（2）病房每天早晚开窗通风2次，每次30min，或启用空气消毒机消毒，每天2次，每次30～60min，保持室内空气新鲜。室温应保持在18～24℃，相对湿度不低于50%～60%。

（3）地面每天干扫2次，湿拖2次；床头柜每天用消毒液抹布擦拭1次。窗、门每周清洁1次，窗帘、屏风等每季度清洁1次。拖把、抹布分区专用，并设有明显标志。

（4）药柜、治疗车、配剂室和治疗室的桌面等，每天用消毒液抹布清洁1次。配剂室、治疗室、污物室每天紫外线消毒2次。紫外线使用设专簿登记使用时间，累计1000h

更换紫外线光管。每周用75%乙醇擦紫外线光管1次。每季度测试病区的各紫外线光管的强度1次，强度 < 70μw/cm^2 要更换新灯管。

（5）消毒物品和非消毒物品分别放置，并有明显标识。每天检查各室内消毒物品的有效时间。专人负责消毒物品检查。

（6）床单、被服等每周更换1次，必要时随时更换。病员服一用一消毒。患者出院后，床单应及时处理、消毒。

（7）洗手盆、厕所每天最少刷洗、消毒2次。便盆一人一盆，用后清洁、浸泡消毒，晾干。

（8）污物按处理原则装入袋内，每天发袋、清除污物三次。

（9）控制探视时间和探视人数。

（10）每季度进行1次医务人员的无菌技术、消毒隔离制度、手卫生规范的培训。

（11）加强对患者及家属的卫生宣教工作。

3. 产房消毒隔离制度

（1）非本区工作人员，未经许可不得进入产房。

（2）产房工作人员入室时，须换鞋、穿产房工作服、戴帽及口罩。外出时必须更换外出衣及外出鞋，鞋按标志放入鞋柜。

（3）产妇入室时，须更换病人衣服及拖鞋（产妇的拖鞋用塑料袋装好随产妇带入）；进入手术室的产妇须戴帽。

（4）产妇离室时，用过的衣服、帽子、口罩分别放入污衣桶内。

（5）每日用消毒液拖地面2次。每周清洗层流手术室的回风口过滤网和墙面、天花板1次。

（6）每晚用干净抹布做小区清洁。用紫外线消毒配剂室、入院处理室、消毒敷料室、候产室和清洁室。

（7）每周更换乙醇瓶、每周更换骨盆尺浸泡液及皮尺浸泡液、肥皂球盅2次。

（8）每班更换各开放抢救台吸引瓶内胆，每天更换冲洗壶；氧气湿化瓶在每个孕妇使用后要及时更换，每天早上集中送供应室消毒。

（9）新生儿的吸液管、冲管液一人一用。新生儿喉镜叶片使用后，用75%乙醇擦拭后干燥保存（母亲患传染病的喉镜叶片使用后用75%乙醇浸泡30min，手柄用75%乙醇擦拭消毒）。

（10）每月做环境卫生监测1次并记录：手术室、各分娩室的环境空气 < 200cfu/m^3；物体表面、医务人员手面 < 5cfu/cm^2。

（11）每天每班检查各室内消毒物品的有效时间；专人负责每周1次的全区消毒物品检查。

（12）所有分娩、检查、手术后用过的器械均应及时处理、更换、消毒。

（13）分娩床、手术床在每个产妇使用后，均须用0.05%含氯消毒液擦拭后更换床上用品。

（14）产房的器械、产包等物品一用一灭菌；灭菌操作应严格遵守无菌操作规程。

（15）对乙肝血清标志物阳性及其他传染病人应固定产床分娩，所有物品应按传染病特殊消毒处理，并做好终末消毒。

4. 母婴同室病房消毒隔离制度

（1）室内每天定时开窗通风换气，定时开启空气净化器，备有紫外线消毒机，进行出院终末处理。

（2）室内日常清洁消毒，湿式打扫，病房地面与走廊每天上下午各打扫 1 次。

（3）工作人员注意手的清洁，治疗操作及接触产妇、婴儿前后洗手，或用快速手消毒液，必要时用消毒液浸泡。喂哺前帮助产妇清洁手。

（4）护士分工明确，责任到人，避免多人次接触产妇及婴儿而引起交叉感染。

（5）婴儿用的眼药水、扑粉、油膏、沐浴液、浴巾、治疗用品等应一婴一用，避免交叉使用。

（6）工作人员如患传染病应及时调离，患有皮肤化脓及其他感染性疾病的工作人员应暂时停止与婴儿的接触。

（7）母婴一方患有感染性疾病时，均应及时与其他正常母婴隔离。产妇在传染病急性期，应暂停哺乳。患有感染性强的疾病，如脓疱疮、新生儿眼炎、鹅口疮等时应及时隔离。

（8）产妇与婴儿用物要分开，换下的尿布要放在固定的容器内。

（9）控制陪护、探视人员，探视者应着清洁服装，洗手后方可接触婴儿。在传染性疾病流行期间禁止探视。

（10）每月必须对母婴室内空气、物体表面、消毒剂以及医务人员的手做一次微生物监测，并保存好监测记录，对不合格的以及接近限值的，必须及时分析原因并积极采取措施，重新监测直到合格。

（二）传染病上报制度

1. 传染病分类

传染病分为甲类、乙类和丙类。

（1）甲类传染病：鼠疫、霍乱。

（2）乙类传染病：传染性非典型肺炎、艾滋病、病毒性肝炎、脊髓灰质炎、人感染高致病性禽流感、麻疹、流行性出血热、狂犬病、流行性乙型脑炎、登革热、炭疽、细菌性和阿米巴性痢疾、肺结核、伤寒和副伤寒、流行性脑脊髓膜炎、百日咳、白喉、新生儿破伤风、猩红热、布鲁菌病、淋病、梅毒、钩端螺旋体病、血吸虫病、疟疾。

（3）丙类传染病：流行性感冒、流行性腮腺炎、风疹、急性出血性结膜炎、麻风病、流行性和地方性斑疹伤寒、黑热病、包虫病、丝虫病，除霍乱、细菌性和阿米巴性痢疾、伤寒和副伤寒以外的感染性腹泻病。

上述规定以外的其他传染病，根据其暴发、流行情况和危害程度，需要列入乙类、丙类传染病的，由国务院卫生行政部门决定并予以公布。

对乙类传染病中传染性非典型肺炎、炭疽中的肺炭疽和人感染高致病性禽流感，采取本法所称甲类传染病的预防、控制措施。其他乙类传染病和突发原因不明的传染病需要采取本法所称甲类传染病的预防、控制措施的，由国务院卫生行政部门及时报经国务院批准后予以公布、实施。

2. 传染病管理制度

为认真贯彻实施国家《中华人民共和国传染病防治法》，保证疫情报告的及时性、准确性、完整性和传染病的科学管理，特制定传染病管理制度。

（1）医疗保健人员、卫生防疫人员为传染病责任报告人。

（2）门诊医生诊治病人，必须登记门诊日志，要求登记项目准确、完整、字体清楚。

（3）责任报告人发现甲类传染病种传染性非典型肺炎以及乙类传染病中的艾滋病、肺炭疽的病人、原携带者和疑似病人时，城镇 6h 内、农村于 12h 内以最快的通信方式向防疫站报告，并同时报出传染病报告卡。发现乙类传染病人、病原携带者和疑似病人，城镇 12h 内、农村于 24h 内、丙类传染病 24h 内报出传染病报告卡。

（4）责任报告人发现麻疹、白喉、百日咳、脊髓灰质炎、流行性脑脊髓膜炎、流行性乙型脑炎、伤寒及副伤寒、钩体、疟疾、出血热等重点管理的传染病及疑似病人，以最快方式报告防疫站并配合检诊。

（5）责任报告人填写传染病报告卡片应准确、完整、字体清楚，在规定时间内及时交医院指定的疫情管理人员。

（6）诊治传染病病人时，要按规定做好消毒、隔离。

（7）疫情管理人员要按规定做好疫情的收集报告工作，每月 1 次传染病漏报自查，做好门诊日志、疫情旬报、传染病花名册、自查统计、奖惩情况等资料并存档。

（8）责任报告人、疫情管理人、医院负责人不履行职责，违反以上规定的，将按《传染病防治法》有关规定予以处理。

（三）其他制度

1. 陪伴分娩守则与管理制度

（1）陪伴分娩室陪伴人员守则

1）陪伴分娩室可允许孕妇的 1 名健康家属陪伴分娩，陪伴者可由孕妇的丈夫、母亲或有分娩经验的家属或朋友担任。

2）陪伴者须严格遵守分娩室的消毒隔离制度，以保证母婴的安全，入室须更衣、换鞋、不得随意出入产房或在产房其他地方走动，以免影响其他孕妇及医务人员的医疗工作。

3）在陪伴过程中，陪伴者应与医务人员密切配合，听从医务人员安排，协助医务人员减轻孕妇的恐惧与焦虑心情，减轻孕妇的痛苦。

4）室内物品不得带离本室，离室前必须物归原处，如有损坏须赔偿，不得在产房内吸烟、饮酒。

5）陪伴至孕妇分娩后 2h，陪伴者与新生儿、产妇一同离开陪伴分娩室，转往产后病房。

（2）陪伴分娩室管理制度

1）非产房工作人员及非陪伴家属不得随意进入陪伴分娩室。

2）进入陪伴分娩室家属应先由孕妇或家属提出申请，签署知情同意书后才能进入分娩室陪伴。

3）陪伴者入产房时须换鞋、更衣、戴帽。

4）产房工作人员应热情接待孕妇及其家属，向他们进行分娩及母乳喂养知识的宣教，并帮助孕妇树立分娩及母乳喂养的信心，做好心理护理及生活护理。

5）陪伴者应与医务人员密切配合，在医务人员指导下照顾孕妇。

6）陪伴者应遵守产房工作管理制度及清洁、消毒隔离要求，保持室内清洁、整齐及安静。

7）分娩结束后，更换床上所有用品，并及时对室内进行清洁消毒。

2. 母婴同室和母乳喂养制度

（1）医院以保护、促进和支持母乳喂养为原则，认真贯彻执行世界卫生组织和联合国儿童基金会的《促使母乳喂养成功的十点措施》和《国际母乳代用品销售守则》，并建立母乳喂养领导小组和院内、院外母乳喂养管理网络。

（2）全院职工必须掌握母乳喂养的基础知识，新职工上岗前要进行培训，考核合格并保证支持母乳喂养方能上岗。

（3）建立孕妇学校。对所有在医院产前检查的孕妇进行 2 次以上的母乳喂养知识教育，使她们及家属懂得母乳喂养的好处及实施方法。

（4）产科和儿科医务人员必须指导母亲如何喂奶，以及在需要与其婴儿分开的情况下如何保持泌乳。

（5）产科医务人员必须帮助婴儿在娩出后 30min 内进行早吸吮及母婴皮肤裸体接触，持续达 30min 以上。

（6）实行母婴同室，让母婴全天 24h 在一起，医疗及护理必须在 1h 内完成。

（7）除母乳外，禁止给婴儿喂任何食物、饮料或水，除非有医疗适应证。

（8）要求做到早哺乳，按需哺乳，禁止使用奶瓶、橡皮奶嘴。

（9）严格执行《国际母乳代用品销售守则》，不宜宣传、不接受免费提供的婴儿奶粉及代乳品。

（10）出院后继续支持母乳喂养，设立母乳喂养咨询专线电话及咨询门诊，并把出院母亲的资料转给所属的妇幼保健组织。

3. 世界卫生组织和联合国儿童基金会促使母乳喂养成功的十点措施

（1）有书面的母乳喂养措施知识，并常规地传达到所有保健人员。

（2）对所有保健人员进行必要的技术培训，使其能实施这一措施。

（3）要把有关母乳喂养的好处及处理方法告诉所有的孕妇。

（4）帮助母亲在产后 30min 内开始母乳喂养。
（5）指导母亲如何哺乳，以及在须与其婴儿分开的情况下如何保持泌乳。
（6）除母乳外，不给新生婴儿吃任何食物或饮料，除非有医学指征。
（7）实行母婴同室——让母亲与婴儿全天 24h 在一起。
（8）鼓励按需哺乳。
（9）不要给母乳喂养的婴儿吸橡皮奶嘴或使用乳头做安慰物。
（10）促进母乳喂养支持组织的建立，并将出院的母亲转给这些组织。

4.《国际母乳代用品销售守则》概要

（1）禁止对公众进行代乳品、奶瓶或橡皮奶嘴的广告宣传。
（2）禁止向母亲免费提供代乳品样品。
（3）禁止在卫生保健机构中使用这些产品。
（4）禁止公司向母亲推销这些产品。
（5）禁止向卫生保健工作者赠送礼品或样品。
（6）禁止以文字或图画等形式宣传人工喂养，包括在产品标签上印婴儿的图片。
（7）向卫生保健工作者提供的资料必须具有科学性和真实性。
（8）有关人工喂养的所有资料，包括产品标签都应该说明母乳喂养的优点及人工喂养的代价与危害。
（9）不适当的产品，如加糖炼乳，不应推销给婴儿。
（10）所有的食品必须是高质量的，同时要考虑到使用这些食品的国家的气候条件及储存条件。

二、妇产科护理一般规程

（一）门诊病人接诊护理常规

1. 产科门诊护理常规

（1）开诊前检查各项物品及仪器用具是否齐全。
（2）有秩序地安排好孕妇就诊，对初诊孕妇询问病史，填写初诊病历表。
（3）对来诊孕妇测量血压、体重、计算孕周，并记录于门诊病历（如血压高应让孕妇休息后重测，两次结果均应记录在病历上）。
（4）对凡是来就诊前已破水的孕妇，或在就诊过程中破水者，均应立即卧床、听胎心音，并请医生立即诊查。
（5）有下列情况者应安排优先请医生诊查。
1）孕妇血压≥ 130/90mmHg，或伴有头痛、眼花等自觉症状者。
2）孕妇有阴道流血，怀疑前置胎盘或胎盘早剥者。
3）主诉有胎动异常、临产先兆或有正式临产症状者。

4）有其他异常情况（严重妊娠合并症）或身体衰弱不能坚持候诊者。

（6）向孕妇宣传孕产期保健卫生知识，评估其对孕产期生理、心理、精神方面知识的需求，耐心解答孕妇提出的问题。

（7）定期检查诊室内物品，及时补充所需物品；定期维修及保养各类仪器，确保性能正常。

（8）注意保持候诊室环境的安静及整洁。

2. 妇科门诊护理常规

（1）开诊前检查各项物品及用具是否齐全。

（2）维持诊室秩序，做好卫生宣传工作。

（3）态度和蔼，热情接待就诊病人。

（4）嘱咐需要做妇科检查的病人诊前先排空小便，须做尿检验者嘱其同时留取标本。

（5）对重病、阴道流血多或急腹症病人安排优先就诊。

（6）宣传妇女保健卫生知识并耐心解答病人提出的疑难问题。

（7）物品准备

1）消毒物品：妇科窥阴器、长镊子、血管钳、宫颈钳、活检钳、小刮匙、剪刀、棉球、棉签、纱布、灭菌手套等。

2）外用药物：75%乙醇、2%碘酒、3%双氧水、安尔碘、安多福、生理盐水及润滑油等。

3）其他用品：血压计、听诊器、玻片、刮板、洗手用品及一次性污物处理盒或袋。

3. 计划生育门诊护理常规

（1）同妇科门诊护理常规。

（2）宣传妇女保健知识及晚婚、计划生育的重要意义。

（3）计划生育咨询。

1）热情接待要求落实计划生育措施的妇女及其家属。

2）根据具体情况，指导各种避孕、绝育、人工流产与引产的方法。

3）解答有关计划生育技术上的问题。

（二）急诊病人接诊护理常规

1. 产科急诊孕妇护理

（1）热情及时接待孕妇，详细询问既往孕产史及本次怀孕经过，填写产前检查记录及各项检查结果。

（2）行胎心率电子监护，如有异常及时报告医生处理。

（3）测量生命体征。

（4）行阴道检查，了解宫口开张情况，胎先露高低；诉阴道流液者测 pH 值判断是否胎膜已破；有阴道出血者暂不做阴道检查并报告医生。

（5）有病理产科情况或内外科疾病合并症者，即通知医生诊查处理。

（6）填写产科入院护理病历，向孕妇及家属进行健康宣教及住院制度宣教并签名确认。

（7）挂姓氏卡于一览表上，给孕妇戴上标识腕带，更换衣服。

（8）按医嘱留取尿标本及抽取血标本并送检。

（9）按情况将孕产妇转入候产室或分娩室，并详细交班。有下列情况用车床转送：先兆早产使用药物安胎、重度子痫前期、胎膜已破；怀疑脐带脱垂者，应抬高臀部即送产房分娩室；宫口开全即将分娩；胎盘早剥、胎盘前置状态或合并有严重的内外科疾病。

（10）孕妇入院指征。①孕妇临产有规律宫缩、宫口未/已开张；经产妇先兆临产；②有阴道流液；③产前出血；④先兆早产；⑤胎心监测有异常；⑥有病理产科情况或妊娠合并内外科疾病，如妊娠期高血压疾病、羊水过多/少、死胎、心脏病、糖尿病等。

2. 妇科急诊病人护理

（1）接电话后询问急诊病人的情况做好接诊的准备：病床/车床、病人衣服、入院护理记录表格一套，视情况准备急救物品，备急救车。

（2）及时接诊、通知医生诊视。

（3）测量生命体征，进行必要的体查。

（4）询问病人/家属病人的情况，做好入院评估、入院健康宣教，并进行记录。

（5）协助病人更换病人衣服，给病人/家属核对后病人左手戴上手腕标识带。

（6）按医嘱及时执行抽血化验、配血、用药等各项治疗，标本及时送检。配合医生进行必要的检查。

（7）追踪化验结果并通知医生。

（8）视情况做好急诊手术的各项准备。

（三）入院/转入病人护理常规

1. 产科

（1）孕妇入院护理

1）热情及时接待孕妇，及时报告医生孕妇入院。

2）详细询问既往孕产史及本孕经过，填写产前检查记录及各项检查结果。

3）测量生命体征，测量胎心，了解有无子宫收缩、阴道流血及流液情况。

4）填写产科入院护理病历，向孕妇及家属进行健康宣教及住院制度宣教并签名确认。

5）填写一览表、床头卡、入院登记大本、大交班本，并且给孕妇戴上手腕标识带。

6）介绍环境和床边呼叫器的使用方法，将孕妇安置至床边，协助孕妇更换病人衣服。

7）向孕妇介绍管床医生及护士；教育孕妇出现下列情况应及时告知医务人员，如宫缩（阵发性的腹痛、腰部酸胀、腹部紧绷感）、阴道流血或流液、胎动增多或减少等。

8）通知管床医生新收孕妇入院。

（2）孕妇转入护理

1）核对孕妇手腕标识带，安置孕妇入住床位，听胎心，了解子宫收缩、阴道流血及流液等情况。

2）做病区环境、作息和探访制度介绍。

3）向孕妇介绍管床护士和医生。

4）填写一览表、床头卡、入院登记大本和大交班本等。

5）整理好病历，及时记录孕妇转入时的情况及时间。

6）查看各项记录是否完整，如果没有护士护送的转科患者，发现患者的情况与交班记录不符，电话联系转出病区的护理人员，核实交班记录。

7）了解医嘱的执行情况，接患者后对医嘱有任何疑问时，必须询问清楚再执行。

8）通知管床医师诊视孕妇。

（3）产妇转入护理

1）顺产产妇转入时的护理

①了解分娩经过和妊娠期合并症。

②检查病历书写是否完整。

③合理安排床位。

④过床前先按压子宫底，了解阴道流血和膀胱充盈情况无特殊后才过床。

⑤进行入院宣教。

⑥执行医嘱和开护嘱。

⑦给新生儿进行早接触和早吸吮。

⑧指导饮食与督促产妇于产后 6 ~ 8h 排尿。

2）剖宫产产妇转入时的护理

①了解麻醉方式、手术经过及妊娠期合并症和并发症。

②检查病历书写是否完整。

③合理安排床位。

④过床前先按压子宫底，了解阴道流血、伤口渗血和膀胱充盈情况，无特殊后才过床。

⑤检查输液管、尿管和其他引流管是否通畅。

⑥给产妇接上心电监护仪，监测心率、呼吸、血压和血氧饱和度 6 h。

⑦进行入院宣教。

⑧执行医嘱和开护嘱。

⑨给新生儿进行早接触和早吸吮。

（4）院外分娩入院后护理

院外分娩是指在毫无准备或不合格的环境条件下，如田间、居所、工作间、旅途或非法诊所等处突然分娩。护理要点如下：

1）产妇

①更换衣服后迅速送入隔离产房。

②测量生命体征、了解子宫收缩及阴道流血情况。

③了解孕产史及其他病史及分娩过程，书写病历。

④遵医嘱进行抽血化验。

⑤如胎盘未娩出，清洁及消毒会阴后协助胎盘娩出，检查软产道，如有裂伤给予缝合。

⑥皮试阴性后给予注射破伤风抗毒素；若皮试阳性，可给予脱敏治疗。

⑦产后于产房观察 2h，内容包括子宫收缩、阴道出血量、生命体征等，如有异常及时报告医生处理。

⑧无异常者，转爱婴区或孕妇区观察。也可遵照患者意愿办理出院手续。

2）婴儿

①在保暖的条件下予以脐部消毒及常规检查并记录。

②遵医嘱予以注射破伤风抗毒素。

③视新生儿情况遵医嘱转爱婴区或转新生儿科观察。

2. 妇科

妇科病人转入护理要点如下：

（1）核对病人手腕标识带，检查病人神志、皮肤情况，各种引流管道固定和通畅情况。安置病人入住床位。

（2）整理并检查病历，保证病历完整。

（3）查看长短期医嘱，了解治疗情况。和转出病区负责护士做好病情、治疗、药物等交接班。

（4）向病人和家属做自我介绍及相关医务人员介绍，病区环境、作息和探访制度介绍。

（5）填写一览表和床头卡、大本和大交班本，电脑上接受确认病人一般资料。

（6）完善转入护理记录。

（四）出院 / 转出病人护理常规

1. 产科

（1）出院孕 / 产妇护理

1）根据医嘱检查孕 / 产妇各种治疗执行情况，进行电脑医嘱处理，打印出院通知单。

2）指导孕 / 产妇家属办理出院手续。

3）指导孕 / 产妇出院后注意事项，包括活动和休息、饮食、用药、随诊 / 复诊等。

4）给予必要的离院协助，如提供轮椅等。

（2）孕产妇转出护理

1）孕妇区转出孕妇的护理

①孕妇转区指征

a. 计划性剖宫产。

b. 足月妊娠按医嘱送产房行引产术者。

c. 临产或先兆早产（规律宫缩、胎膜早破、阴道流血 / 流液）。

d. 怀疑胎儿宫内窘迫通知医师后按医嘱决定转出。

e. 畸胎引产已临产。

②孕妇转出程序

a. 查看病历记录是否齐全、长短期医嘱执行情况及收费情况；了解孕产史和孕周以及合并症、有无特殊需要交班的内容。

b. 告知孕妇做好转科准备，协助孕妇更衣（脱去内衣、内裤），天气寒冷须注意保暖。

c. 签字试产或做 OCT 的孕妇带上必需的物品：如产妇卫生巾 1 包、卷纸、毛巾、水杯和少量食品；签剖宫产的孕妇仅须带产妇卫生巾 1 包。

d. 贵重物品交家属保管或锁在床头柜内。

e. 检查胎心音、子宫收缩和阴道流血流液情况，并记录在候产记录上，写明转区原因和转区时间。

f. 携带备用的药物及病历转出，转出前须有两人核对孕妇姓名、床号、住院号、目标科室。

g. 电话通知运送部门的工人协助转送孕妇，并在转区簿上记录：床号、孕妇姓名、转出目的地。嘱负责转区的工人在转区簿上签名。

h. 交班方式：普通产妇（OCT、人工破膜、放欣普贝生引产者等）打电话向产房护士交班：姓名、胎次、孕周、诊断、治疗和转区原因。急产、大出血、重病等孕妇由责任护士送病人到产房，并与产房助产士交班。

i. 计划性剖宫产者：接到送手术的电话通知后，为孕妇留导尿管、注射术前针后按要求送往产房或手术室，其他同上述护理。

j. 送胎儿中心行羊膜腔穿刺或脐穿术者：孕妇需要进食后才可以送胎儿中心行羊膜腔穿刺或脐穿术。查看医嘱并签名，听胎心音后送孕妇到胎儿医学中心，交班给中心的护士，完善大交班本和护理上的记录，其余同上述处理。

k. 视孕妇情况决定运送方式：送产房做 OCT、人工破膜、放欣普贝生引产者可以步行；有宫缩或已行剖宫产术前准备的孕妇须用轮椅转送：胎膜早破、阴道流血、重度子痫前期和重症的孕妇，须用车床转送。

2）产房转出孕妇的护理

孕妇转出的目标科室常为孕妇区、妇科病房、手术室等。需转入手术室行急诊手术者，则由产房转入手术室。

①转区前准备

a. 向目标科室电话核实床位。

b. 注意皮肤异常的观察；固定好各种管道，观察管道是否通畅及引流液性质；特殊输液者须调好速度，携带输液卡。

c. 听胎心。

d. 转运重病孕妇时，备好氧袋、急救及消毒药品，按医嘱持续心电监护；若孕妇须急诊手术转往手术室时，宫口已开大、可能分娩，应准备接产用的无菌器械、敷料与消毒剂。

e. 书写交接班内容包括：孕妇目前的胎心、宫缩、宫口扩张及阴道流血流液等产科情况，重病患者除上述产科情况外，须交代生命体征、出入量、主要治疗及皮肤情况以及离室时间。

f.审查医嘱、治疗，将尚未完成的治疗、药物等写在纸张上，并签名，夹在病历首页。

g. 电脑审核医嘱后将患者转至目标科室。

②护送人员：一般患者由运送部门工人转送，途中注意安全；重病患者由熟悉病情的助产士亲自转送交接班，转运过程中，助产士要注意观察患者生命体征、病情变化，及时处理抢救。

3）产房转出产妇的护理

产妇转区主要发生在产房与爱婴区、手术室、SICU之间。一般情况下，阴道分娩的产妇在产房观察2h，中孕引产者及剖宫产者在手术完毕，书写病历后即可转走。

①剖宫产

a. 术后，垫好卫生纸的同时检查产妇的背部皮肤情况。

b. 过车床，帮产妇穿好衣裤，盖好被子，推出手术室。

c.完善各种记录的书写，并整理。转出前再次核对新生儿病历及出生资料及接生大簿。

d. 按压宫底，了解宫缩，阴道流血不多者可转出。

e. 将婴儿放在婴儿车上，盖好被子，告知产妇。

f. 在产房门口向家属交代产妇的所转病区。

g. 与爱婴区的护士一起为产妇过床，做好床边交接班工作，包括：姓名、住院号及病情、治疗、检查及医嘱处理、病历、手腕带等；婴儿资料包括腕带及身份牌上母亲姓名、出生时间、性别、身高、体重及全身特殊标志等。

h. 在爱婴区取回洁净的被子、产妇衣服及婴儿包被。

②阴道产

a. 更换会阴垫，测量出血量并在总分娩记录及接生大簿中登记。

b. 审核医嘱并收费；检查体温单、候产记录、分娩总记录及产程簿、接生大簿、新生儿病历及出生资料；整理病历顺序。

c. 过车床，将产妇的物品全部放到车床下面，告知产妇。

d. 其余护理同剖宫产转出护理。

2. 妇科

（1）出院病人护理常规

1）根据医嘱检查病人各项治疗执行情况，进行电脑医嘱处理，打印出院通知单。

2）指导病人办理出院手续、取药、复印资料程序，交代出院注意事项。提供病历资料复印申请表。

3）写好出院护理记录，整理病人病历资料，将不需要归档的资料交回病人。

4）将带出院的口服药交病人并说明服药方法。

5）告知复诊时间及随诊指征。

（2）转出病人护理常规

1）联系转入病区，确定转入床位。

2）检查病人各项治疗、检查、服药完成情况。

3）整理病历，完善各项护理记录。

4）妥善固定病人各种管道，保持通畅。

5）抽出床头卡、病人一览牌，登记日志本，将病人信息电脑处理“转出”以及选择接收科室。

6）视情况进行电话交接班或和工友护送至转入病区进行床边交接班。

第三节　女性生殖系统解剖与生理

一、女性生殖系统解剖

女性生殖系统包括内、外生殖器官及其相关组织，因骨盆及邻近器官与其关系密切，故一并讲述。

（一）骨盆与骨盆底

骨盆是胎儿经阴道娩出时必经的骨性产道，其大小、形状及其与胎儿的比例直接影响胎位与产力，关系到分娩能否顺利进行。

【骨盆】

1. 骨盆的组成

（1）骨盆的骨骼

骨盆由骶骨、尾骨及左右髋骨组成。骶骨一般由 5 ~ 6 块骶椎合成；尾骨由 4 ~ 5 块尾椎合成；髋骨由髂骨、坐骨及耻骨组成，人成年后三者融合在一起，界限不明显。

（2）骨盆的关节及韧带

骶骨与髂骨相接处为骶髂关节；骶骨与尾骨连接处为骶尾关节；两侧耻骨中间为耻骨联合。在骶骨、尾骨与坐骨结节之间有骶结节韧带，骶骨、尾骨与坐骨棘之间有骶棘韧带，骶棘韧带即坐骨切迹宽度，是判断中骨盆是否狭窄的重要指标。妊娠期受激素影响，韧带较松弛，各关节的活动性亦稍有增加，骶尾关节妊娠期活动度较大，尾骨可向后活动约 2cm，使骨盆出口前后径增大。此关节如不活动，且尾骨又向内弯曲，则会影响胎儿娩出。

2. 骨盆的分界

以耻骨联合上缘、髂耻缘及骶岬上缘为界，将骨盆分为假骨盆和真骨盆。假骨盆在分娩过程中虽无实际意义，但其径线与真骨盆的相应径线大小有一定的比例关系。真骨盆与分娩关系密切，上部为骨盆入口，下部为骨盆出口，两者之间为骨盆腔，其前壁为耻骨联合及其两侧耻骨降支，后壁为骶骨和尾骨。耻骨联合全长约 4.2cm，骶骨全长平均为 11.8cm，高平均为 9.8cm，故骨盆腔呈前短后长的弯圆柱形。

3. 骨盆的类型

骨盆分为四种基本类型：女型、男型、扁平型、类人猿型（图 1–1）。

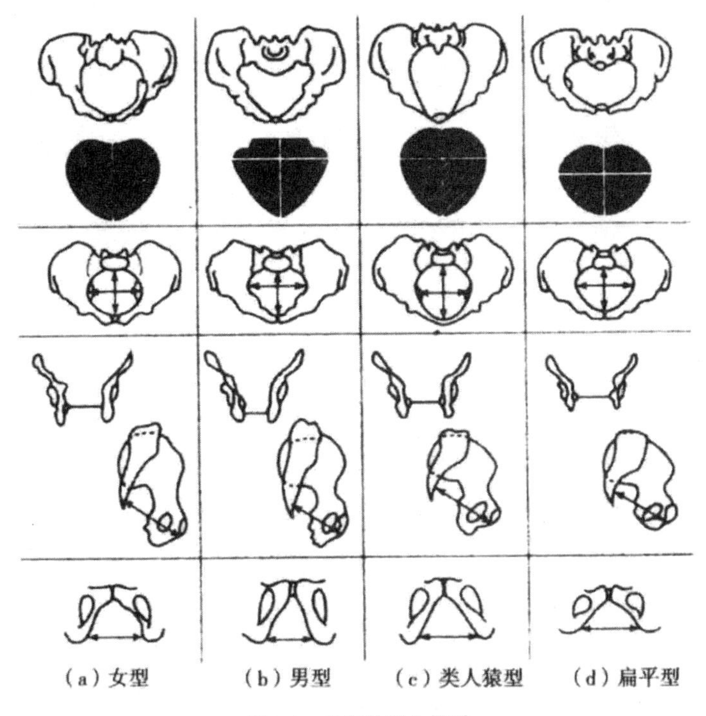

图 1–1　骨盆的基本类型

（1）女型骨盆：最常见，骨盆入口为圆形或横椭圆形，横径较前后径略长，骨盆腔宽阔；坐骨棘间径≥ 10cm，耻骨弓较宽，骨盆出口不狭窄。为女性正常骨盆，占 52% ~ 58.9%，最适宜分娩。

（2）男型骨盆：入口略呈三角形，骶骨前表面较直，两侧壁内聚，坐骨棘突出，坐骨切迹窄。出口后矢状径亦缩短，耻骨弓呈锐角。整个盆腔呈漏斗形，亦称漏斗状骨盆，占 1% ~ 3.7%。此种类型骨盆阴道分娩会遇到困难，一般不宜试产。

（3）扁平型骨盆：占 23.2% ~ 29%。入口前后径短，横径相对较长，呈横扁椭圆形。坐骨切迹较窄，骶骨变直后翘，骶骨短而骨盆浅。胎头常呈不均倾式嵌入骨盆入口，易发生前或后不均倾位。

（4）类人猿型骨盆：占 14.29% ~ 18%。骨盆入口呈卵圆形，各平面前后径长，横径短。坐骨切迹较宽，两侧壁内聚，坐骨棘突出，耻骨弓较窄，骶骨向后倾斜，故骨盆前部较窄而后部较宽，骶骨常有 6 节，且较直，故骨盆腔较深，因前后径长而横径短，易发生胎头高直位或持续性枕后位。

上述四种骨盆，为典型的基本类型，而临床上遇到的多为各种类型的混合。

【骨盆底】

骨盆底是封闭骨盆出口的软组织，由多层肌肉及筋膜所组成，以承载和支持盆腔内的器官。盆底前方为耻骨联合，后方为尾骨尖，两侧为耻骨降支、坐骨升支及坐骨结节。坐骨结节前缘的连线将骨盆底分为前、后两部：前部为尿生殖三角，又称尿生殖区，有尿道和阴道通过，后部为肛门三角，又称肛区，有直肠穿过。分娩时，骨盆底可向前伸展，成为软产道的一部分，与子宫收缩有机地相协调，使胎先露在产道内旋转及下降。若分娩时受损伤，则可因松弛而影响盆腔器官的位置和功能。骨盆底从外向内分为三层：

1. 外层

由会阴浅筋膜及其深面的三对肌肉和一对括约肌组成，包括球海绵体肌、坐骨海绵体肌、会阴浅横肌和肛门外括约肌。这层肌肉的肌腱会合于阴道外口和肛门之间，形成中心腱。

2. 中层

泌尿生殖膈，由两层筋膜和其间的一对会阴深横肌及尿道括约肌组成。

3. 内层

即盆膈，由肛提肌及其内、外筋膜所组成，其间有尿道、阴道及直肠贯穿，每侧肛提肌由内至外由三部分组成。

（1）耻骨尾骨肌

位于最内侧，是肛提肌的主要组成部分，肌纤维从耻骨降支内面及覆盖闭孔内肌膜构成的腱弓前部分开始，沿阴道、直肠向后终止于骶骨下部及尾骨，其中有小部分肌纤维止于阴道和直肠周围，分娩时容易裂伤，导致膀胱及直肠膨出。

（2）髂尾肌

在中间，形成肛提肌大部分，从闭孔内肌上的白线后部起，向中间及向后走行，与对侧肌纤维会合于直肠，部分肌束跨过耻尾肌而加强阴道直肠隔。

（3）坐尾肌

在外侧后方，自两侧坐骨棘开始止于尾骨与骶骨。

会阴，广义的会阴是指封闭骨盆出口的所有软组织，狭义的会阴是指阴道口与肛门之间的软组织，由外向内逐渐变狭窄，呈楔形，为盆底承受压力最大的部分。表面为皮肤及皮下脂肪，内层为会阴中心腱，又称会阴体。会阴体长 3 ~ 4cm，如在第二产程伸展超过 6cm，则为会阴体过长，可影响胎儿头娩出，是会阴切开指征。

（二）女性生殖器官

【外生殖器】

是生殖器官的外露部分，位于两股内侧之间，前面为耻骨联合，后面以会阴为界。

1. 阴阜

即耻骨联合前面隆起的脂肪垫。自青春期开始有阴毛生长，呈尖端向下的三角形分布，为第二性征之一。

2. 大阴唇

起向阴阜，向下、向后止于会阴的一对隆起的皮肤皱襞。外侧面为皮肤，真皮层内有皮脂腺和汗腺，青春期长出阴毛。大阴唇皮下组织松弛，含有丰富的静脉、神经及淋巴管，受外伤易形成血肿。

3. 小阴唇

位于大阴唇内侧的一对薄皱襞，表面湿润、微红，表面为复层鳞状上皮，富含皮脂腺，汗腺极少，无阴毛。神经末梢丰富，非常敏感。

4. 阴蒂

位于两侧小阴唇顶端的联合处，具有勃起性。分阴蒂头、阴蒂体及两个阴蒂脚三部分。仅阴蒂头露于外阴，神经末梢丰富。

5. 阴道前庭

为两侧小阴唇之间的区域，前为阴蒂，后为阴唇系带。前有尿道外口，后有阴道口。阴道口与阴唇系带之间有一浅窝，称为舟状窝，经产妇受分娩影响，此窝消失。

（1）尿道口

位于阴蒂下方。尿道口两侧后方有尿道旁腺（斯基思腺），其分泌物有润滑尿道口作用，亦常为细菌潜伏处。

（2）阴道口和处女膜

位于尿道口后方。阴道口呈圆形或新月形，较小，可通指尖，覆盖阴道口的一层有孔薄膜，称为处女膜。处女膜多在初次性交时破裂，受分娩影响产后仅留有处女膜痕。

（3）前庭球

又称球海绵体，位于前庭两侧，由具有勃起性的静脉丛组成，表面覆有球海绵体肌。

（4）前庭大腺

又称巴多林腺。位于大阴唇后部，为球海绵体肌覆盖，如黄豆大小，左右各一，腺管细长，开口于前庭后方小阴唇与处女膜之间的沟内。在性兴奋时腺体分泌黏液样液体，起润滑作用。正常情况下不能触及此腺。若腺管口闭塞，可形成囊肿或脓肿。

【内生殖器】

女性内生殖器包括阴道、子宫、输卵管及卵巢，后二者称为子宫附件。

1. 阴道

阴道为性交器官及月经血排出和胎儿娩出的通道。位于真骨盆下部中央，呈上宽下窄的管道，前壁长 7 ~ 9cm，与膀胱和尿道相邻，后壁长 10 ~ 12cm，与直肠贴近。上端包绕宫颈，下端开口于阴道前庭后部。环绕宫颈周围的部分称为阴道穹窿，分为前、后、左、右四部分，其中，后穹窿最深，与子宫直肠陷凹紧密相连，为盆腔最低部位，临床上可经此处穿刺或引流。

阴道壁有许多横行皱襞，伸缩性较大。黏膜为复层鳞状上皮，无腺体，受性激素影响而有周期性变化。阴道壁富有静脉丛，受创伤后易出血或形成血肿。幼女或绝经后黏膜变薄，皱襞减少，伸缩性变差，局部抵抗力变差，容易受创伤和感染。肌层由外纵及内环形的两层平滑肌构成，肌层外覆纤维组织膜，含大量弹力纤维及少量平滑肌纤维。

2. 子宫

成人子宫呈前后略扁的倒梨形，为空腔器官，青春期后产生月经，性交后是精子到达输卵管的通道，妊娠后是胚胎生长发育的部位，分娩时子宫收缩将胎儿及其附属物排出。

（1）形态

子宫长 7 ~ 8cm，宽 4 ~ 5cm，厚 2 ~ 3cm，重 50 ~ 60g，宫腔容量约 5mL。子宫分为宫体及宫颈两部分，宫体与宫颈的比例因年龄而异，婴儿期 1 ∶ 2，青春期 1 ∶ 1，生育期 2 ∶ 1，老年期 1 ∶ 1。宫体上端为宫底部，两侧为宫角，与输卵管相通。子宫下部较窄呈圆柱状，称为宫颈。宫体与宫颈相连部分，称为子宫峡部，在非孕期长约 1cm，其上端为解剖学内口，下端为组织学内口。子宫颈外口在坐骨棘水平稍上处。未生育过的子宫颈外口为圆形，分娩后呈扁圆形。

（2）组织结构

子宫体由三层构成，外层为浆膜，中间为肌层，内层为子宫内膜。子宫的浆膜层即脏腹膜，覆盖除子宫颈阴道部外的子宫表面，向前覆盖膀胱，向后覆盖直肠，向两侧形成阔韧带。肌层主要由平滑肌组成，又可分为三层：内层环形，外层纵形，中间交错，肌层中含有较多血管。肌层的这种特殊排列对增强子宫的坚韧性和收缩力具有重要作用，有利于分娩时的子宫收缩及月经、流产与产后的子宫缩复止血。子宫内膜分基底层和功能层，功能层脱落而基底层保留，新生内膜由此而生长。

子宫颈主要由结缔组织构成，亦含有平滑肌纤维、多数血管及弹力纤维。子宫颈管内覆有高柱状上皮的黏膜，子宫颈的阴道部分为复层鳞状上皮覆盖。在正常情况下，子宫颈的柱状上皮与鳞状上皮在子宫颈外口交界，称为鳞柱上皮分界处，是宫颈癌的好发部位。正常子宫颈的肌纤维约占 10%，如果此比率增加过大，可致子宫颈功能不全。

正常子宫略呈前倾前屈位，子宫与膀胱之间为膀胱子宫陷凹，与直肠之间为子宫直肠陷凹。子宫颈和阴道上部与膀胱疏松相连，由膀胱宫颈筋膜（韧带）悬吊。子宫两侧峡部为子宫动静脉进入及其分支处，而输尿管的终末段，亦在附近经过而进入膀胱。

（3）子宫韧带

子宫韧带主要由结缔组织增厚而形成，有的含平滑肌，维持子宫于正常位置，共有四对。

1）阔韧带：由前后两叶腹膜及其间的结缔组织构成，起自子宫侧浆膜层，止于两侧盆壁；上缘游离，下端与盆底腹膜相连。阔韧带内2/3包绕部分输卵管，形成输卵管系膜；外1/3包绕卵巢血管，形成骨盆漏斗韧带，又称卵巢悬韧带。卵巢与阔韧带后叶相接处，称为卵巢系膜。在宫体两侧的阔韧带内有丰富的血管、神经、淋巴管及大量疏松结缔组织，称为宫旁组织。子宫动静脉及输尿管均从阔韧带下部穿过。

2）圆韧带：长12 ~ 14cm，呈圆索状。起双侧子宫角的前面，穿行于阔韧带与腹股沟内，止于大阴唇前端。由结缔组织与平滑肌组成，可维持子宫底在前倾位置。

3）主韧带：在阔韧带下部，横行于宫颈两侧和骨盆侧壁之间，又称宫颈横韧带。由结缔组织及少量肌纤维组成，与宫颈紧密相连，起固定宫颈的作用。

4）宫骶韧带：从宫颈后面上部两侧起（相当于子宫峡部水平），绕过直肠达第2 ~ 3骶椎前面的筋膜。由结缔组织及平滑肌纤维构成，外有腹膜遮盖。短厚坚韧，牵引宫颈向后、向上，维持子宫于前倾位置。

3. 输卵管

为卵子与精子结合的场所及运送受精卵的管道。输卵管全长8 ~ 14cm，为一对细长弯曲的管道，由内向外分为四部分：①间质部：为通向子宫壁内的部分，短而腔窄。②峡部：在间质部外侧，管腔较窄。③壶腹部：峡部之外，管腔较宽大，是精子和卵子结合形成受精卵的部位；④伞部：为最外侧部分，游离、开口于腹腔，管口有许多须状组织，呈伞状，故名伞部，有“拾卵”的作用。

输卵管壁由浆膜层、肌层及黏膜层组成。浆膜层为阔韧带上缘腹膜延伸包绕输卵管而成；肌层为平滑肌，它有节奏地收缩可引起输卵管由远端向近端的蠕动；黏膜层由单层高柱状上皮组成。黏膜上皮中纤毛细胞的摆动有利于受精卵向宫腔的运送。输卵管肌肉的收缩和黏膜上皮细胞的形态、分泌及纤毛摆动均受卵巢激素的影响，呈周期性变化。

4. 卵巢

是产生与排出卵子，并分泌甾体激素的性器官。卵巢位于输卵管的后下方，以卵巢系膜连接于阔韧带后叶的部位，称为卵巢门，卵巢血管与神经由此出入卵巢。卵巢的内侧以卵巢固有韧带与子宫相连，外侧以骨盆漏斗韧带与盆壁相连。青春期前，卵巢表面光滑；生育年龄妇女卵巢约4cm×3cm×1cm大小，重5 ~ 6g，表面凹凸不平，灰白色，呈扁椭圆形；绝经后卵巢萎缩，变小变硬。

卵巢表面无腹膜覆盖，表层为单层立方上皮即生发上皮，其下为卵巢白膜。白膜下的卵巢组织分外层的皮质与内层的髓质两部分。皮质中含有数以万计的始基卵泡和发育程度不同的囊状卵泡；髓质中无卵泡，并且含有疏松的结缔组织与丰富的血管、神经。

（三）血管、神经与淋巴

【动脉】

1. 卵巢动脉

自腹主动脉分出，在腹膜后沿腰大肌前下行至盆腔，跨过输尿管与髂总动脉下段，经骨盆漏斗韧带向内横行，再经卵巢系膜进入卵巢内。进入卵巢门前分出若干分支供应输卵管，其末梢在宫角附近与子宫动脉上行的卵巢支相吻合。

2. 子宫动脉

为髂内动脉前干的分支，在腹膜后沿骨盆侧壁向下向前行，穿越阔韧带基底部、宫旁组织到达子宫外侧，距子宫峡部水平约 2cm 处横跨输尿管至子宫侧缘。此后分为上、下两支：上支称为宫体支，沿子宫侧迂曲上行，至宫角处又分为宫底支、卵巢支及输卵管支，分别供应与之相对应的器官；下支称宫颈阴道支，分布于宫颈及阴道上段。

3. 阴道动脉

为髂内动脉前干的分支，有许多分支分布于阴道中下段前后壁及膀胱顶、膀胱颈。阴道动脉与子宫动脉阴道支和阴部内动脉分支相吻合，因此，阴道上段由子宫动脉的宫颈阴道支供血，中段由阴道动脉供血，而下段主要由阴部内动脉和痔中动脉供血。

4. 阴部内动脉

为髂内动脉前干的终支，经梨状肌下孔穿出骨盆腔，绕过坐骨棘背面，再经坐骨小孔到达会阴及肛门，分为四支：①痔下动脉，供应直肠下段及肛门部。②会阴动脉，分布于会阴浅部。③阴唇动脉，分布于大、小阴唇。④阴蒂动脉，分布于阴蒂及前庭球。

【静脉】

静脉与同名动脉伴行，并在相应的器官及其周围形成静脉丛，互相吻合，故盆腔静脉感染易蔓延。卵巢静脉出卵巢门后形成静脉丛，与卵巢动脉伴行，右侧汇入下腔静脉，左侧汇入左肾静脉，故左侧盆腔静脉曲张较多见。

【神经】

1. 外生殖器的神经支配

外阴部主要由阴部神经支配，由骶丛分支及第Ⅱ、Ⅲ、Ⅳ骶神经的分支组成。阴部神经含感觉和运动神经纤维，分为三支：会阴神经、阴蒂背神经及肛门神经（又称痔下神经），分布于会阴、阴唇、阴蒂及肛门周围。

2. 内生殖器的神经支配

主要由交感神经与副交感神经所支配。交感神经纤维由腹主动脉前神经丛分出，下行入盆腔分为两部分：①卵巢神经丛：分布于卵巢和输卵管。②骶前神经丛：大部分在宫颈旁形成骨盆神经丛，分布于宫体、宫颈与膀胱上部等。骨盆神经丛中有来自第Ⅱ、Ⅲ、Ⅳ骶神经的副交感神经纤维，并含有向心传导的感觉神经纤维。但子宫平滑肌有其自律活动，完全切除其神经后，它仍能有节律收缩，并能完成分娩活动。

【淋巴】

女性内外生殖器官具有丰富的淋巴系统，主要分为外生殖器淋巴与盆腔淋巴两组。

1. 外生殖器淋巴

（1）腹股沟浅淋巴结

又分上、下两组，上组沿腹股沟韧带排列，收纳外生殖器、会阴、阴道下段及肛门部的淋巴液；下组位于大隐静脉末端周围，收纳会阴及下肢的淋巴液，汇集的淋巴液大部分注入腹股沟深淋巴结，少部分注入髂外淋巴结。

（2）腹股沟深淋巴结

位于股管内、股静脉内侧，收纳阴蒂、股静脉区及腹股沟浅淋巴液，汇入闭孔、髂内等淋巴结。

2. 盆腔淋巴

分为三组：①髂淋巴组由髂内、髂外及髂总淋巴结组成；②骶前淋巴结；③腰淋巴结。

阴道下段淋巴主要引流入腹股沟淋巴结。阴道上段淋巴引流基本与宫颈引流相同，大部分汇入闭孔淋巴结与髂内淋巴结；小部分汇入髂外淋巴结，并经宫骶韧带入骶前淋巴结。宫体、宫底淋巴与输卵管、卵巢淋巴液均汇入腰淋巴结。宫体两侧淋巴沿圆韧带汇入腹股沟浅淋巴结。当内、外生殖器官发生感染或出现恶性肿瘤时，往往沿该部分回流的淋巴管转移，导致相应的淋巴结肿大。

（四）邻近器官

1. 尿道

女性尿道短而直，长 3 ~ 4cm，位于阴道前方，与阴道前壁的下 1/3 相贴，开口于阴道前庭前半部，尿道内括约肌为不随意肌，外括约肌则为随意肌，与会阴深横肌密切联合。

2. 膀胱

为一肌性空腔器官，伸缩性大，位于腹膜外子宫前方，耻骨联合之后，分顶、体、底三部分。与宫颈及阴道前壁相邻，其间有少量疏松结缔组织。产程过长、子宫破裂、堕胎手术及其他经阴道手术等，均可能损伤膀胱或输尿管而形成瘘。

3. 输尿管

起于肾盂，终于膀胱，左右各一条，长约 30cm，一开始沿腰大肌前下降，横跨髂总动脉末端，进入骨盆腔，经子宫颈侧方时，与子宫血管交叉，经膀胱后壁进入膀胱，在切断和结扎子宫血管和韧带时，注意不要误伤输尿管。

4. 直肠

前面为子宫及阴道，后面是骶骨，上接乙状结肠，下接肛管，在肛管周围有肛门内、外括约肌及肛提肌。进行妇科手术及分娩处理时，应注意避免损伤直肠和肛管。

5. 阑尾

与盲肠相连接，长 7 ~ 9cm，通常位于右髂窝内，但其位置、长短、粗细有个体差异。妊娠期阑尾的位置可随增大的妊娠子宫而向上外方移位，因此，患阑尾炎时，可因位置的改变而增加诊断与处理的困难。

二、女性生殖系统生理

（一）女性生殖系统的生理特点

女性从新生儿到衰老，是一个渐进的过程。这一过程分为不同时期，但没有截然的年龄界限，每个时期都有各自的生殖生理特点，可因受遗传、营养、环境和气候等因素的影响而出现差异。

1. 新生儿期

出生后 4 周内为新生儿期。女性胎儿在母体内受胎盘及母体性腺所产生的性激素的影响，子宫、乳房等均可有一定程度的发育，因此，女婴出生时乳房可略隆起或有少许泌乳。出生后，体内性激素水平骤减，可引起子宫内膜剥落而有少量阴道流血，这些都是正常的生理现象，短期内能自然消退。

2. 儿童期

自出生 4 周至 12 岁左右称儿童期。此期内女性生殖器官处于幼稚状态。阴道狭长，上皮薄，无皱襞，细胞内缺乏糖原，阴道内酸度低，抗感染力弱；子宫小，子宫颈较长，子宫颈占子宫全长的 2/3，子宫肌层薄；输卵管细且弯曲；卵巢狭长，卵泡成批地生长发育，但发育不到成熟阶段便会萎缩退化。约自 10 岁起，下丘脑和垂体的激素分泌量逐渐增高，刺激卵泡进一步发育并分泌少量性激素。在雌孕激素的作用下，逐渐出现女性体态和第二性征。

3. 青春期

从月经来潮至生殖器官逐渐发育成熟的时期称为青春期。世界卫生组织（WHO）规定青春期为 10 ~ 19 岁。这一时期的生理特点是：

（1）第一性征

由于下丘脑和垂体的促性腺激素分泌增加，卵巢发育增大，并产生性激素。在性激素的作用下，内外生殖器官进一步发育，阴阜隆起，大阴唇变肥厚，小阴唇增大且有色素沉着；阴道的长度及宽度增加，阴道黏膜增厚，出现皱襞，上皮细胞内含有糖原；子宫增大，卵巢增大，皮质内有不同发育阶段的卵泡，输卵管增粗，弯曲度减小。

（2）第二性征

第二性征是指除生殖器官以外女性所特有的征象，如音调变高；乳房丰满隆起，乳头增大，乳晕加深；阴毛和腋毛出现；骨盆横径发育大于前后径；脂肪分布于胸、肩及臀部，显现出女性特有的体形。

（3）月经来潮

是青春期开始的一个重要标志。在卵泡发育的过程中，随着周期性的激素水平的变化，子宫内膜产生从增生至分泌的变化，而后脱落出血，称为月经。第一次月经来潮称为初潮，是性功能开始成熟的标志。由于卵巢功能尚不健全，故初潮后 2 年内月经周期多无规律，常为无排卵性月经，之后逐步建立规律性、周期性排卵的月经。

4. 性成熟期

一般自 18 岁左右开始，历时约 30 年。此时卵巢生殖与内分泌功能成熟，出现周期性的排卵及月经，是妇女生育活动最旺盛的时期，故也称生育期。

5. 围绝经期

指绝经前后的一段时间，是妇女由成熟期进入老年期的一个过渡时期，卵巢功能逐渐衰退，生殖器官逐渐萎缩。可始于 40 岁，长短不一，因人而异。分为三个阶段：

（1）绝经前期

此期卵巢内卵泡数明显减少且易发生卵泡发育不全，雌激素的分泌量偏低，多数妇女绝经前期月经周期不规律，常为无排卵性月经。

（2）绝经

通常是指女性生命中的最后一次月经。卵巢内卵泡耗竭，或剩余的卵泡对垂体促性腺激素丧失反应，性激素分泌量减少，其变化不足以引起子宫内膜脱落出血。我国妇女的平均绝经年龄为 49.5 岁。如 40 岁以前绝经，则称卵巢功能早衰。

（3）绝经后期

卵巢进一步萎缩，内分泌功能逐渐消退。生殖器官逐渐萎缩。

围绝经期内少数妇女由于卵巢功能衰退，植物神经功能调节受到影响，出现阵发性面部潮红，情绪易激动，心悸、失眠、头痛等症状，称为“围绝经期综合征”。

6. 老年期

一般妇女在 60 岁以后，进入老年期。此时卵巢功能衰竭，雌激素水平低落，生殖器官萎缩。卵巢缩小变硬；子宫及宫颈萎缩；阴道缩小，穹窿变窄，黏膜变薄、无弹性；阴唇皮下脂肪减少，阴道上皮萎缩，糖原消失，分泌物减少，呈碱性，易发生感染，引起老年性阴道炎。

（二）卵巢的周期性变化与性激素

卵巢是女性生殖内分泌腺，在月经周期中有两种主要的功能：一为产生卵子并排卵；一为合成并分泌性激素。

1. 卵泡的周期性变化

（1）卵泡发育及成熟

卵巢皮质内散布着原始卵泡。人类卵巢中卵泡的发育始于胚胎时期，新生儿出生时有15万～50万个卵泡，但人的一生中仅有300～400个卵泡发育成熟，并经排卵过程排出，其余的发育到一定程度后退化消失，此退化过程称为卵泡闭锁。每一个原始卵泡中含有一个卵母细胞，周围有一层梭形颗粒细胞围绕。临近青春发育期，卵泡开始发育，其周围的颗粒细胞层增生形成复层，位于细胞表面的卵泡刺激素（FSH）受体增多，且分泌一种黏多糖，在卵母细胞周围形成一透明带。同时，在FSH的作用下卵泡周围的间质细胞分化成内外两层的卵泡膜细胞。雌激素和FSH的协同作用使卵泡膜细胞和颗粒细胞膜上合成黄体生成素（LH）受体。

颗粒细胞分裂繁殖很快，在细胞群中形成空隙，称为卵泡腔。卵泡膜细胞与颗粒细胞产生的性激素与循环中渗出的液体以及其他蛋白质、肽类激素等物质积聚于卵泡腔内，形成卵泡液。随着卵母细胞的增大，卵泡液的增多，卵母细胞被多层颗粒细胞围绕，突入卵泡腔内，称为卵丘，此时的卵泡称为生长卵泡。卵泡继续发育，卵泡液增多，体积增大，且整个卵泡逐渐移向卵巢表面，最后突起于卵巢包膜，此时的卵泡称为成熟卵泡。每一个月经周期中一般只有一个生长卵泡发育成熟。

（2）排卵

卵泡在发育过程中逐渐向卵巢表面移行，成熟时呈泡状突出于卵巢表面，直径为18～25mm。在卵泡内液体的压力和液体内各种水解酶、纤溶酶和前列腺素等的共同作用下，卵泡膜破裂，卵细胞和它周围的一些细胞一起被排出的过程，称为排卵。一般发生于月经周期的中间，即月经前14天左右，卵子可由两侧卵巢轮流排出，也可由一侧卵巢连续排出。

（3）黄体的形成和退化

排卵卵泡壁塌陷，卵泡皱缩，泡膜内血管破裂，血液流入腔内形成血凝块，称为血体。卵泡壁的颗粒细胞和卵泡膜细胞向内侵入，在LH的作用下积聚黄色的类脂质颗粒而成为黄体细胞，周围有结缔组织的卵泡外膜包围，共同形成黄体。黄体发育增大，排卵后7～8日达高峰，直径为1～2cm，外观呈黄色。若卵子未受精，排卵后9～10日黄体开始退化，黄体细胞萎缩变小，黄体内供血减少，周围的结缔组织和成纤维细胞侵入黄体，最终组织纤维化，称为白体。在黄体衰退后月经来潮，卵巢中又有新的卵泡发育，开始一个新的周期。

2. 卵细胞的发育与成熟

女性胚胎发育到第5周时，原始生殖细胞移至生殖嵴成为卵母细胞，并迅速分裂繁殖成为初级卵母细胞。当胎儿 5 个月时，卵母细胞停止其有丝分裂而开始减数分裂，但只进行到分裂初期就停止。青春期后，卵泡发育成熟排卵时，初级卵母细胞完成第一次减数分裂，排出第一极体而成为次级卵母细胞。排卵后次级卵母细胞开始第二次减数分裂，当其在输卵管与精子相遇受精时，第二次减数分裂完成，排出第二极体而成为卵子。含有半数染色体的卵子和精子结合后成为含有正常染色体数的受精卵。

3. 卵巢分泌的甾体激素

卵巢主要合成和分泌雌激素和孕激素两种女性激素，也合成和分泌少量雄激素。

（1）雌、孕激素的生成和代谢

在垂体促性腺激素的作用下，卵巢合成并分泌雌激素、孕激素和雄激素等留体激素。

①雌激素

主要由卵泡的颗粒细胞、卵泡内膜细胞和黄体细胞分泌。排卵前，生长卵泡及成熟卵泡的颗粒细胞含有丰富的使雄性激素转化为雌性激素的芳香化酶，似缺乏使黄体酮转化为雄性激素的 17-α-羟化酶。虽能产生黄体酮，但使合成停留在黄体酮阶段，颗粒细胞缺乏血管，黄体酮不能直接进入血循环。而卵泡内膜细胞与颗粒细胞相反，含有丰富的 17-α-羟化酶。目前认为，颗粒细胞产生黄体酮经过卵泡内膜时，卵泡内膜细胞在黄体生成素（LH）的作用下，合成与分泌雄性激素（雄烯二酮），雄烯二酮又依次扩散，通过基底膜进入颗粒细胞，在卵泡刺激素（FSH）的作用下，诱导颗粒细胞芳香化酶系统，使雄烯二酮转化为雌性激素（雌酮与雌二醇）。颗粒细胞与卵泡内膜细胞紧密偶联，在促性腺激素的作用下，生成雌激素。排卵后，卵泡内膜细胞血管进入黄体，黄体酮能直接进入血循环，卵泡内膜细胞转化为卵泡膜黄体细胞，成为黄体的一部分，因此，黄体也分泌雌激素。

雌激素在血液中与蛋白质结合，在雌激素降解前，先与蛋白质分离。降解主要在肝脏中进行，雌三醇是主要降解产物。降解产物大部分经尿排出，1/4 代谢产物经胆汁排出，其中大部分又经肠道再吸收，经门静脉系统进入肝脏，形成肠肝循环，仅有少部分经粪便排出。

②孕激素

黄体酮主要由卵巢内的黄体细胞产生，在卵泡期，颗粒细胞产生黄体酮少量入血，约为血中黄体酮含量的 50%，其余的来自肾上腺。

黄体酮分泌入血后，与蛋白结合后参与循环。黄体酮在肝脏中降解和灭活。孕二醇是黄体酮的主要代谢产物，与葡萄糖醛酸结合成为水溶性物质从肾脏排出，肾脏是黄体酮还原代谢产物的主要排出器官。

卵泡中的卵泡膜细胞以胆固醇为原料合成雄激素，雄激素经基底膜进入颗粒细胞，在芳香化酶的作用下转化为雌激素。人体内的雌激素主要为雌二醇和雌酮，雌三醇为其降解产物。雌激素的生物活性以雌二醇最强，雌酮次之，雌三醇最弱。

（2）雌、孕激素的周期性变化

①雌激素

卵泡开始发育时，雌激素分泌量很少；至月经第 7 日，卵泡分泌雌激素量迅速增加，于排卵前达高峰；排卵后由于卵泡液中雌激素释放至腹腔使循环中雌激素暂时下降，排卵后 1 ～ 2 日，黄体开始分泌雌激素使循环中雌激素又逐渐上升，在排卵后 7 ～ 8 日黄体成熟时，循环中雌激素又形成一高峰。此后，黄体萎缩，雌激素水平急急下降，在月经期达最低水平。月经周期中雌激素的后一高峰均值低于第一高峰。

②孕激素

卵泡期卵泡不分泌孕酮，排卵前成熟卵泡的颗粒细胞在 LH 排卵峰的作用下黄素化，开始分泌少量孕酮，排卵后黄体分泌孕酮量逐渐增加，至排卵后 7 ～ 8 日黄体成熟时，分泌量达最高峰，以后逐渐下降，到月经来潮时降到卵泡期水平。

（3）性激素的生理功能

①雌激素

雌激素在促进和维持女性生殖器官和第二性征方面起重要作用，对机体的代谢、内分泌、心血管、骨骼生长和成熟等方面也有影响，主要生理功能如下：①促使子宫发育，使肌层增厚，血运增加，子宫内膜增生，子宫收缩力增强，且对缩宫素的敏感性增强。②使宫颈口松弛，宫颈黏液分泌增加，透明稀薄，易拉成丝状，便于精子通过。③促进输卵管的发育及蠕动，有利于卵子或受精卵的运行。④促使阴道上皮细胞增生角化，上皮细胞内糖原含量增加，有利于维持阴道内酸性环境；促使阴唇发育。⑤促使乳腺腺管增生，乳头、乳晕着色；促使其他女性第二性征发育。⑥促进卵泡发育；有助于卵巢积储胆固醇。⑦通过对下丘脑的正负反馈调节，控制脑垂体促性腺激素的分泌。⑧促使体内钠和水的潴留。⑨促进钙、磷在骨质中的沉积，在青春期加速骨骺闭合；绝经期后雌激素缺乏，易发生骨质疏松。⑩可以调节脂肪代谢，降低胆固醇与磷脂的比例，减少胆固醇在动脉管壁的沉积，有利于防止冠状动脉硬化。

②孕激素

孕激素与雌激素协同促进生殖器和乳房的发育，在维持妊娠中起重要作用。主要生理功能如下：①使子宫平滑肌松弛，降低妊娠子宫对缩宫素的敏感性，有利于胚胎和胎儿在宫腔内生长发育。②使增生期子宫内膜转化为分泌期，为受精卵着床做好准备，③使宫颈口闭合，宫颈黏液减少、变黏稠，拉丝度减少，精子不易通过。④抑制输卵管的蠕动。⑤使阴道上皮细胞角化现象消失，上皮细胞脱落加快。⑥在已有雌激素影响的基础上，促进乳腺腺泡的发育。⑦通过对下丘脑的负反馈，抑制垂体促性腺激素的分泌。⑧刺激下丘脑体温调节中枢，使体温升高。正常妇女排卵后的基础体温可升高 0.3 ～ 0.5℃，这可作为排卵的重要指标。⑨促使体内钠和水的排泄。

③雄激素

卵巢能分泌少量的雄激素睾酮。睾酮主要来自肾上腺皮质，卵巢也能分泌一部分。睾酮是合成雌激素的前体，也是维持女性正常生殖功能的重要激素。雄激素的主要生理功能如下：①对女性生殖系统的影响：自青春期开始，雄激素分泌量增加，促使阴蒂、阴唇和阴阜的发育，促进阴毛、腋毛的生长。但雄激素分泌过多会对雌激素产生拮抗作用，可减缓子宫及其内膜的生长及增殖，抑制阴道上皮的增生和角化。长期使用雄激素，可出现男性化的表现。②对机体代谢功能的影响：雄激素能促进蛋白合成，促进肌肉生长，并刺激骨髓中红细胞的增生。在性成熟期前，促使长骨骨基质生长和钙的沉积；在性成熟期后可导致骨骺的关闭，使骨基质生长停止。可促进肾远曲小管对 Na^+、Cl^- 的重吸收而引起水肿。

雄激素还能使基础代谢率增加。

（三）生殖器官的周期性变化与月经

1. 月经与月经期的临床表现

月经是指随着卵巢的周期性变化，子宫内膜周期性脱落及出血，是生殖功能成熟的标志之一。月经首次来潮，称为“初潮”。月经初潮的年龄可受环境、气候及健康状况等多种因素的影响，一般在 11 ～ 15 岁。自月经来潮的第一天起为月经周期的开始，两次月经第一日的间隔时间，称为一个月经周期。一般 28 ～ 30 天为一个周期。正常月经持续时间为 2 ～ 7 天，多数为 3 ～ 6 天。一般月经第 2 ～ 3 天的出血量最多。月经量的多少很难统计，临床上常通过每日换月经垫的次数粗略估计月经量的多少。一次月经的出血量一般为 30 ～ 50mL，一般不超过 80mL。月经血一般呈暗红色，除血液外，其内还有子宫内膜碎片、宫颈黏液及脱落的阴道上皮细胞。月经血的主要特点是不凝固，主要原因为剥落的子宫内膜释放出多种活化物质，将经血内纤溶酶原激活为纤溶酶，使纤维蛋白裂解成流动的分解产物。同时，内膜内还含有破坏其他凝血因子的活化酶，可阻碍血液凝固，以致月经血呈液体状态排出。

月经期一般无特殊症状，但由于经期盆腔瘀血及子宫血流量增加，有些女性可出现下腹及腰骶部下坠感，个别可有膀胱刺激症状、轻度神经系统不稳定症状、胃肠功能紊乱以及乳房胀痛、皮肤痤疮等，一般并不严重，不影响女性的正常工作和生活。

2. 生殖器官的周期性变化

（1）子宫内膜的周期性变化

子宫内膜分为基底层和功能层，基底层直接与子宫肌层相连，不受月经周期中激素变化的影响，功能层靠近宫腔，受卵巢激素的影响而呈周期性变化，于月经期坏死脱落。在月经周期中，子宫内膜呈连续性变化，大致分为三期（以正常月经周期 28 日为例）：

①增生期

在卵泡期雌激素的作用下，子宫内膜上皮与间质细胞呈增生状态，称为增生期。在月经周期的第 5 ～ 9 天，内膜增生修复但尚薄，腺上皮呈立方形，腺体散在而稀疏，腺管狭直。间质较致密，间质中的小动脉较直且壁薄。至月经周期的第 10 ～ 14 天，内膜已增厚，腺体及间质均明显增生，腺体数增多，腺管弯曲，腺上皮细胞呈高柱状。间质致密，间质内小动脉管腔增大，增生延长，呈螺旋状卷曲。

②分泌期

黄体形成后，在孕激素的作用下，子宫内膜呈分泌反应，称为分泌期。在月经周期的第 15 ～ 19 天，内膜继续增厚，腺体进一步增长、弯曲，腺腔扩大，腺上皮细胞底部出现含糖原的小泡。小动脉迅速增长、卷曲。在月经周期的第 20 ～ 23 天，内膜呈现高度的分泌活动，间质变疏松并伴有水肿，小动脉继续增长、卷曲。至月经周期的第 24 ～ 28 天，子宫内膜厚达 10mm，呈海绵状。内膜腺体开口于宫腔，有糖原等分泌物溢出，间质更加疏松、水肿。螺旋小动脉迅速增长超过内膜厚度，也更弯曲，血管管腔扩张。

③月经期

在月经周期的第 1 ~ 4 天，雌、孕激素水平下降，使内膜中前列腺素的合成活化。前列腺素引起子宫肌层收缩，螺旋小动脉发生阵发性收缩和痉挛，使组织发生局灶性缺血、坏死，血管壁通透性增加，血管破裂，使内膜底部有小血肿形成，促使组织坏死、脱落，表现为月经来潮。

（2）宫颈黏液的周期性变化

宫颈腺细胞分泌黏液的量及性质均受雌、孕激素的影响，并呈现明显的周期性变化。月经过后，雌激素水平低，宫颈分泌的黏液量很少。随着雌激素水平的升高，宫颈黏液分泌量增加，黏液中氯化钠的成分不断提高，水分也增多，故黏液稀薄、透明，拉丝度可达 10cm 以上。将黏液涂片，干燥后检查时可见羊齿植物叶状结晶，在排卵期最典型。排卵后，孕激素水平升高，黏液分泌量减少，变黏稠，拉丝度差，黏液中氯化钠的含量逐渐下降。涂片检查时，结晶模糊而以排列成行的椭圆体代之。

（3）输卵管的周期性变化

在激素的调控下，输卵管也发生周期性变化，包括形态和功能两个方面。雌激素可促使输卵管发育，促进输卵管的节律性收缩，且使输卵管黏膜上皮纤毛细胞体积增大。孕激素则能增加输卵管的收缩速度，减少收缩频率，且可抑制输卵管黏膜上皮纤毛细胞的生长，降低分泌细胞分泌黏液的功能。雌、孕激素的协同作用，保证受精卵在输卵管内的正常运行。

（4）阴道黏膜的周期性变化

在月经周期中，随着雌、孕激素的变化，阴道上皮发生周期性变化，这种改变在阴道上段更为明显。排卵前，在雌激素的作用下，阴道上皮的底层细胞增生，逐渐演变为中层和表层细胞，整个上皮增厚。其表层细胞出现角化，细胞内富含糖原。糖原被寄生在阴道内的阴道杆菌分解成乳酸，使阴道内保持一定的酸度。排卵后，在孕激素的作用下，阴道上皮表层细胞脱落，临床上常可根据阴道脱落细胞的变化了解卵巢功能。

（四）下丘脑 – 垂体 – 卵巢轴的关系

下丘脑 – 垂体 – 卵巢轴（HPOA）是一个完整而协调的神经内分泌系统，它的每个环节均有独特的神经内分泌功能，且互相调节、互相影响。HPOA 不仅调控着女性的发育及生殖生理功能，还参与机体内环境和物质代谢的调节。

下丘脑 – 垂体 – 卵巢轴的神经内分泌活动受高级中枢神经系统的调控。下丘脑的神经内分泌细胞分泌卵泡刺激素释放激素（FSH–RH）和黄体生成激素释放激素（LH–RH）两种促性腺激素释放激素（GnRH），二者通过下丘脑与脑垂体之间的门静脉系统进入腺垂体，调控垂体分泌卵泡刺激素（FSH）与黄体生成素（LH）。卵巢则在 FSH 和 LH 的作用下合成与分泌雌激素和孕激素，而子宫内膜的周期性变化又直接受卵巢分泌的性激素的调控。

在女性正常的月经周期中，性腺轴的功能调节是通过神经调节和激素反馈调节来实现的。下丘脑 – 垂体 – 卵巢轴作为一个轴系，下丘脑调节垂体的功能，垂体调节卵巢的功能，卵巢激素再作用于子宫等靶器官。同时，卵巢激素又可反馈影响垂体和下丘脑激素的合成与分泌。卵巢性激素作用于下丘脑和垂体使 GnRH/FSH 和 LH 的合成或分泌增加时称为正反馈；反之，使 GnRH/FSH 和 LH 的合成或分泌减少则称为负反馈。在卵泡期，随着卵泡的发育，卵巢分泌的雌激素增加。气卵泡发育接近成熟，血中雌激素达到峰值时即刺激 GnRH/FSH 和 LH 大量释放（正反馈）时，形成 FSH/LH 排卵峰。成熟卵泡在排卵峰的作用下排卵，继后形成黄体，产生孕激素和雌激素。在黄体期，随血中孕 / 雌激素浓度的升高，GnRH/FSH 和 LH 的合成与分泌在雌 / 孕激素的联合作用下受到抑制（负反馈），继而引起雌 / 孕激素的下降，从而解除对 FSH/LH 的抑制。若未受孕，随卵巢黄体的萎缩与雌 / 孕激素的降低，子宫内膜失去雌 / 孕激素的支持而致月经来潮。当雌 / 孕激素对 FSH 和 LH 的抑制作用解除后，下丘脑再度分泌 GnRH，FSH 和 LH 的合成与分泌也随之逐渐回升，卵泡继续发育，进入下一个卵巢周期。

下丘脑、垂体与卵巢激素三者相互依存、相互制约，调节着女性正常的月经周期，而其他内分泌激素，如催乳素、促甲状腺素以及前列腺素也与月经周期的调节密切相关。所有这些生理活动均受大脑皮层神经中枢的控制和调节。神经系统在对 HPOA 的调节中占有极其重要的地位。

第四节　妇女保健与生殖健康

一、妇女保健

（一）妇女保健概述

妇女保健是我国人民卫生事业中的一个重要组成部分，日益受到各级政府和卫生部门的重视。妇女保健的宗旨是维持和促进妇女的身心健康。为实现人人享有充分的健康保障，护理人员的职能范围也在扩大，需要部分护理人员走出医院到社区承担起卫生保健工作。

1. 妇女保健工作的意义

妇女保健是我国卫生保健事业的一个重要组成部分。妇女在家庭和社会中起着重要作用，肩负着社会主义现代化建设和生育下一代的双重任务。做好妇女保健工作，保护妇女的身心健康，有利于提高整个中华民族的素质，有利于优生优育工作的贯彻落实，有利于提高人群的健康水平。

维护和促进妇女身心健康，定期进行妇女常见病多发病的普查普治。降低孕产妇及围生儿死亡率、患病率和伤残率，控制某些疾病及遗传病的发生。阻断性传播疾病的播散，不断提高我国妇女的健康水平。

2. 妇女保健工作的组织机构

为了完成妇女保健工作任务，各级卫生行政组织和卫生业务部门都设立了各级妇女保健机构，建立了妇女保健网。

（1）行政机构

各级卫生行政机构中均设有专门负责妇女保健工作的组织。卫生部设妇幼保健司，各省、市、自治区卫生厅（局）设妇幼卫生处，地市卫生局设妇幼卫生科。县卫生局设有妇幼保健所，配有妇幼兼职或专职干部。区卫生院有妇幼保健组，工矿、企事业单位的卫生行政组织配有专职干部。

（2）专业机构

妇女保健专业机构包括妇产医院，各级妇幼保健院、所、站等。这些机构均是防治结合的卫生事业单位，受同级卫生行政部门领导和上一级妇幼保健专业机构的业务指导，逐步做到以临床为基础，将保健、医疗、科研、培训有机地结合起来。

健全的妇幼保健网是开展妇幼保健工作的必备条件。妇幼保健网由三级保健机构组成：一级保健机构为区、县以下街道医院妇幼保健组，乡卫生院妇幼保健组；二级保健机构为区、县级妇幼保健院及妇幼保健所；三级保健机构为省市级的相关机构。

3. 妇女保健工作的方法

妇女保健的工作方法包括通过调查、掌握情况，建立健全规章制度，加强督促检查；大力开展妇女保健的宣传教育；有计划地培养专业人员，不断提高他们的职业素质和业务能力；搞好信息管理，重视资料的收集整理，定期做好统计分析，提高妇女保健工作质量。

（二）妇女保健的工作任务

1. 开展围生期保健

提高围生期管理水平，做好孕产妇系统管理。推广产前诊断，提高产科质量，防治并发症，降低孕产妇及胎儿新生儿死亡率及病残率。

2. 定期进行妇女常见病、多发病的普查普治

妇女病普查普治是贯彻以预防为主，提高妇女健康水平的一项重要措施，通过流行病学分析高危因素，制定防治措施，即能做到早发现、早诊断、早治疗，降低发病率，提高治愈率。普查对象以 30 岁以上的已婚妇女为主，中老年妇女以防癌为重点，普查时间一般为 1 ~ 2 年 1 次。

3. 做好妇女劳动保护

根据妇女的生理解剖特点，制定了一系列法规，以确保女职工在劳动中的安全与健

康。如孕产期、哺乳期、月经期、围绝经期等均有一定的劳动保护。

4. 卫生宣教和计划生育

为促进妇女保健工作的开展，提高妇女的健康水平，各级妇幼保健及医疗机构都应有人负责妇幼保健宣传。普及计划生育知识，进行计划生育技术的指导，对育龄妇女进行安全有效的节育措施的指导，降低人工流产手术率及中期妊娠引产率。努力提高节育手术的质量，减少和防止并发症，杜绝事故，确保受术者的安全与健康。

5. 做好妇女各期保健

（1）青春期保健

青春期少女体重、身高迅速增加，生殖器官发育趋于成熟，第二性征出现，处于性萌动期，如果得不到正确的性教育，得不到家庭、学校的正确引导，在心理和行为上极易出现歪曲和错误，成为恶劣环境的受害者。因此，对青春期少女进行青春期保健和性教育，提供信息和咨询以及适当的保健服务，是非常必要的。

（2）围婚期保健

这是指围绕结婚前后，为保障婚配双方及其后代健康所进行的一系列保健工作。包括婚前检查、婚育知识宣教和婚育保障指导。做好围婚期保健，有利于男女双方科学选择配偶，减少遗传病的发生，并为优生优育做好基础。

（3）生育期保健

在妇女生殖功能旺盛期内，妇女要承担孕育下一代和照顾家庭的任务，还要和男子一样参加社会生产劳动，妇女的健康更容易受到各种不良因素的影响。生育期保健的内容主要是保护妇女妊娠和分娩过程的安全，且做到有计划生育，延长生育间隔，避免因生育过早、过多、过密、过晚及计划外妊娠给健康带来的损害。

（4）围绝经期和老年期保健

加强围绝经期生理卫生常识的宣教，预防围绝经期的常见病、多发病，鼓励定期接受妇科检查。积极防治围绝经期综合征。

老年妇女在生理和心理上发生很大变化，她们易患各种疾病。提高生活质量，保持健康长寿是老年期保健的重点。

6. 掌握妇女保健统计方法

妇女保健统计是用统计数字评价妇女保健工作质量，并根据材料进行综合分析，为进一步制订工作计划和开展研究工作提供依据。

（1）妇女保健效果

1）孕产妇死亡率 = 年内孕产妇死亡率 / 年内孕产妇数 ×100%。

2）早期新生儿死亡率 = 出生后一周内新生儿死亡数 / 期内活产数 ×100%。

3）围生儿死亡率 =（孕 28 足周以上死产、死胎 + 出生 7 天内新生儿死亡数）/（孕 28 足周以上死产、死胎 + 活产数）×100%。

（2）产科工作质量指标

1）产前检查率 = 产前检查人数 / 期内产妇总数 ×100%。

2）产后访视率 = 产后访视人数 / 期内产妇总数 ×100%。

3）妊娠高血压综合征发病率 = 患病人数 / 期内产妇总数 ×100%。

4）产后出血率 = 产后出血例数 / 期内产妇总数 ×100%。

5）难产或手术产率 = 难产或手术产数 / 期内产妇总数 ×100%。

6）产褥感染率 = 期内产褥感染例数 / 期内产妇总人数 ×100%。

7）住院分娩率 = 住院分娩人数 / 期内产妇总人数 ×100%。

（3）妇女病防治工作

1）妇女病普查率 = 实查人数 / 应查人数 ×100%。

2）妇女病患病率 = 患病人数 / 检查人数 ×100%。

（4）计划生育统计

1）人口出生率 = 出生人口数 / 同年平均人口数 ×100%。

2）计划生育率 = 符合计划生育要求的活胎数 / 同年活产数 ×100%。

3）节育率 = 已落实节育措施的人数 / 已婚有生育能力的育龄妇女人数 ×100%。

二、生殖健康

（一）生殖健康的定义和内涵

生殖健康的定义是指在生命各阶段，生殖系统及其功能和生殖过程中的体质、精神和社会适应的完好状态，而不仅仅是没有疾病或功能失调。

生殖健康意味着人们能够有满意、安全而且负责的性生活，有生殖能力，能自主决定性生活、是否生育、何时生育以及生育多少。同时男女都有权知道并能获得他们所选择的安全、有效、价格合适、可接受的计划生育方法以及其他不违反法律的生育调节方法，并能使用这些方法。妇女有权得到适当的卫生保健服务以安全地通过妊娠期及分娩过程，得到良好的妊娠结局，为夫妇提供生育健康婴儿的最佳机会。新的生殖健康定义是方法、技术和服务的统一体，它已跨出医学范畴，而是以人为中心的社会定义，内容广泛，更深刻，更重视提供保健服务，更重视妇女的地位、权利和健康的社会性及科技的整合性。

为维护生殖健康，需要通过初级保健系统向群体提供有关计划生育、妇幼保健、性保健和性病防治等方面的咨询、健康教育和医疗保健服务。计划生育和妇幼保健是生殖健康的主要内涵。计划生育可以说是生殖健康的基础，妇幼保健、母亲安全是生殖健康的核心。生殖健康新概念提出后，要求这些工作和服务要改变过去单纯地以控制人口和降低两个死亡率（孕产妇死亡率和婴儿死亡率）为目标，做到转变服务模式，以人为中心。在尊重妇女权利，根据妇女需求的情况下，提供方便的、可行的咨询和优质服务。在维护生殖健康的目标下，做好生育调节和安全顺利地完成生育任务；且要扩大业务范围，对妇女一生各个年龄段都要提供保健服务。

（二）生殖健康与妇女保健

生殖健康是妇女和男子的共同要求。但是由于妇女承担着繁衍后代的重要任务，生殖功能较复杂，且受社会、文化等诸多因素的影响，在生殖健康方面所承担的负担、风险和责任都比男子大得多，因此，维护妇女生殖健康需要给予更多的关注。

1. 妇女承担着生殖过程的最大负担，生殖系统患病的机会多。主要有以下三种原因：

（1）妇女在妊娠、分娩和产后易发生并发症。

（2）大多数避孕措施都落实在妇女身上，妇女要承担这些措施的副作用和并发症。

（3）妇女还将遭受意外妊娠和流产（包括不安全流产）的风险。

2. 一些妇女经济上的不独立，使她们在性的问题和生育问题上常处于被动地位，患病后，特别是生殖系统的疾病，较少得到及时治疗。

3. 妇女生殖系统的解剖和生理特点，使其在生物学上比男子脆弱，易感染，易发生妇科疾病，性交时生殖道黏膜暴露面大，更易得性传播性疾病。

4. 早婚、早育以及非洲流行的女阴环切术等，严重损害妇女的生殖健康

人体生长发育的每一阶段都是以前一阶段为基础，同时又影响着下一阶段。如果某一阶段的保健工作有了疏忽，或是某阶段的生理、心理、社会需求未能得到满足，不良的影响不仅直接影响本阶段的健康，还会在下阶段反映出来，因之造成的损失和不良后果，往往很难弥补。健康如此，生殖健康也是如此。生殖功能的发育是一个渐进的过程，性关系和性生活也不仅局限于生育期，即使到了绝经后，生殖器官发生萎缩，生殖健康问题也继续存在。生育期是妇女生殖功能旺盛期，要经历结婚、怀孕、分娩、哺乳等特殊生理过程。因此生育期妇女的围婚保健、围产保健、计划生育、性病防治等是生殖健康的重点内容。青春期是妇女性机能从发育到成熟的过渡时期，围绝经期是妇女性机能从成熟到衰退的过渡时期。妇女在这两个过渡时期中，如不重视做好保健会影响妇女的正常发育成熟或使妇女提前衰老。生殖健康新概念的提出，要求在生命所有阶段维护好生殖系统及其功能的完好状态，就要求妇女保健的内容不应局限于生育期，而应向两端扩大。

（三）护理人员在生殖健康中的作用

1. 转变服务模式，提高服务质量

要从根本上改变医患关系，一切服务都要以服务对象为中心，体现对基本人权的尊重。要以保健为中心加强健康教育，以提供咨询、信息，提高自我保健能力。特别要注意以下一些内容：

（1）进一步降低两个死亡率，降低剖宫产率和人流率

产科服务要以母亲为中心，在尊重母亲，关爱母婴的前提下开展工作。要进一步提高产科服务质量，保护母亲安全，保护自然分娩，以降低两个死亡率和剖宫产率。启动母亲安全工程，提高孕产妇系统管理率及住院分娩率，提高产科服务质量特别是产时保健服务质量，是降低两个死亡率的主要措施，同时还要注意提高尸解率和死亡评审质量。积极开展以孕产妇为中心的爱母分娩行动，加强分娩准备教育，推广陪伴分娩，减少医疗干预，

重视和探索分娩镇痛，提高助产技术，就有可能降低剖宫产率。因不安全人工流产引起的母亲死亡，在我国已不是主要问题。但是，人工流产特别是反复人工流产会损害妇女生殖健康。提供计划生育优质服务，进一步提高避孕指导质量，人流率是可以降低的。

（2）提高出生人口素质

要依法实行婚前检查、孕前咨询、产前诊断和新生儿筛查，并注意提高质量。

（3）促进生殖技术的进步

辅助生殖技术的进步和被广泛使用，亟须加强规范化管理，特别是对授精者和精子库的管理，这也直接关系到出生人口素质。

（4）改革妇科普查，提高普查质量

20世纪50年代全国先后对性病、滴虫性阴道炎、子宫脱垂及尿瘘、月经病及子宫颈癌进行普查普治，收效显著。

1）充分发挥社会主义的优越性，组织大协作。

2）目标人群明确。

3）查病治病同时，落实防治措施，因此能产生深远影响，有效地降低发病率。

从20世纪70年代起，妇科普查已形成制度，列入妇女保健的常规工作内容，并提出了在城市以防宫颈癌为中心，农村以防子宫脱垂为中心，定期开展妇科病的普查普治。目前妇科普查已被纳入中国妇女发展纲要。但是，普查，普治工作面向所有妇女，面广量大，需要投入大量的人力物力，而所查出常见病并不是当前严重危害妇女身心健康的主要疾病，因此改进妇科普查普治的工作方法和工作内容，提高质量，维护妇女身心健康服务已成为当前必须研究解决的重要课题。

2. 拓展服务范围，开展有关生育、节育、不育的其他生殖保健服务

要在生命所有阶段维护好生殖系统及其功能的完好状态，不仅要求妇女保健的服务人群要扩大到儿童期、青春期和老年期，而且还要关注男子和流动人口的生殖健康。服务内容上要加强性保健、心理保健、营养咨询、乳房保健等领域。

第二章　妇产科的超声诊断

第一节　超声的物理特性、诊断原理及常用方法

超声诊断于20世纪40年代应用于临床，50年代初B型超声仪问世，使其成为妇产科疾病诊断的首选辅助检查方法。随着科学技术的日新月异，近20年来相继推出了多普勒超声、彩色血流成像技术、腔内超声、超声造影、三维超声立体成像等先进便捷的超声技术，能为妇产科临床诊断提供更多、更确切的信息。

超声波的物理性能与声波相似，亦为疏密波。不同之处在于其频率极高，在2000Hz以上，超过人的听觉感受范围，故称之为超声波。超声波的产生与接收都是通过换能器来完成的。将高频电压信号作用于压电晶体，利用逆压电效应，晶体将以同一频率发生压缩与扩张，这种压缩与扩张可推动周围介质也产生压缩与扩张，形成疏密波即超声波。

实际医用诊断超声波的频率为1 ~ 10MHz。当两种不同组织其声阻抗之差 > 1/1000，超声通过时在其界面上即可产生反射。B型超声图像则以光点的大小、灰度、亮暗来显示各种图像。脏器之间、脏器内部、各种不同组织、各种正常组织之间、正常组织与病理组织之间、各种不同病理组织之间，其声阻抗皆有不同程度的差异。因而构成众多界面，形成亮暗不等、疏密不等的多种多样排列光点，依此构成各种组织和脏器的剖面图。

为了方便理解超声图像的一些专用诊断语，需要解释一些常见的超声现象。

一、声影

声束通过声衰减系数较大的结构时，声能急剧减弱。表现强回声的后方出现衰减暗区，称之为声影。如骨骼、结石等后方可见声影。因此，可利用声影作为标记寻找某些结构或病变。

二、增强效应

被检查的结构或病变的衰减甚少时，其后方回声增强，称之为增强效应，例如囊肿等含液体的结构，其后方均有增强效应，利用此点作为鉴别囊实性肿物的标志。

三、彗尾征

超声在靶内来回反射，形成彗尾状亮回声。例如超声波遇到金属避孕环、金属异物体

或胃肠道气体时，由于声的混响而使强光团的后方尾随一串由宽变窄的光点，亮度越来越小，似彗星状。

四、回声失落

探测环形物体时，两侧壁出现缺失暗区，是因角度关系，致使反射回声接收不到造成。

五、侧壁效应

亦称边缘声影，即在球状含液体结构的两侧壁，各出现一条细狭的声影，称侧壁效应。

六、透声

超声描述透声好为超声透过介质时，声能衰减少，其后方有增强效应；透声差为超声透过介质时，声能被大量吸收，其后方有声衰减。

超声检查要求解决两个问题：①显示脏器及病变（灶）的轮廓、大小、形态、部位；②显示脏器或病变（灶）的内部结构。

目前妇产科常用的超声方法有经腹部超声（TAS）、经阴道超声（TVS）、经直肠超声（TRS）。TAS扫描范围广泛，较大包块能见其全貌，但须充盈膀胱，肥胖患者清晰度较差；TVS 扫描角度在 70° ~ 240° 之间，探头频率 5 ~ 10MHz，聚集范围 6 ~ 10cm 内清晰度明显提高；TRS 主要观察子宫颈及浸润宫旁组织的程度，有时也用于未婚患者腹部扫查欠清晰者。近几年来，随着经阴道超声（TVS）显像检查应用的日益广泛，诊断和技术水平不断提高，TVS 在妇科领域中已经起到很重要的作用，TVS 优于腹部超声，TVS 探头频率高（5.0 ~ 10MHz），扫视角大（60° ~ 240°），更接近子宫，提高了分辨力，无须充盈膀胱，患者易于接受，也不受膀胱多重反射的影响，超声检查时间短，成本低。三种方法各有优缺点，互补其不足，犹如腹部触诊、妇科双合诊和三合诊，可以结合应用。

第二节　妇科超声诊断

妇科超声检查主要针对盆腔内生殖器，包括子宫、双卵巢、双输卵管、阴道。正常超声可显示部分为子宫、双卵巢、阴道上 2/3 部分，而阴道下 1/3 和输卵管在正常情况下，前者因耻骨联合遮挡，后者因肠道气体干扰不能显示。

经腹部超声进行盆腔脏器检查，须膀胱适度充盈，在充盈膀胱良好透声区的后方，纵切面子宫呈倒置梨形，因子宫表面大部分覆盖一层腹膜，超声可见围绕子宫表面似为一层线样反光强的包膜，为子宫浆膜层。下方为较厚的中等回声的肌层，中央部分为宫腔呈线样回声，围绕宫腔线的为子宫内膜，其回声的强弱和厚度随月经的周期而变化。子宫总体表现为边缘光整，轮廓清晰，光点均匀。宫体与宫颈相连处可见一轻微角度，此处为子宫峡部，即子宫内口所在水平。经阴道超声检查时，因探头更接近子宫，图像清晰度更好，肌层回声及宫腔、内膜回声显示清晰。

子宫的大小常因不同的发育阶段，经产妇与未产妇及体形的不同而有生理差异。在实际工作中，子宫体最大值一般为未产妇三径之和不超过 15cm，经产妇子宫三径之和不超过 18cm。

一、子宫肌瘤

（一）子宫肌瘤的超声表现

1. 子宫外形改变

除较小的肌壁间和黏膜下肌瘤，浆膜下肌瘤和宫颈肌瘤外，根据肌瘤的大小、数目、部位及生长方式不同子宫有不同的外形改变。

（1）子宫浆膜下肌瘤：瘤体向子宫体表面突起，子宫形态改变。

（2）肌壁间肌瘤：肌瘤主要位于子宫肌层内，肌瘤与宫壁之间界线较清晰，可见假包膜，CDFI 显示血流多呈半环或环状，较大肌瘤后方衰减。

（3）黏膜下肌瘤：瘤体突向子宫腔内，使子宫腔回声弯曲变形。当肌瘤完全突向宫腔时，宫腔内出现实质性占位，肌瘤与宫腔内膜之间有低回声裂隙。带蒂的黏膜下肌瘤可以突入宫颈管内，形成颈管内实质性占位，CDFI 可见血流来自子宫壁相连的蒂。

2. 肌瘤回声

根据肌瘤内结缔组织纤维多少及有无变性，肌瘤回声常见有以下三种：

（1）回声减弱型：最为常见，瘤体回声比子宫回声弱，呈实质性低回声。

（2）回声增强型：比子宫回声增强，肌瘤内纤维组织相对较丰富。瘤体周围常可见到低回声环，为假包膜；也有较大的肌瘤呈栅栏样回声增强。

（3）混合型：肌瘤回声不均质，可见大小不等的低回声、等回声及稍强回声光团混合，其后方回声衰减。

（二）子宫肌瘤变性的超声表现

在不同的体质状况下肌瘤会有变性，常见的子宫肌瘤变性的超声表现有：

1. 玻璃样变和囊性变

又称透明变性，最常见，这是由于肌瘤中心部位距假包膜的营养血管较远，血管不足造成的。肌瘤旋涡状结构消失被均匀透明样物质取代，超声表现为变性部分回声明显偏低，失去旋涡状结构。子宫肌瘤玻璃样变进一步发展，细胞坏死液化即发生囊性变，玻璃样变和囊性变可间杂发生。

2. 红色样变

是肌瘤的一种特殊类型的坏死，可能与肌瘤内小血管退行性变造成的血栓、出血、溶血有关。

3. 钙化和脂肪变性

肌瘤血液循环障碍后，可以有脂肪变性，超声表现为均质的强回声，进一步钙盐沉着，声像图上可以出现散在斑状、环状或团状的较强回声，后方有声影。

4. 肉瘤样变

肌瘤在短期内迅速长大，内回声杂乱复杂，间有不规则的暗区或低回声，边缘不规整，CDFI 除原有的环状或半环状血流外，内部血流丰富，不规则，血流阻力变低，RI 大多 < 0.4。结合声像图和临床表现，应高度怀疑肌瘤恶性变。

二、子宫内膜异位症

子宫内膜异位症的病变具有广泛性和多形性的特征，常见侵犯的部位是卵巢、子宫肌层、宫骶韧带、盆腔腹膜等。

卵巢子宫内膜异位又称卵巢巧克力囊肿，根据超声的不同表现可分为：

（一）囊肿型

囊内呈细密光点回声，随探头可出现光点轻微飘动现象。

（二）多囊型

细密光点中见数条光带将囊肿分隔成多房，隔上或见血流。

（三）混合型

细密光点中见散在偏强回声。

（四）实体型

由于血流机化和纤维沉着超声可呈典型实质性图像，常不易与卵巢肿瘤区别。

卵巢子宫内膜异位囊肿型和多囊型较为常见，混合型和实体型多见于绝经后妇女。

子宫内膜异位症彩色多普勒表现为：囊肿壁上可见少许血流信号，可记录到中等阻力（RI 为 0.5 左右）、低速（PSV 为 15cm/s 左右）血流频谱。一般囊内无血流信号。若囊肿内有分隔，隔上可见少许血流信号。

当子宫内膜腺体及间质侵入子宫肌层时，称为子宫腺肌病。子宫呈球形增大，三径之和常大于 15cm，因侵犯后壁较为常见，宫腔内膜线“前移”，肌层回声普遍增高，呈分布不均粗颗粒状，有时后方栅栏状衰减使子宫肌层回声普遍降低。病灶与正常肌层之间没有清晰的边界。彩色多普勒超声表现子宫病灶内血流较正常肌层增多，弥散分布，较杂乱，无包膜，环状血流。

三、异位妊娠

1. 输卵管妊娠本位型：是指输卵管妊娠位于管腔内，未破裂前。

无论何种类型的输卵管妊娠，超声表现类似，主要有：

（1）子宫正常大或略大，子宫腔内无妊娠囊、胎体或胎心等特征性回声，可有内膜增厚。

（2）子宫旁或卵巢旁可见到边缘模糊不清的混合性包块回声，大多为增粗的输卵管，为环状回声，周边可有血流，但大多为增粗输卵管的营养血流，少见妊娠绒毛血流。输卵管妊娠本位型包块内见妊娠囊，胎儿存活，可见心搏。子宫直肠窝可见半月形无回声区，为盆腔积液。

2. 输卵管妊娠间质部：输卵管间质部妊娠仅占输卵管妊娠的 2% ~ 4%。但因输卵管间质部是输卵管子宫肌层内部分，如妊娠诊断、治疗不及时，子宫肌层破裂，将严重出血，则危及患者生命。

输卵管间质部妊娠声像图特征为：

（1）子宫不对称增大，一侧宫底部膨隆，其内探及孕囊或不均质包块，与宫腔不相通，围绕的肌层不完全。

（2）彩色多普勒显示妊娠囊周围血液较丰富。

（3）阴道三维超声因探头接近检查器官，清晰度好，三维超声成像可清晰形象地显示子宫腔，显示宫角与包块的关系。在子宫间质部妊娠诊断中具有较高的临床应用价值。

子宫间质部妊娠的超声诊断中，主要与宫角妊娠鉴别。宫角妊娠也是一种少见的异位妊娠，超声鉴别有时较困难。宫角妊娠是指受精卵种植在子宫的角部，宫角妊娠与输卵管间质部妊娠不同，其受精卵附着在输卵管口近宫腔侧，胚胎向宫腔侧发育生长而不是向间质部发育。超声除看见子宫不对称增大，一侧宫底部膨隆外，主要鉴别是宫角妊娠包块与宫腔相通，且全层肌层包绕。三维超声在鉴别诊断上有较大帮助。

四、完全性葡萄胎

滋养叶细胞增生，胎盘绒毛间质水肿形成大小不等的水泡，相互间有细蒂相连成串，形如葡萄状，故名葡萄胎。

声像图表现：子宫增大，大多大于停经月份，宫腔内无胎儿，充满无数大小不等的水泡，其界面反射形成“雪片状”或“蜂窝状”回声。有时在宫腔内可见不规整形液性暗区，为宫腔积血或残余的绒毛膜囊。卵巢常见单侧或双侧黄素囊肿，中等大小，多房分隔。其房内为回声暗区。

五、侵蚀性葡萄胎和绒毛膜癌

是指葡萄胎组织侵入子宫肌层局部或转移至子宫外，其子宫外转移又名“转移性葡萄胎”。因具有恶性肿瘤的生物学行为而命名。侵蚀性葡萄胎来自良性葡萄胎，多数在葡萄胎清除后6个月内发生，尤其是葡萄胎清除后2 ~ 3个月为多见。典型的侵蚀性葡萄胎超声和临床诊断并不困难，其临床鉴别很大程度上取决于前次妊娠史、临床病程以及血HCG的增高程度。但在某些临床病例需要多种辅助检查方法综合分析，甚至最后须手术后病理检查诊断。

侵蚀性葡萄胎超声主要表现有：

第一，子宫正常大或不同程度的增大；子宫形态可不规则。

第二，宫腔或子宫肌层内病灶处表现为界面较多，见不规则的点状、条索状、团状、海绵状或蜂窝状回声，无明显边界。

第三，病灶侵及宫旁时，可在子宫旁出现不规则肿块，无包膜并向周围侵入。

第四，二维可见的海绵状或蜂窝状回声为扩张的血管，CDFI显示病灶处血流信号极其丰富，呈网状或湖泊状血流，因滋养肿瘤细胞以侵蚀血管为主，造成血管动静脉之间的交通，故表现为动静脉交流形成和涡流的存在，色彩斑斓，RI极低，大都在0.2 ~ 0.4，动脉血流频谱明显毛刺状，显示较高舒张期多普勒频谱或动静脉瘘频谱。盆腔静脉明显扩张，大多表现静脉波形。

六、卵巢肿瘤

超声检查从影像学的角度判断肿块为囊性、混合性或实质性，肿块和周围组织的关系，从而推断包块的来源和包块性质。

（一）卵巢成熟畸胎瘤

是生殖细胞肿瘤的一种，又称“皮样囊肿”，为良性肿瘤。占卵巢肿瘤的10% ~ 20%。

卵巢成熟畸胎瘤内可含外、中、内三个胚层的组织，如向单一胚层分化，将形成高度特异性畸胎瘤，如卵巢甲状腺肿。卵巢成熟畸胎瘤超声表现因各种胚层组织成分不同而不同，表现多种多样，特异性较强。形态上多呈圆形或椭圆形的肿块，包膜较厚。大多在边缘上见正常卵巢组织回声。内部回声大致可分为成团型、弥散光点型、类实质型、脂液分层型和多种回声型五种。

彩色多普勒超声在肿块内部及边界较难探及血管。由于畸胎瘤内部回声与肠曲相似，且混于肠曲中，超声下容易漏诊。

（二）卵巢肿瘤超声特征

就卵巢来源的包块，它在影像上有一些共性的表现：

第一，单纯的单房性囊肿几乎都是良性的，而多房性卵巢囊肿，尤其当发现其中有实质性区域或中隔有不规则的增厚区时，恶变的可能性大。

第二，囊实混合性肿瘤可以是良性的，也可以是恶性的；后者常伴有腹水，超声表现为囊性肿瘤腔内伴有较大的实质性暗区，也可以表现为实质性病变中伴有散在的囊性区。

第三，实质性肿瘤可以是良性的，也可能是恶性的。良性实质性肿瘤声像图显示肿瘤形态规则，边缘光滑完整，内部回声呈分布均匀的散在细小光点，均匀性透声性能良好者，可有后方回声轻度增强效应。而恶性实质性肿瘤声像图为：肿瘤形态多不规则，轮廓模糊，边缘回声不整或中断，厚薄不均；内部回声强弱不一，可呈弥漫分布的杂乱光点或融合性光团，或均匀性回声内出现不规则暗区，后方无回声增强效应或有轻度衰减，并有粘连性腹水征。

第四，彩色多普勒超声从包块血供的丰富程度及血流指数的各项指标也可帮助判断卵巢包块的良恶性。

第三节　产科超声诊断

一、产前诊断

产前诊断是一门新学科，是用医学技术对可能出现先天性疾病胎儿的孕妇进行宫内诊断，确定胎儿的表现型（形态学诊断、细胞遗传学及生化遗传学诊断）或基因型（基因诊断）。它是一个多学科交叉学科，需要一个团队来完成，包括产科医生、医学遗传学学者、分子生物学学者、物理和化学学者、伦理学和社会学学者以及小儿外科医生等。

超声产前诊断目前占国内各产前诊断中心诊断的 90.5%；分子生物遗传分析占 5.4%；酶学诊断占 7.5%；细胞遗传分析占 3.6%；遗传咨询占 21.8%；生化检测占 57.1%；病原体检测占 72.1%。可见超声对产科临床具有巨大的影响，对胎儿产前诊断，超声检查与许多近几年发展起来的生化和生物物理技术相比较，无疑是最佳的选择。产前超声诊断是高技术性和高风险性并存的，产前诊断也是先进性和成长性并存的，而西方国家模式仅能供我们参考。

二、产科超声筛查

11 ~ 14 孕周颈后透明层 NT 测量的早期妊娠超声筛查和 18 ~ 24 孕周胎儿形态学为主要内容的超声筛查。在很多发达国家的产科超声中心，它们占 80% 以上的产科工作量。而妊娠中、后期胎儿异常的诊断 MRI 占很大的优势。

早期妊娠 11 ~ 14 孕周超声筛查的意义在于：①许多胎儿畸形（约 80%）在孕 12 周前已经发生，有可能被早期发现。②阴道超声应用有更高的分辨率，许多先天性畸形开始发生之后即被发现，如露脑畸形、单脐动脉等。③早孕超声检查所确定胎龄最为正确，可确定多胎的类型及胎儿发育的相关病理情况。④超声发现唐氏综合征在 18 ~ 23 孕周只有 40%（1/3 ~ 1/2 唐氏综合征胎儿无明显的解剖结构异常），而在 11 ~ 14 孕周 NT 的测量可以提示很多相关的胎儿异常，如 62% ~ 80% 唐氏综合征胎儿的 NT 增厚，预测胎儿染色体异常发生的风险率，以确定是否再进一步进行其他的产前检查，如羊水穿刺染色体检查等。

18 ~ 24 孕周形态学为最佳超声诊断时间的理由：① 18 ~ 24 孕周胎儿各个系统已发育完善可以完成超声检查；②子宫内羊水较丰富，四肢活动较多，有利于超声看见完整的胎儿；③胎儿骨骼尚未完全钙化对超声检查的影响较小，便于对胎儿体表及内脏的观察；④在 11 ~ 14 孕周筛查时有不确定的情况可以在这一时期进行进一步检查，衔接羊水穿刺染色体检查时间。

超声产前诊断虽被广泛应用，但有局限性。不管使用哪种方法，亦不管妊娠在哪一阶段，即使让最有名的专家进行彻底的检查，将所有的胎儿畸形被检测出这一期望是不现实的也是不合情理的。

超声产前筛查是出生缺陷二级预防措施，不能预防发生，只能通过避免出生降低部分缺陷率。有很多因素影响超声检查的灵敏度和正确性。比如，超声检查的技巧、筛查的时间选择、仪器的灵敏度、孕妇的条件、胎儿的方位、羊水的多少。某些发病机制不清的疾病，如果没有预兆性的形态学标记，超声产前诊断是不能有效、圆满完成的，如智力发育障碍等。胎儿生长的生命体，在发育过程中有的变化可造成超声检查结果的不确定性，产科超声检查随访很重要。

三、常见胎儿畸形的超声诊断

妊娠 18 ~ 24 周超声应诊断的致命性胎儿缺陷包括无脑儿、脑膨出、开放性脊柱裂、胸腹壁缺损内脏外翻、单心腔、致命性软骨发育不全。检查者应对胎儿畸形有较全面的认识，检查时要有一个清晰的思路，掌握一定的扫查技巧和方法，遵循一定的检查规律，以下六大胎儿异常还是可以发现的：

（一）无脑畸形

神经管头段未发育或未闭合即形成无脑畸形，无脑儿的颅底骨发育完全而缺少颅顶骨。超声在 10 ~ 12 孕周便可诊断胎儿无脑畸形。超声表现：颅骨光环缺损，仅见一轮廓不规则的强回声，脑组织回声部分或完全缺失，但颅面比例失调，眼窝浅小眼珠突出，耳低位，短颈，呈“蛙状面”。

（二）脑膨出

脑组织从颅骨缺损口向外膨出犹如蕈状。男性好发颅前部脑膨出，女性多见颅后部脑膨出，占 70%。

（三）开放性脊柱裂

脊柱裂是后神经孔闭合失败所致，其主要特征是背侧的两个椎弓未能融合在一起，脊膜和（或）脊髓通过未完全闭合的脊柱疝出或向外暴露，膨出包块内只含脊膜和脑脊液者为脊膜膨出，膨出包块内含脊膜、脑脊液、脊髓和神经组织者为脊髓脊膜膨出。脊柱裂膨出的包块多位于脊柱后方，常能见到椎骨异常及双侧椎弓分离，脊柱横切时脊椎三角形骨化中心失去正常形态，位于后方的两个椎弓骨化中心向后开放，呈典型的“V”或“U”形。另外，开放性脊柱裂还常伴有一系列的脑部超声特征：柠檬头征、香蕉小脑征，颅后窝池消失、脑室扩大等，也可作为鉴别的参考。

胎儿孕周较大、较小或胎儿体位不佳，脊髓脊膜膨出物较小时，病变部位不明显，超声诊断较困难。

（四）胸腹壁缺损内脏外翻

腹裂属于非中线缺损，多位于脐带根部右旁，而脐根部正常，外翻的内脏表面无腹膜和羊膜覆盖，母体的 AFP 有明显升高。

（五）单腔心

单腔心是指房间隔和室间隔均未发育，心脏只有心房和心室两个心腔，心房通过共同房室瓣与单心室腔相连接。单腔心常伴或不伴有残余心室腔和心室与大动脉连接关系等异常情况，是严重的心脏畸形。

（六）骨骼系统异常

骨骼系统异常主要有成骨发育不全和软骨发育不全。

成骨发育不全有 2 型：Ⅰ型成骨发育不全罕见，发生率 1/25 000，是常染色体显性遗传疾病。超声表现：扫查发现胎儿四肢短小，特别是股骨及肱骨，并可以见到长骨呈弯曲状或成角现象。Ⅱ型成骨发育不全属常染色体隐性遗传。超声表现：扫查时可发现胎儿四肢短小，特别是股骨、肱骨明显小于相应孕周值，并可见长骨成角等骨折现象。Ⅰ型和Ⅱ型成骨发育不全超声确诊后须及时引产处理。

软骨发育不全主要病变发生于长骨的骨骺，软骨的骨化过程发生障碍，是一种特殊类型的侏儒症，此病脑发育正常，生后可存活。

第四节　计划生育科的超声诊断

中国已婚育龄妇女 IUD 的放置率为 68.6%，超声检查逐步取代放射检查，超声对全金属节育器的反射敏感，对硅胶加金属等类材料制成的节育器敏感性相对减低。二维超声通过几个切面扫查，结合操作者的工作经验，可以大致了解宫内节育器的情况。

一、宫内节育器的定位

超声 IUD 检查首先要观察子宫内是否存在 IUD，如子宫内显示 IUD，须测量 IUD 上缘至宫底浆膜层距离及 IUD 下缘至宫颈内口的距离；子宫前壁和后壁的厚度之和；IUD 上缘到宫腔底部距离；子宫内膜线的长度。

二、IUD 宫腔内异常

IUD 宫腔内异常的表现包括 IUD 下移与带器妊娠，IUD 变形、成角、断裂、嵌顿及穿孔等。超声能及时发现 IUD 在宫内有无下移、嵌顿。对 IUD 变形的诊断，二维超声检查虽然可以通过探头的旋转及方向的改变来显示 IUD 的全貌，但由于 IUD 所含金属成分，声阻抗大，易产生多重反射，大部分 IUD 形态不能完整地显示出来，无法明确 IUD 是否变形或断裂。近年来开展的三维超声对 IUD 的形态及变形、扭曲、断裂可做出诊断，基本不存在误诊和漏诊。

第五节　不孕不育的超声诊断

一、无排卵周期卵巢、卵泡发育的一些现象

（一）卵泡不发育

连续动态观测均无明显的卵泡或持续存在 < 1cm 卵泡，无周期性变化。

（二）不排卵而形成卵泡囊肿

动态追踪观测的卵泡，直径达到 20cm 仍不排卵，继续发展形成卵泡囊肿。超声表现为壁薄、囊内液清、后壁增强效应的囊性块，5 ~ 6cm 直径较常见。

（三）无排卵黄素化综合征

较小卵泡，滞留卵泡或持续生长卵泡均可表现为不排卵，囊性暗区内有稀细的光点和稀疏网络状回声。

二、卵泡及排卵的监测

月经周期监测卵泡发育及排卵：于月经周期的第 5 天超声观察卵巢的基础情况，排除已有的卵巢异常情况，如卵巢非赘生性囊肿、残余卵泡等。第 10 ~ 11 天开始卵泡的发育，当一侧卵巢的优势卵泡直径大于等于 15mm时，可每天超声观察，卵泡直径大于 20mm时，基本为成熟卵泡。因排卵是瞬间的现象，超声观察到的大多是排卵以后的现象：追踪的成熟卵泡消失，皱缩，血体形成，后陷凹内液体。

诱发卵泡的监测根据不同药物的不同特点，超声观察的时间和内容也不同，如用 HMG 诱发排卵，除用药前检查外，要注意卵泡的多少和生长速度，增加检查的密度，注意卵巢的大小以及腹水的情况，及时发现卵巢过度刺激现象。

三、不孕不育中 CDFI 及多普勒频谱分析的应用

健康育龄妇女的子宫动脉的显示率为 100%，其阻力指数平均为 0.85 ± 0.07，增殖期为 0.88 ± 0.05，黄体期为 0.84 ± 0.06。卵巢动脉一般在月经的第 9 天有舒张期血流，第 21 天左右达高峰。有优势卵泡侧卵巢血流较丰富，血流阻力较低。黄体血流为低阻力的黄体新生血管血流，早孕三个月内，黄体支持胚胎的发育，故黄体血流一直存在，直到妊娠三个月以后。

如子宫动脉在舒张期无血流灌注或者 RI 升高，表示子宫血流贫乏，常常是不孕症的一个原因，改善灌注后可怀孕。卵巢血流异常表现为卵泡期和黄体期阻力无下降，甚至无血流，会造成体内的激素低下。黄体期血流缺乏或阻力升高，可提升黄体功能异常，是流产和习惯性流产的原因。但卵巢动脉显示与仪器的灵敏度、正确的操作和检查者的熟练程度有关，其评价激素仅可做参考。

第六节　彩色多普勒超声和三维超声

一、正常妊娠血流

正常胎儿的发育需要充足的氧和营养物质的供给，而此依赖于良好的子宫—胎盘、胎儿—胎盘循环。彩色多普勒超声检查提供了一种研究子宫—胎盘、胎儿—胎盘循环的无创伤的体测方法，可以更直接地了解胎盘发育，观察胎儿宫内情况。

子宫肌壁的血供与其下的胎盘绒毛植入是相互影响的，绒毛滋养层的发育对胎儿生长发育起着决定性的作用。在正常妊娠时，胎盘附着处子宫肌层的螺旋动脉被滋养层合体细胞侵蚀，在孕 20 ~ 22 周螺旋动脉肌层全部剥脱，肌层消失，降低了螺旋动脉水平的阻力，使绒毛血管灌注增加；同时，绒毛迅速发展成三级绒毛，具有很高的表面积 / 容积比率，有利于膜的交换，营养物质的转送，这种解剖和生理的发展有利于胎儿发育的需要。

正常妊娠时，孕 6 周后可测出胎儿腹主动脉血流，孕 8 周后可测出脐血流，孕 12 周后出现脐血流的舒张期血流；孕 9 周后可出现脑血流，孕 11 周后在颞骨平面可看见大脑中动脉、大脑后动脉、基底动脉及其形成的 Willis 环。

正常妊娠的胎儿—胎盘循环也有相关的频谱及一定的规律性。通向胎盘的子宫动脉频谱为一种充填型的较子宫动脉阻力降低的频谱，从孕 26 周起，血流频谱 S/D < 2.7，RI 也随妊娠周数而下降。胎盘床内子宫胎盘动脉频谱为较典型的低阻力型频谱，RI < 0.4，主要反映母体的微循环情况，正常情况下该频谱无多大改变。有学者测脐动脉 S/D，孕 30 周后持续 > 3，子宫动脉孕 26 周后持续 > 2.6，且有舒张期切迹存在，则而后妊娠期高血压疾病、IUGR、胎儿宫内窘迫、死胎、早产的发生明显提高。子宫动脉血流对高危妊娠预测敏感性为 68%，特异性为 69%；子宫动脉加脐动脉预测高危妊娠阳性率为 93%，阴性率为 91%。

二、异常的妊娠血流

子宫动脉、胎盘血管、脐血管的RI较正常范围增高或出现无舒张期血流、逆向血流，均提升胎儿宫内危险，后两者出现胎儿有可能在 24 ~ 48 小时内死亡。这些血管的 S/D 比值异常的出现，一般认为较 NST 异常出现为早。孕 36 周以上的 S/D < 2.2，胎儿较安全，> 2.5 时应密切随访，> 3 时应严密监护积极处理。在 IUGR、妊娠期高血压疾病、胎儿宫内窘迫、胎儿畸形以及子宫肌瘤、盆腔包块时也有此现象。

大脑中动脉在妊娠中后期被应用于了解胎儿宫内窘迫的程度，其RI在后期呈负增长，代偿性血流增加，重新分配以保护脑、心等重要器官。其在正常范围内不能反映胎儿窘迫。大脑中动脉 RI/ 脐动脉 RI 比值更能反映胎儿宫内情况。正常时应 > 1，如 < 1 则表示

胎儿宫内窘迫。

三、三维超声

三维成像技术近年来发展迅速，前景看好。随着计算机技术的发展，计算机容量和运行速度的改进，实时三维的重建，提供了更加丰富的三维立体空间信息，弥补了二维超声成像的不足。

（一）妇科的应用

1. 卵巢囊性及囊实性肿瘤的囊壁及囊内容物的观察

肿瘤重新成像图像更清晰、直观、立体感强，切面更均匀，不易遗漏壁内的乳头状物且能更明确观察肿瘤侵入的深度。对不孕症的患者二维超声能正确地辨认黄体，但观察卵丘结构很困难，三维超声能清晰、快速地确认。

2. 体积的测定

三维超声对肿瘤体积的测定有二维超声所不可及的优势，这对肿瘤良恶性的判定、手术指征及疗效的判定是很好的参考指标。

3. 畸形子宫及宫腔内容物的诊断

成像后的宫腔可清晰地显示其走向、双侧输卵管开口、与宫颈管的关系及宫腔内赘生物的大小、位置、蒂部粗细等情况，可与宫腔镜相媲美。

4. 妇科肿瘤良恶性判定

在二维超声断面形态学的基础上，三维超声诊断卵巢恶性肿瘤的标准是观察病变区域的囊实性、内壁是否光滑、有无乳头状物、囊壁厚（ > 3mm）薄（ < 3mm）的情况、实性肿块是否均质和腹水的有无，为判定提供有价值的诊断依据。

（二）产科的应用

1. 胎儿面部的观察

胎儿面部的观察主要针对一些先天性面部畸形和染色体异常的胎儿面部异常。三维超声比二维超声可清晰观察胎儿面部解剖和相互关系。胎儿唇部的观察对孕 24 周以后的胎儿，二维和三维超声无明显差别，孕 24 周以前的胎儿唇部的观察，三维超声能确诊 93% 的胎儿正常唇部，二维超声为 68%。

2. 胎儿骨骼的观察

胎儿脊柱和胸廓先天性畸形较常见，胎儿脊柱和胸廓肋骨为不同的曲线结构，二维超声很难完整地显示整个结构，三维超声的透明成像功能可以不受胎儿体位的影响，清晰地观察脊柱和胸廓的连续性与结构的曲率。

3. 各孕龄胎儿各器官的成像

孕 5 ～ 40 周各期的胎儿均可成像，孕 8 ～ 13 周时可获得完整的胎儿图像，妊娠晚期羊水较少，探测成像较困难。

第三章　妇产科手术护理

第一节　产科手术

一、子宫下段剖宫产术

剖宫产的方式有子宫下段剖宫产、子宫体剖宫产和腹膜外剖宫产三种，以子宫下段剖宫产最为多见。

（一）手术适应证

（1）中央性前置胎盘。

（2）骨盆狭窄。

（3）产道梗阻、巨大胎儿。

（4）横位无法纠正等。

（二）麻醉方式

硬膜外麻醉。

（三）手术体位

仰卧位。

（四）术前准备

（1）患者准备：排空尿液，留置导尿管。

（2）物品准备：剖宫产器械包、手术衣、孔巾、1-0 可吸收线、4-0 可吸收线、3% ~ 10% 碘酊。

（五）手术方法及手术配合（表 3-1）

表 3-1　子宫下段剖宫产术的手术方法及手术配合

手术方法	手术配合
1. 手术切口	中线纵切口或横切口
2. 手术野皮肤消毒	碘酊碘消毒皮肤三次，上至剑突，下至大腿上 1/3 处，两侧至腋中线
3. 铺治疗巾	铺治疗巾显露手术切口
4. 于耻骨联合上方两横指剖腹，钝性打开腹膜，暴露子宫	用短有齿镊确定切口位置及长度，23 号刀切开，用方止血垫拭血，3–0 丝线结扎。逐层分离组织剪剪开腱膜。手指钝性分离。两把中弯血管钳夹住腹膜，刀片划开一小口，组织剪再逐步扩大切口
5. 探查并保护腹腔	用长无齿镊，夹两块方止血垫保护腹壁组织，防止胎儿附属物沾染腹壁
6. 剪开子宫下段膀胱反折腹膜	用腹腔拉钩牵开两侧腹壁，显露视野。术者及助手各持血管钳 1 把，钳起子宫膀胱腹膜反折做一小切口，组织剪再向两侧弧形延长，提起反折腹膜下缘，以手指分离并下推膀胱，充分显露子宫下段
7. 全层切开子宫下段	将方钩盐水润湿后，暴露视野。用 23 号刀片切开子宫，组织剪弧形剪开子宫全层
8. 血管钳刺破胎膜，娩出胎儿	胎儿娩出前，应将手术野区域金属硬物、锐器撤离，避免误伤即将娩出的胎儿。胎儿娩出后，立即将 2 把血管钳分别递给术者和助手，再将组织剪予术者剪断脐带，并将抽吸有 20 U 缩宫素的注射器交与术者宫体注射，并收回。巡回护士将缩宫素 30 U，注入 100 ~ 200 mL 液体中静脉快滴
9. 检查胎盘，清理宫腔	胎盘娩出后，放入弯盘内，用有齿卵圆钳及长显影止血垫擦拭官腔，待术者检查完胎盘后，再将胎盘交与台下处理。接触到宫腔的器械、止血垫分开放置
10. 缝合子宫肌层、腹膜反折，清理腹腔	用长无齿镊，1–0 可吸收线连续缝合子宫肌层，腹膜反折处。用长无齿镊夹干净的盐水垫检查并清理腹腔
11. 关闭腹腔	关腔前及关腔后清点器械、敷料等数目，1–0 可吸收线连续缝合腹膜，间断缝合肌层，短有齿镊，1–0 可吸收线连续缝合腹膜前鞘，4–0 可吸收线皮内缝合

二、手术护理

（一）护理评估

（1）评估患者的生命体征、既往史。

（2）评估患者孕龄、孕次、产次、以往产式、妊娠预产期、是否有发作（见红、破水、宫结缔等）。

（3）评估胎儿发育状况、胎心音、胎动及胎位。

（4）评估剖宫产手术适应证。

（5）评估手术物品准备。

（二）常见护理诊断 / 问题

（1）疼痛：与子宫收缩有关。

（2）躯体移动障碍：与疼痛、孕妇身体负荷重有关。

（3）体温、心率、血压偏高：与孕妇基础代谢率高有关。

（4）有心力衰竭的危险：与术中出血、腹压突然降低，急剧加重心脏前负荷有关。

（5）有仰卧位低血压综合征的危险：与患者仰卧时，下腔静脉受压，回心血量减少有关。

（6）有胎儿宫内窘迫的危险：与患者既往病史、麻醉、胎儿发育状况有关。

（7）有坠床的危险：与患者宫缩发作疼痛有关。

（三）护理措施

（1）做好充分的术前准备：手术床处于功能状态、床单齐全（铺仰卧位橡胶单和中单）、仪器设备正常（中心吊塔、婴儿车、负压吸引及吸痰管、中心供氧、婴儿急救全套等）、手术器械（产包、产钳、刮匙）、子宫收缩剂（缩宫素、巧特欣、佩母新等）。

（2）守护患者，患者宫缩发作时，停止治疗性操作，安抚患者，嘱患者深呼吸放松，切不可随意乱动，防止坠床或意外损伤。

（3）严密观察胎心、胎动及患者生命体征，预防胎儿宫内窘迫，及早发现，紧急救治。

（4）预防仰卧位低血压综合征：患者仰卧位时，下腔静脉受压，回心血量急剧减少，引起血压骤降，呼吸急促、心悸、胸闷、出汗等一系列临床综合征，称仰卧位低血压综合征。为预防发生仰卧位低血压综合征，患者平卧时，垫软枕抬高右腰背部 10 cm，或将手术床左侧倾斜 10° ～ 15° ，使子宫向左侧倾斜，避免下腔静脉受压。

（5）胎儿娩出后即遵医嘱准确应用子宫收缩药（静脉和子宫局部），并在患者腹部置沙袋，增加腹部压力，减轻心脏前负荷，预防心力衰竭发生。

第二节　妇科手术

一、腹式子宫切除术

（一）手术适应证

（1）子宫肿瘤。

（2）子宫体部非肿瘤性病变。

（3）子宫颈肿瘤或非肿瘤性病变。

（4）附件病变。

（5）盆腔其他病变。

（二）麻醉方式

全身麻醉。

（三）手术体位

仰卧位。

（四）术前准备

（1）患者准备：会阴部备皮，术前 3 天消毒液擦洗阴道，术前晚灌肠。

（2）物品准备：全宫切除器械包、手术衣 1 包、敷料大孔 1 包、干式传物钳 1 个、单极电刀线 1 根、1-0 可吸收线 2 根、4-0 可吸收线 1 根。

（五）手术方法及手术配合（表 3-2）

表 3-2　腹式子宫切除术的手术方法及手术配合

手术方法	手术配合
1 ～ 3. 同子宫下段剖宫产术	同子宫下段剖宫产术（全麻除外）
4. 打开腹腔	用 23 号刀切开，显影纱布垫拭血，血管钳夹、3–0 丝线结扎或电凝止血，甲状腺拉钩牵开手术野，显影纱布垫保护切口。用中弯血管钳横行夹住肌肉，更换后 23 号刀或电刀切断、2–0 丝线结扎或电凝止血。长无齿镊、中弯血管钳夹提腹膜中段，23 号刀划一小口，中弯血管钳夹住腹膜切缘，组织剪剪开腹横肌筋膜及腹膜
5. 探查腹腔	用生理盐水洗手，准备中号深部拉钩，方止血垫保护切口，吸引器吸尽腹腔内液体，暴露腹腔
6. 切除子宫	
（1）标记右侧圆韧带并切断	调节手术床头低脚高位 15° ～ 30°，用腹腔深部拉钩、方钩、压肠板暴露子宫，长弯血管钳将子宫拉出；用长弯血管钳夹圆韧带，11 × 17 圆针、0 号丝线缝扎其远端（线不剪断），蚊式血管钳夹住线尾，0 号线缝扎近子宫端（剪去线尾），电刀或 23 号刀切断
（2）分离左、右侧阔韧带前叶	用长无齿镊、组织剪分离，血管钳处理阔韧带内血管，0 号丝线缝扎韧带，2–0 丝线结扎血管
（3）切开膀胱腹膜，切开阔韧带后叶	用长无齿镊、组织剪分离后腹膜，血管钳处理阔韧带后叶内血管，2–0 丝线缝扎
（4）切断右侧子宫血管并缝扎	用长弯血管钳钳夹子宫血管，再用长弯血管钳夹近子宫端，电刀切断，11 × 17 圆针、0 号丝线缝合，2–0 丝线结扎
（5）切断左侧子宫血管并缝扎	方法同右侧
（6）切断双侧髁韧带和主韧带	用直有齿血管钳钳夹右侧骶韧带和主韧带、23 号刀切断，11 × 17 圆针、0 号丝线缝合。同法处理对侧
（7）切断宫颈阴道穹窿处	用湿显影纱布围绕宫颈周围，23 号刀切断，组织钳钳夹穹窿处，用长弯夹持 0.5% 活力碘纱条塞于阴道内，将切下的子宫及接触宫颈的用物放于弯盘内。用 0.5% 活力碘棉球、盐水棉球消毒阴道残端，取出围绕宫颈的显影纱布
7. 缝合阴道残端	用长有齿镊、1–0 可吸收线缝合阴道残端
8. 冲洗切口，止血，关闭腹腔	用生理盐水冲洗，出血处用中弯血管钳钳夹、3–0 丝线缝扎。用短无齿镊，1–0 可吸收线连续缝合腹膜，间断缝合肌层，皮下脂肪组织，4–0 可吸收线皮内缝合

二、卵巢囊肿剔除术

（一）手术适应证

（1）卵巢非赘生性囊肿如滤泡囊肿、巧克力囊肿等。
（2）卵巢囊肿囊性肿瘤较小者。

（二）麻醉方式

全身麻醉。

（三）手术体位

仰卧位。

（四）术前准备

（1）患者准备：同子宫切除术。
（2）物品准备：子宫器械包、手术衣、孔巾、3–0 可吸收线、4–0 可吸收线、单极电刀线 1 根。

（五）手术方法及手术配合（表 3–3）

表 3–3　卵巢囊肿剔除术的手术方法及手术配合

手术方法	手术配合
1 ~ 5. 同腹式子宫切除术	同腹式子宫切除术
6. 暴露囊肿	调节手术床头低脚高位 15° ~ 30°，腹腔深部拉钩、压肠板牵开肠管，用止血钳或组织钳将囊肿牵出
7. 切开卵巢皮质	用长无齿镊、解剖剪分离卵巢囊肿与正常卵巢组织，囊肿周围用显影纱布围绕，3–0 丝线结扎或电凝止血
8. 剔除囊肿	蚊式血管钳钳夹切缘，手指钝性分离出囊肿，将囊肿完整剔除。电凝止血
9. 缝合卵巢，检查有无出血	用长无齿镊、3–0 可吸收线缝卵巢。干净湿显影纱布垫检查腹腔，3–0 丝线结扎出血点
10. 关闭腹腔	同腹式子宫切除术

三、卵巢癌细胞减灭术

（一）手术适应证

（1）晚期（Ⅱ ~ Ⅳ期）卵巢上皮性癌。

（2）不需要保留生育功能的晚期（Ⅱ～Ⅳ期）卵巢恶性生殖细胞肿瘤。
（3）Ⅱ～Ⅳ期卵巢交界性或低度潜在恶性上皮性肿瘤。
（4）Ⅱ～Ⅳ期卵巢低度或潜在恶性性索间质肿瘤。

（二）麻醉方式

全身麻醉。

（三）手术体位

仰卧位。

（四）术前准备

（1）患者准备：会阴备皮，术前3天消毒液擦洗阴道，术前晚灌肠。
（2）物品准备：妇科开腹器械包、手术衣、敷料大孔、干式传物钳、单极电刀线、1-0可吸收线1根。

（五）手术方法及手术配合（表3-4）

表3-4　卵巢癌细胞减灭术的手术方法及手术配合

手术方法	手术配合
1～5. 同腹式子宫切除术	同腹式子宫切除术
6. 切除全宫、双附件及肿块同腹式子宫切除术	同腹式子宫切除术
7. 沿胃大弯切除大网膜	用中弯血管钳分离、钳夹，组织剪剪断，2-0丝线结扎
8. 清扫淋巴结	
（1）于髂血管处分离输尿管	用长镊、直角钳、长解剖剪分离，用中弯血管钳夹持细纱条穿过牵开输尿管并用蚊式血管钳牵引
（2）分离、显露髂动脉	用长镊、长解剖剪分离
（3）从右向左或从左向右依次清扫髂内动脉、髂外动脉、髂总动脉、腹主动脉、闭孔周围淋巴结（同样方法清扫对侧）。最后清扫骶区淋巴结	用深部拉钩牵开显露手术野，胆囊钳夹取淋巴结，3-0丝线结扎，遇大血管用静脉拉钩牵开，将切除的淋巴结按顺序排列整齐，术前做好标示
9. 切除阑尾	阑尾切除术
10. 冲洗腹腔，彻底止血，放置腹腔引流管，缝合后腹膜	用无菌蒸馏水冲洗，电凝止血，用6×14圆针、3-0丝线缝合后腹膜
11. 关闭腹腔	同腹式子宫切除术

四、经阴道子宫切除术

（一）手术适应证

（1）子宫脱垂。
（2）经非手术治疗无效的功能失调性子宫出血。
（3）子宫良性肿瘤、无附件包块。
（4）年轻宫颈原位癌患者要求保留子宫。

（二）麻醉方式

全身麻醉。

（三）手术体位

膀胱截石位。

（四）术前准备

第一，患者准备：同上。

第二，物品准备：经阴道子宫切除器械包、手术衣、截石孔、双层大单、单极电刀线、1–0 可吸收线。

（五）手术方法及手术配合（表 3–5）

表 3–5　经阴道子宫切除术的手术方法及手术配合

手术方法	手术配合
1. 手术切口	阴道壁切口
2. 手术野皮肤消毒	1% 活力碘和 0.5% 活力碘消毒皮肤三次。消毒范围：耻骨联合、肛门周围及臀、大腿上 1/3 内侧、阴道
3. 铺无菌巾	臀下垫一无菌夹大，手术区四周铺无菌巾，双腿上各铺一无菌夹大，截石孔对准手术区铺开
4. 牵开小阴唇，显露手术野	用有齿镊、9×28 角针、2–0 丝线将小阴唇缝合于大阴唇外侧皮肤上，小“S”形拉钩拉开阴道后壁，宫颈组织钳夹持宫颈
5. 排空膀胱尿液，测定膀胱底部位置	金属导尿管排尿、定位，弯盘盛尿
6. 膀胱子宫颈交界下方的阴道黏膜做一横切口，并环形延长	递 23 号刀。在阴道前壁的膀胱沟下弧形切开阴道壁，组织剪剪开阴道壁 0.5 ～ 1 cm

续表

手术方法	手术配合
7. 分离阴道黏膜，将膀胱向上推开，显露膀胱宫颈韧带	用中弯血管钳提起阴道切口壁上缘，以剪刀分离膀胱宫颈间隙，推开膀胱直达膀胱子宫反折腹膜
8. 剪开阴道后壁分离直肠	用中弯血管钳牵拉宫颈后唇切开阴道穹窿，用中弯血管钳分离，直达直肠子宫凹反折腹膜
9. 切开缝扎宫骶韧带及主韧带（双侧）	用宫颈钳牵引宫颈暴露宫骶韧带，中弯血管钳夹、23 号刀切断。10 × 20 圆针、0 号丝线缝扎，再切断主韧带
10. 剪开宫颈韧带，显露膀胱腹膜反折	用组织剪剪开，1–0 丝线结扎，小“S”形拉钩牵开显露
11. 剪开腹膜，在腹膜中点做一标记	用组织钳提起腹膜、组织剪剪一小口，向两侧延长，7 × 17 圆针、3–0 丝线缝 1 针标记线、蚊式血管钳牵引末端
12. 剪开后穹窿，进入子宫直肠窝时剪开腹膜一小口并做一标记	用组织剪剪开小口，向两侧延长，用 7 × 17 圆针、3–0 丝线缝扎
13. 分离、切断子宫动脉和子宫静脉（双侧）	用齿直钳钳夹，子宫动脉和静脉 23 号刀切断，10 × 20 圆针、0 号丝线双重缝扎，保留缝扎
14. 分离、切断圆韧带（双侧）	用中弯血管钳分离，钳夹，23 号刀切断，10 × 20 圆针、0 号丝线缝扎
15. 切断子宫，缝合盆腔腹膜、阴道壁	长弯血管钳夹韧带，23 号刀切断，用弯盘接子宫，2–0 丝线缝合关闭盆腔，长有齿镊、1–0 可吸收线缝合残端
16. 填塞阴道，留置导尿管	用凡士林油纱卷填塞阴道，压迫止血，留置气囊尿管，0.5% 活力碘消毒阴道口

五、子宫颈癌根治术

（一）手术适应证

子宫颈癌Ⅰ ~ Ⅱ期的早期。

（二）麻醉方式

全身麻醉。

（三）手术体位

仰卧位。

（四）术前准备

（1）患者准备：同上。

（2）物品准备：妇科开腹器械包、子宫颈癌根治术特殊器械包、手术衣、敷料大孔、干式传物钳、单极电刀线1根、1-0可吸收线2根、4-0可吸收线1根。

（五）手术方法及手术配合（表3-6）

表3-6 子宫颈癌根治术的手术方法及手术配合

手术方法	手术配合
1～5. 同腹式子宫切除术	同腹式子宫切除术
6. 牵拉子宫角	腹部自动拉钩牵开，调节手术床头低脚高位15°～30°，2把长弯血管钳夹住子宫两侧圆韧带和输卵管，方止血垫压住肠管，拉出子宫
7. 剪开骨盆漏斗韧带	用长无齿镊、组织剪分离、剪开骨盆漏斗韧带，2-0丝线带线结扎
8. 夹住、切断、缝扎卵巢血管	用长无齿镊、血管钳、组织剪分离卵巢动静脉血管，2-0丝线结扎，6×14圆针、3-0丝线缝扎止血
9. 夹住、切断、缝扎圆韧带	用长无齿镊、血管钳、组织剪处理圆韧带，10×20圆针、0号丝线缝扎，2-0丝线结扎
10. 剪开阔韧带	用长无齿镊、组织剪分离，2-0丝线带线结扎和缝扎
11. 剪开膀胱腹膜反折，下推膀胱	组织剪弧形剪开，长纱布垫钝性分离，纱布垫压迫止血
12. 清扫盆腔淋巴结（双侧髂总淋巴结、髂外淋巴结、腹股沟深淋巴结、髂内淋巴结、闭孔淋巴结）	将切除各部淋巴结按照顺序妥善保管好，做好标记
13. 夹住、切断、缝扎子宫	动静脉，切除子宫用长无齿镊、血管钳、组织剪分离、钳夹，10×20圆针、0号丝线缝扎，2-0丝线结扎
14. 分离、切断膀胱、宫颈韧带前后叶	用长无齿镊、血管钳、组织剪分离膀胱上动脉和输尿管，2-0丝线带线结扎或缝扎，分离膀胱宫颈韧带前后叶，10×20圆针、0号丝线缝扎，2-0丝线结扎
15. 分离、切断骶骨韧带	用长无齿镊、有齿血管钳、23号刀实施分离与切开，10×20圆针、0号丝线缝扎，2-0丝线结扎
16. 分离、切断、缝扎宫颈主韧带	10×20圆针、0号丝线缝扎止血
17. 分离、切断阴道旁组织	用长无齿镊、胆囊钳分离，6×14圆针、2-0丝线缝扎，取出标本
18. 缝合阴道壁和盆腔腹膜	1-0可吸收线连续缝合，冲洗腹腔，放置引流管，清点器械
19. 关闭腹腔	同腹式子宫切除术

六、腹腔镜下子宫颈癌扩大根治术

（一）手术适应证

（1）Ⅰ～Ⅱ期子宫颈癌。
（2）Ⅱ期以内的子宫内膜癌。

（二）麻醉方式

全身麻醉。

（三）手术体位

膀胱截石头低臀高位。

（四）术前准备

（1）患者准备：同上。
（2）物品准备：妇科腹腔镜器械包、手术衣、孔巾、妇科腹腔镜设备、超声刀、电凝、1-0 可吸收线、取物袋、10 mL 注射器。

（五）手术方法及手术配合（表 3-7）

表 3-7　腹腔镜下子宫颈癌扩大根治术的手术方法及手术配合

手术方法	手术配合
1. 手术切口	脐缘上，右侧麦氏点处及两侧腹直肌后侧
2. 手术野皮肤消毒	上至剑突，下至大腿中下 1/3，两侧至腋中线
3. 建立人工气腹	2 把布巾钳提起脐部，插入气腹针，连接气腹管，建立人工气腹，压力设置 14 mmHg。脐缘下 11 号刀切开 1 cm 大小切口，10 cm 穿刺套管穿刺入腹腔，穿刺套管内置入腹腔镜镜头。在内镜监视下放置举宫器
4. 第 2 ～ 4 手术穿刺点	在内镜监视下，2 个 5 cm 穿刺套管穿刺两侧腹直肌后侧，10 cm 穿刺套管穿刺入右侧麦氏点
5. 探查腹盆腔	用腔镜镜头、器械环视、探查腹盆腔
6. 游离子宫、输尿管、膀胱，打开阔韧带	用腔镜分离钳牵开组织，超声刀切断组织
7. 盆腹腔淋巴结切除	用腔镜分离钳提拉，超声刀切断组织。取出淋巴结妥善保管，按照顺序摆放，做好标示
8. 广泛子宫切除，缝合残端	经阴道取出子宫标本，残端用 1-0 可吸收线缝合
9. 在内镜下检查盆腹腔	用分离钳检查，生理盐水冲洗并吸净，1-0 可吸收线缝合腹膜，重建盆底。放置引流管自左穿刺孔引出，9×28 角针、3-0 丝线缝扎固定管道
10. 退出腹腔镜器械，排尽腹腔内 CO_2	清点手术器械和物品数目，1-0 可吸收线缝合穿刺孔，9×28 角针、3-0 丝线缝皮
11. 缝合切口，覆盖切口	同腹式子宫切除术

七、乙状结肠代阴道成形术

（一）手术适应证

（1）先天性无阴道。

（2）年轻患者因恶性肿瘤切除阴道后阴道重建者。

（3）特殊须行变性手术者。

（二）麻醉方式

全身麻醉或联合麻醉。

（三）手术体位

膀胱截石位。

（四）术前准备

1. 患者准备

（1）肠道准备：术前行钡剂灌肠造影，了解乙状结肠的长、宽及游离度；手术前3天给患者无渣饮食，术前1天吃全流食，3天内口服甲硝唑，术前晚上12点以后禁食水，并清洁灌肠。常规行腹部、会阴部备皮，术晨进一步行清洁灌肠直至流出完全为清水，再用生理盐水做最后一次灌洗，术前插胃管，将胃内容物抽净并留置备术后胃肠减压用。

（2）会阴部准备：术前3天用0.5%活力碘擦洗外阴一天3～4次。

2. 用物准备

直肠包、阴式小件（金属导尿管）、手术衣、双层大单、截石孔、高频电刀、凡士林纱布、23号刀片、剖宫针、丝线（1、4、7号），3–0可吸收线、1–0可吸收线、截石位用物。

（五）手术方法及护理配合（表 3-8）

表 3-8　乙状结肠代阴道成形术的手术方法及手术配合

手术方法	手术配合
1. 手术野皮肤消毒	1% 碘伏消毒上至双侧乳头，下至大腿内上 1/3 及会阴部，两侧至腋中线，递 0.5% 碘伏消毒阴道
2. 常规开腹，探查腹腔及盆腔情况	递 23 号刀片切开皮肤，两块湿止血垫保护切口，电刀切开腹直肌前后鞘及腹膜，递腹部自动拉钩牵开，术者湿手探查腹腔
3. 游离左半结肠，确定拟移植的乙状结肠肠管 20 cm 左右，并予以游离、切断	游离乙状结肠系膜，递切缝器切断远端肠管，递两把肠钳夹闭近端肠管，电刀切断并用 0.5% 碘伏消毒
4. 将乙状结肠端端吻合	递吻合器端端吻合肠管，并用 6 × 14 圆针、1 号丝线加固止血
5. 处理切下的代阴道肠管	将此肠管逆时针转向 180° ，远端用 6 × 14 圆针、1 号丝线封闭，近端用 7 号丝线缝合并用无菌保护套包裹牵引
6. 分离尿道膀胱与直肠间的间隙，形成新的阴道腔穴	递电刀横向切开膀胱直肠陷窝腹膜长约 5 cm，将包裹的肠管线牵引一端由此腔穴往阴道外拉至外口。将乙状结肠外口与会阴皮肤用 1-0 可吸收线间断缝合固定保留线头，将凡士林纱卷填塞肠腔，用保留线头集束打结固定
7. 封闭盆腔腹膜	用 6 × 14 圆针、1 号丝线封闭盆腔腹膜，放置盆腔引流管
8. 关闭腹腔	清点器械，递 10 × 28 圆针、7 号线间断缝合腹直肌后鞘及腹膜，缝合前鞘，再次清点器械，递角针 1 号丝线缝皮

八、专科手术护理

（一）护理评估

（1）评估患者辅助检查阳性结果。

（2）评估手术方式及术前准备质量。

（3）预评估手术失血量及备血情况。

（4）评估患者肠道准备情况。

（5）评估患者对手术创伤、疾病转归的认知程度。

（6）评估患者精神状态。

（7）评估患者价值观。

（二）常见护理诊断 / 问题

（1）慢性疼痛：与脏器肿瘤侵蚀有关。

（2）排尿异常：与疾病累及膀胱、输尿管有关。

（3）有手术中体液丢失过多的潜在危险：与麻醉、手术创伤（肾周大血管多）有关。

（4）有皮肤完整性受损、神经损伤的危险：与手术体位有关。

（5）有水、电解质、酸碱平衡失调的危险：与术前肠道准备有关。

（6）有外科感染的危险：与手术污染有关。

（7）有精神困扰的危险：与手术创伤、疾病转归认知不足（怀疑性功能障碍）有关。

（8）有自尊紊乱的危险：与感觉性功能障碍悲哀有关。

（9）有性功能障碍的危险：与手术创伤有关。

（三）护理措施

（1）心理护理及卫生宣教：针对患者的精神状态、认知程度、人生观、价值观耐心做好心理护理及卫生宣教。护理中注意保护患者隐私，手术中不针对患者手术窃窃私语，以免造成患者心理负担。对已婚女性，更要让患者家属（特别是丈夫）了解疾病的发生发展过程，面对现实，让家属理解患者，与患者一起战胜疾病。

（2）膀胱截石位妇科手术的手术野皮肤消毒：应包括会阴部及大腿，便于手术开始前在手术台上置留置导尿管。置留置导尿管过程中注意无菌操作。

（3）妇科手术体位护理：①仰卧位手术体位，仰卧位体位遵循人体轴线及正常生理弯曲原则，双手臂外展 90°，略高于身体水平线，双腿略微分开；②膀胱截石体位护理，使患者臀部置于手术床背板边缘，双腿置于托腿架上，托腿架高于手术床平面的高度约为患者股骨长度，两腿外展，夹角不超过 135°（在患者清醒状态下，根据术者感觉调至合适高度），腿部用约束带固定，切不可在麻醉后强行将两腿外展至最大，根据肩挡板安置原则安置双侧肩挡板，双侧手臂约束于托手板上或身体两侧，调节手术床后倾 10° ~ 15°。

（4）膀胱截石位手术会阴部冲洗护理：会阴部手术的手术野皮肤消毒前，须对会阴部进行初步清洁消毒，即会阴冲洗，先用稀释抑菌型洗手液（20 倍水稀释）100 mL 擦洗，然后用无菌生理盐水 300 mL 冲净，再用 0.1% 活力碘溶液 200 mL 擦洗会阴部及阴道。

（5）打开腹膜前记录负压吸引储液袋液体量，吸净腹腔腹水后再记录储液袋液体量，准确计算出患者腹水量。并留取腹水标本，以备做辅助检查。

（6）小便护理：于患者手术开始前放空留置导尿储尿袋尿液，术中密切观察，尤其要注意小便颜色，发现血尿即刻提醒手术者，引起重视，辨别血尿原因。

（7）保持术中循环稳定：术中严密观察患者的病情变化、手术进程，结合患者病情变化准确执行医嘱，术中发生大出血时，进行快速输液、输血等抢救工作，维持手术患者组织灌注充分。

（8）预防手术部位感染发生：严格执行沾染手术技术规范。

第三节　计划生育手术

一、输卵管吻合术

（一）手术适应证

（1）各种绝育术后因子女夭折、夫妻离异后再婚或其他种种因素希望再生育。

（2）育龄期妇女，最好在40岁以下。

（3）月经规律，卵巢功能正常。

（4）身体健康，无严重的心、肝、肾或高血压等不宜妊娠的疾病。

（二）麻醉方式

全身麻醉。

（三）手术体位

仰卧位。

（四）术前准备

（1）患者准备：术前输卵管碘油造影，月经干净3 ~ 7天，阴道擦洗。

（2）物品准备：输卵管再通器械、手术衣、孔巾、单极电刀线、6–0尼龙线、4–0可吸收线、亚甲蓝、注射器、显微器械、硬膜外导管。

（五）手术方法及手术配合（表 3-9）

表 3-9　输卵管吻合术的手术方法及手术配合

手术方法	手术配合
1 ～ 4. 同腹式子宫切除术	同腹式子宫切除术
5. 探查腹腔	术者用盐水洗手，进行探查，腹腔深部拉钩，牵开术野，吸引器吸尽腹腔内液体，2 块方止血垫保护切口
6. 检查输卵管阻塞部位	注射器抽吸 10 mL 亚甲蓝，用静脉切口针头或细塑料管头，从输卵管伞部注入，确定堵塞部位，子宫峡部用手捏住
7. 分别将单侧输卵管牵引到切口外	用无损伤阑尾钳同定输卵管近远两端
8. 切除输卵管瘢痕	注射器抽吸生理盐水 10 mL，5 号针头自瘢痕处浆膜层注入盐水，分离浆膜与管芯。用显微剪切除瘢痕，电凝止血
9. 放入支架	用蚊式血管钳将硬膜外导管置入管芯
10. 输卵管行端端吻合	用显微器械、6-0 尼龙线，输卵管行端端吻合，吻合完毕检查吻合是否完整，并注入地塞米松生理盐水预防管腔粘连
11. 清理腹腔，关闭腹腔	同腹式子宫切除术

二、输卵管造口术

（一）手术适应证

输卵管伞端或壶腹阻塞引起不孕而近端正常。

（二）麻醉方式

全身麻醉。

（三）手术体位

仰卧位。

（四）术前准备

（1）患者准备：月经干净 3 ～ 7 天，术前行阴道擦洗。

（2）物品准备：输卵管再通器械、显微器械、手术衣、大孔、单极电刀线、6-0 尼龙线、5-0 或 6-0 可吸收线、4-0 可吸收线、亚甲蓝、注射器。

（五）手术方法及手术配合（表 3-10）

表 3-10　输卵管造口术的手术方法及手术配合

手术方法	手术配合
1 ~ 6. 同输卵管吻合术	同输卵管吻合术
7. 输卵管造口	
（1）输卵管伞部造口	用 11 号刀在输卵管伞端闭锁处切“+”字形，显微剪刀剪开周围，电凝止血。用注射器抽取亚甲蓝液 10 mL 自伞端注入，观察通畅情况。将伞端黏膜瓣外翻，用 6–0 尼龙线间断缝合在输卵管浆膜层上
（2）输卵管壶腹部造口	用 11 号刀在输卵管壶腹切开，眼科剪分离远端浆膜，盲端做环切，输卵管黏膜“袖口”状外翻与浆膜用 6–0 尼龙线间断缝合
8. 冲洗切口，检查有无残余血块或出血点	用盐水冲洗切口，长无齿镊夹持湿显影纱布垫擦拭检查，电凝止血
9. 关闭腹腔	同腹式子宫切除术

三、腹腔镜下异位妊娠手术

（一）手术适应证

（1）流产型异位妊娠。
（2）异位妊娠破裂。
（3）陈旧性异位妊娠。
（4）诊断性应用。

（二）麻醉方式

全身麻醉。

（三）手术体位

膀胱截石头低臀高位。

（四）术前准备

（1）患者准备：留置尿管，休克患者做好备血准备。
（2）物品准备：妇科器械包、腹腔镜器械、手术衣、孔巾、超声刀、双极电凝、取物袋。

（五）手术方法及手术配合（表 3-11）

表 3-11　腹腔镜下异位妊娠手术的手术方法及手术配合

手术方法	手术配合
1 ~ 2. 同腹腔镜下子宫颈癌扩大根治术	同腹腔镜下子宫颈癌扩大根治术
3. 准备腹腔镜物品	连接、检查、调节腹腔镜摄像、光源、二氧化碳气腹、冲洗吸引、电切割系统，连接、测试超声刀系统
4. 建立人工气腹	
（1）气腹针呈 80° 左右插入腹腔内，注入 CO_2	用气腹针插入，连接二氧化碳气体输入管，注入 CO_2 气体。手术床调整为头低脚高位，气腹机调为高流量，压力为 1.73 ~ 1.87 kPa（13 ~ 14 mmHg）
（2）10 mm 穿刺套管呈 80° 插入，放置腹腔镜镜头进行观察	取回气腹针，用 10 mm 穿刺套管插入，取回大布巾钳，用腹腔镜镜头，连接光源进行观察
5. 在内镜监视下做第 2、3、4 个手术切口，置入穿刺套管，做相应器械操作通道	用 11 号刀切开，分别用 5 mm、10 mm 穿刺套管
6. 吸尽盆腔内积血，切除或修补病变输卵管	用腔镜吸头、手术器械予术者探查盆腔。待术者决定手术方式后，用相应的腔镜器械：双极电凝、超声刀等。用毕的器械及时收回并擦净。切除下的标本妥善保管
7. 冲洗盆腔，排尽腹腔内 CO_2 气体，退出穿刺套管	清点手术器械和物品数目。取回腹腔镜、手术器械及穿刺套管
8. 缝合切口，覆盖切口	用 1% 活力碘棉球消毒皮肤，有齿镊、9 × 28 角针、3-0 丝线缝合皮肤，敷贴覆盖切口

第四章　正常妊娠期的护理

第一节　妊娠生理

妊娠是胚胎和胎儿在母体内发育成长的过程。妊娠开始于成熟卵子的受精，终止于胎儿及其附属物自母体排出。妊娠全过程平均约 38 周（266 天），是变化极其复杂，又非常协调的生理过程。

一、受精及受精卵发育、输送与着床

（一）受精

成熟精子和卵子结合的过程称为受精。精子进入阴道后，经宫颈管来到子宫腔及输卵管腔，被生殖道分泌物中的 α 、β 淀粉酶水解，从而降低了精子顶体膜的稳定性，使精子具备受精能力，此过程称精子获能，需 7 小时左右。当获能精子与成熟卵子在输卵管壶腹部与峡部连接处相遇时，精子头部顶体外膜与精细胞膜破裂，释放出顶体酶，溶解卵子外围的放射冠和透明带，此过程称顶体反应。精子穿过放射冠和透明带，与卵子表面接触，开始受精，此时卵子释放溶酶体酶，改变透明带结构，阻止其他精子进入透明带，此过程称透明带反应。透明带反应保证了人类单卵子受精。精子进入卵子后，卵原核与精原核融合，形成受精卵或称孕卵，新生命诞生，受精结束。受精一般发生在排卵后 12 小时内，整个过程约需 24 小时。

（二）受精卵的发育与输送

受精卵进行有丝分裂的同时，在输卵管蠕动和输卵管上皮纤毛的推动下向子宫腔移行，约于受精后 72 小时分裂为 16 个细胞的实心细胞团，称桑葚胚，随即形成早期胚泡。受精后第 4 天早期胚泡进入子宫腔，继续分裂发育，形成晚期胚泡。

（三）着床

晚期胚泡逐渐埋入子宫内膜的过程，称受精卵着床或称受精卵植入。着床时间在受精后 6 ~ 7 天开始，11 ~ 12 天结束，着床部位多在子宫体上部的前壁、后壁、侧壁，须经过定位、黏附和穿透三个过程。子宫有一个极短的敏感期允许晚期胚泡着床，其着床必须

具备以下条件：①透明带消失；②晚期胚泡分化出合体滋养细胞；③晚期胚泡和子宫内膜同步发育并相互协调；④孕妇体内有足够的黄体酮。此外，受精卵产生的早孕因子能抑制母体淋巴细胞活性，防止晚期胚泡被母体排斥，有利于受精卵着床。

（四）蜕膜的形成

受精卵着床后，子宫内膜细胞迅速增大变成蜕膜细胞，产生蜕膜样变，妊娠的子宫内膜即为蜕膜。据蜕膜与晚期胚泡的位置关系，将蜕膜分成三部分。

底蜕膜：与晚期胚泡极滋养层接触的蜕膜，将来发育成胎盘的母体部分。

包蜕膜：覆盖在晚期胚泡表面的蜕膜，随晚期胚泡发育逐渐突向子宫腔，于妊娠 14 ~ 16 周时与真蜕膜贴近、融合，子宫腔消失。

真蜕膜：除底蜕膜及包蜕膜以外，覆盖子宫腔其他部分的蜕膜。

二、胎儿的发育及生理特点

受精后 8 周内形成的人胚称为胚胎，这个时期是主要器官结构分化时期；受精后 9 周起称为胎儿，是各器官进一步发育并逐渐成熟的时期。临床上，通常以孕妇末次月经第 1 天作为妊娠的开始，全过程约 280 天，以 4 周(28 天)为一个孕龄单位来描述胎儿的发育，特征大致如下：

8 周末：初具人形，头大，能分辨出眼、耳、鼻、口。心脏已形成，B 型超声可见心脏搏动，各器官正分化发育，易受外界不良刺激影响而导致畸形。

12 周末：胎儿身长约 9 cm，体重约 14 g。外生殖器已发育。

16 周末：胎儿身长约 16 cm，体重约 110 g。从外生殖器可辨认胎儿性别。头皮长出毛发，开始出现呼吸运动。皮肤菲薄呈深红色，无皮下脂肪。部分经产妇已能自觉胎动。

20 周末：胎儿身长约 25 cm，体重约 320 g。听诊器检查能听到胎心音。皮肤暗红，全身覆盖毳毛，出生后有心跳、呼吸，能吞咽、排尿。

24 周末：胎儿身长约 30 cm，体重约 630 g。皮下脂肪开始沉积，皮肤仍呈皱缩状，出现眉毛。

28周末：胎儿身长约35 cm，体重约1 000 g。皮下脂肪不多，皮肤粉红，眼睛半睁开，四肢活动好，有呼吸运动，出生后易患特发性呼吸窘迫综合征，加强护理可存活。

32 周末：胎儿身长约 40 cm，体重约 1 700 g。皮肤深红，面部毳毛已脱落。出生后注意护理能存活。

36 周末：胎儿身长约 45 cm，体重约 2 500 g。皮下脂肪较多，毳毛明显减少，面部皱褶消失。指(趾)甲已达指(趾)端。出生后能啼哭及吸吮，生命力良好。出生后基本能存活。

40 周末：胎儿身长约 50 cm，体重约 3 400 g。成熟，体形外观丰满，皮肤粉红色，皮下脂肪多，男性睾丸已降至阴囊内，女性大、小阴唇发育良好。出生后哭声响亮，吸吮力强，能很好地存活。

临床上常用新生儿身长推算胎儿孕龄。公式为：妊娠前 5 个月的胎儿身长（cm）= 妊娠月数的平方；妊娠后 5 个月的胎儿身长（cm）= 妊娠月数 ×5。

三、胎儿附属物的形成与功能

胎儿附属物是指胎儿以外的组织，包括胎盘、胎膜、脐带和羊水四部分。

（一）胎盘

1. 胎盘的构成

胎盘是母体与胎儿间进行物质交换的器官。足月胎盘呈盘状，多为圆形或椭圆形，重 450 ~ 650 g，直径 16 ~ 20cm，厚 1 ~ 3 cm，中央厚，边缘薄。胎盘分胎儿面和母体面。胎儿面上覆羊膜，灰蓝色，光滑半透明，中央或稍偏处有脐带附着；母体面呈暗红色，表面粗糙，有 20 个左右胎盘小叶。

胎盘是母儿唯一的结合体，由羊膜、叶状绒毛膜和底蜕膜三部分构成。

（1）羊膜

羊膜构成胎盘的胎儿部分，位于胎盘最内层。羊膜为半透明薄膜，光滑，无血管、神经及淋巴，具有一定的弹性。羊水在此进行交换。

（2）叶状绒毛膜

叶状绒毛膜构成胎盘的胎儿部分，是胎盘的主要结构。晚期胚泡着床后，滋养层细胞迅速分裂增殖并形成许多不规则突起，与胚外中胚层共同组成绒毛膜。在胚胎早期，整个胚胎表面的绒毛发育均匀，随胚胎长大，与底蜕膜相接触的绒毛因营养丰富不断分支，发育良好，称为叶状绒毛膜；其他绒毛因远离底蜕膜缺乏血液供应而萎缩、退化，形成平滑绒毛膜。绒毛上的合体滋养细胞溶解周围的蜕膜形成绒毛间隙，大部分叶状绒毛膜悬浮于绒毛间隙中，称为游离绒毛；长入底蜕膜中的绒毛称为固定绒毛。

绒毛的形成经历一级绒毛、二级绒毛、三级绒毛三个阶段，受精后第 2 ~ 3 周是绒毛发育分化最旺盛的时期，约在受精后第 3 周末，绒毛内血管形成，与胚胎血管相连接，胎儿—胎盘循环建立。

（3）底蜕膜

底蜕膜构成胎盘的母体部分。底蜕膜表面上覆固定绒毛的滋养层细胞，其与底蜕膜共同形成绒毛间隙的底，称为蜕膜板。此板向绒毛膜伸出分隔称蜕膜间隔，将胎盘母体面分成肉眼可见的 20 个左右胎盘小叶，该间隔不超过胎盘厚度的 2/3，故绒毛间隙是相通的。

2. 胎盘的血液循环

底蜕膜的螺旋小动脉与螺旋小静脉均开口于绒毛间隙，螺旋小动脉因血液压力高，将含氧丰富的新鲜母血注入绒毛间隙，故绒毛间隙充满母血；胎儿血经脐动脉输入绒毛毛细血管，在此胎血与绒毛间隙的母血进行 O_2 与 CO_2、营养与废物的交换，交换后的胎血经脐静脉输送回胎儿体内，交换后的母血经螺旋小静脉回流入母体血液循环。可见，胎儿血液经脐动脉流至绒毛毛细血管，与绒毛间隙中的母血进行物质交换后，再经脐静脉返回胎儿体内。母血经底蜕膜螺旋小动脉流向绒毛间隙，经物质交换后再经螺旋小静脉返回母体内。母儿间物质交换是隔着绒毛毛细血管壁、绒毛间质及绒毛表面细胞层来进行的，胎儿血和母血是不相通的。

3. 胎盘的功能

胎盘有极复杂的功能，是维持胎儿发育的重要器官，其功能包括气体交换、供应营养物质、排出胎儿代谢产物、防御功能以及合成功能等。

（1）气体交换

O_2 是维持胎儿生命的重要物质。母儿间 O_2、CO_2 在胎盘以简单扩散方式交换。如孕妇合并心脏病、严重贫血，母血 PO_2 明显降低，胎儿容易缺氧。

（2）供应营养物质

胎儿发育必需的三大营养物质均在胎盘进行交换。胎儿的葡萄糖均来自母体，是胎儿代谢的主要能源，以易化扩散方式通过胎盘；胎血氨基酸浓度高于母血的，氨基酸以主动运输方式通过胎盘；脂肪酸能较快地以简单扩散方式通过胎盘。

（3）排出胎儿代谢产物

胎儿代谢产物如尿素、尿酸、肌酐、肌酸等，经胎盘送入母血，再由母体排出体外。

（4）防御功能

防御功能即胎盘屏障作用，胎盘能阻止母血中某些有害物质进入胎血中，起到一定的保护作用，但作用很有限。各种病毒如流感病毒、风疹病毒、巨细胞病毒等，均可通过胎盘，导致胎儿畸形甚至死亡。许多分子量小、脂溶性大的药物可通过胎盘，有些药物对胚胎及胎儿有毒性作用，可致胎儿畸形、流产等，故孕妇应慎重用药。母血中的抗体（如 IgG）能通过胎盘，使胎儿在出生后即获得免疫力。

（5）合成功能

胎盘能合成多种激素和酶，包括人绒毛膜促性腺激素、人胎盘生乳素、雌激素、孕激素、酶等。

①人绒毛膜促性腺激素（HCG）

由合体滋养细胞合成，受精后第 6 天开始分泌，约 2 天增长一倍。约在受精后第 10 天，用放射免疫分析法（RIA）可在血清中测出 β-HCG，成为诊断早孕的最敏感方法。至妊娠 8 ~ 10 周达高峰，为 50 000 ~ 100 000U/L，持续 10 天左右后迅速下降，低水平持续至分娩，产后 2 周消失。

HCG 的主要功能有：促进月经黄体转化成妊娠黄体，维持早期妊娠；促进雌激素、孕激素合成；抑制淋巴细胞的刺激作用，避免胚胎被母体淋巴细胞攻击等。

②人胎盘生乳素（HPL）

由合体滋养细胞合成，最早于妊娠 5 ~ 6 周，用放射免疫分析法于血浆中可测出，HPL 随妊娠进展逐渐增加，至妊娠 34 ~ 36 周达高峰，并维持到分娩。产后迅速下降，产后 7 小时即不能测出。

HPL 的主要功能有：促进乳腺腺泡发育，为产后泌乳做准备；促进胰岛素合成，促进葡萄糖运送给胎儿，利于胎儿发育；抑制母体对胎儿的排斥作用。故人胎盘生乳素是胎儿发育的“代谢调节因子”。

③雌激素、孕激素

妊娠早期，雌激素、孕激素由妊娠黄体产生，妊娠 8 ~ 10 周后，由胎盘合成。两者含量均随妊娠进展逐渐增高，雌激素、孕激素主要的生理作用为共同参与妊娠期母体各器官系统的生理变化，维持妊娠。

④酶

胎盘可合成多种酶，如缩宫素酶、耐热性碱性磷酸酶等，其生物学意义尚不十分明了，缩宫素酶能灭活缩宫素，起到维持妊娠的作用。临床上动态测其数值，可作为胎盘功能检查的一项指标。

（二）胎膜

胎膜由绒毛膜和羊膜两部分组成。外层为绒毛膜，妊娠晚期与羊膜轻贴，能与羊膜分开。内层为羊膜，与覆盖胎盘、脐带的羊膜层相连。羊膜为无血管膜，能转运溶质和水，以维持羊水的平衡；胎膜有含大量花生四烯酸（前列腺素的前体物质）的磷脂，有一定发动分娩的作用。

（三）脐带

脐带是连接胎儿与胎盘的条索状组织，一端连于胎儿腹壁，另一端附着于胎盘，胚胎及胎儿借助脐带悬浮于羊水中。妊娠足月胎儿的脐带长 30 ~ 70 cm，平均约 55 cm，脐带长度大于 80 cm为脐带过长，小于 30 cm为脐带过短，脐带内有一条脐静脉和两条脐动脉，血管周围的胶样组织（华通胶）有保护脐血管的作用。脐带是母体及胎儿进行物质交换的唯一通道，若脐带受压，可导致胎儿急性缺氧，甚至危及生命。

（四）羊水

羊水是充满在羊膜腔内的液体。

1. 羊水的来源与吸收

在妊娠早期，羊水主要是来自母体血清的透析液；妊娠中期以后，胎儿尿液成为羊水的主要来源之一。羊水又不断被羊膜吸收（约 50%）和胎儿吞饮，使羊水量保持一种动态平衡。

2. 羊水量、性状及成分

羊水量随妊娠进展不断增加，妊娠 38 周约 1 000 mL，此后羊水量逐渐减少，妊娠 40 周约 800 mL。妊娠任何时期羊水量大于 2 000 mL 为羊水过多，妊娠晚期小于 300 mL 为羊水过少。过期妊娠羊水量明显减少。

妊娠足月时，羊水pH值约为7.20，比重为1.007 ~ 1.025，内含水、无机盐及有机物。妊娠早期羊水为无色澄清液体，足月时略浑浊，内含胎脂、胎儿脱落上皮细胞、毳毛、毛发、少量白细胞、白蛋白、尿酸盐等。羊水中含大量激素和酶，通过羊膜腔穿刺抽吸羊水进行染色体分析或测量羊水中所含的激素和酶，可帮助诊断先天性畸形与遗传性代谢性疾病。

3. 羊水的功能

（1）保护胎儿

羊水为胎儿提供活动空间，避免胎儿受到挤压，防止胎体畸形及胎肢粘连；防止胎儿直接受到损伤；保持羊膜腔内恒温；适量羊水可避免脐带受压迫，羊水过少易致脐带受压；临产后，羊水使宫缩压力均匀分布，避免胎儿局部受压。

（2）保护母体

羊水可减少胎动不适感；临产后，前羊水囊促使宫口扩张；破膜后，羊水可润滑和冲洗阴道，减少疼痛感与感染机会。

第二节　妊娠期母体变化

妊娠期在胎盘激素和神经、内分泌系统的作用下，母体全身各系统发生了一系列适应性、生理性的变化，以适应与满足胎儿生长发育，同时为分娩、哺乳做好准备。熟悉妊娠期的母体变化，有助于护理人员帮助孕妇了解妊娠期的常见生理症状及其护理措施，减轻孕妇焦虑，帮助孕妇识别潜在的或现存的病理变化，有助于做好孕期保健工作。

一、生理变化

（一）生殖系统

1. 子宫

（1）子宫体

子宫体明显增大变软，呈纵椭圆形。子宫大小由非孕时（7 ~ 8）cm×（4 ~ 5）cm×（2 ~ 3）cm 增大至妊娠足月时约 35 cm×25 cm×22 cm。妊娠早期子宫略增大，呈球形且不对称（着床部位明显突出），妊娠 12 周后，子宫均匀增大超出盆腔，耻骨联合上方可触及子宫底。妊娠晚期，由于盆腔左侧有乙状结肠占据，子宫略右旋。

子宫腔容量由非孕时约 5 mL 增加至足月妊娠时约 5 000 mL，增加了约 1 000 倍；子宫重量由非孕时约 50 g 增加至足月妊娠时约 1 000 g，增加了约 20 倍，子宫各部增长速度不同，妊娠后期子宫底增长速度最快。子宫体部肌纤维最多，其次是子宫下段，子宫颈最少，这是分娩时宫缩力量向下依次递减的物质基础，可促使胎儿娩出。

从妊娠 12 ~ 14 周起，子宫开始出现稀发、不规则、不对称的无痛性收缩，这种无痛性宫缩称为Braxton Hicks收缩。尽管收缩随妊娠加强，因宫缩时子宫腔内压力通常为5 ~ 25 mmHg，持续时间不足 30 秒，故无疼痛感觉。

妊娠足月时，子宫血流量达 450 ~ 650 mL/ 分钟，为非孕时的 4 ~ 6 倍，子宫动脉变直，以适应胎盘血流量增加的需要，宫缩时子宫肌挤压血管，子宫血流量明显减少。

（2）子宫峡部

子宫峡部变长、变软。子宫峡部是子宫体与子宫颈之间最狭窄部位。妊娠 10 周左右明显变软；非孕时长约 1 cm，妊娠后逐渐伸展并拉长变薄，临产时可达 7 ~ 10 cm，扩展成子宫腔的一部分，此时称为子宫下段。

（3）子宫颈

简称宫颈，在性激素作用下，子宫颈黏膜充血、水肿、肥大、呈紫蓝色，质软。子宫颈黏液增多，形成黏液栓，有一定的阻止病原体入侵的作用。

2. 卵巢

卵巢略增大，停止排卵。一侧卵巢见妊娠黄体，于妊娠 6 ~ 7 周前产生雌激素、孕激素以维持早期妊娠。妊娠 8 ~ 10 周胎盘取代其功能，妊娠黄体开始萎缩。

3. 输卵管

输卵管伸长，肌层不增厚。

4. 阴道

阴道黏膜充血、水肿，呈紫蓝色，变软；皱襞增多，伸展性增加。阴道分泌物增多，呈白色糊状。阴道上皮细胞增生，糖原丰富，乳酸含量增多，pH 值降低，可抑制致病菌生长，有利于防止感染，但孕妇易患外阴阴道假丝酵母菌病。

5. 外阴

外阴皮肤增厚，大、小阴唇色素沉着，大阴唇组织松软，伸展性增加，会阴厚而软，弹性增加。

（二）乳房

妊娠期间胎盘分泌大量雌激素、孕激素，雌激素刺激乳腺腺管发育，孕激素刺激乳腺腺泡发育。同时，在体内催乳素、人胎盘生乳素、胰岛素、皮质醇、甲状腺激素等的共同作用下，乳房增大、充血，乳头、乳晕着色，乳头易勃起，乳晕皮脂腺肥大，形成散在的褐色结节，称为蒙氏结节。孕妇自觉乳房发胀，偶有触痛及麻刺感。乳房增大为泌乳做好了准备，但妊娠期间并无乳汁分泌，可能与大量雌激素、孕激素抑制乳汁生成有关。仅在临近分娩时挤压乳房，有少量淡黄色稀薄液体溢出，称为初乳。乳汁的正式分泌是在产后新生儿吸吮乳头时。

（三）血液系统

1. 血容量

血容量自妊娠 6 ~ 8 周起增加，妊娠 32 ~ 34 周达高峰，增加 40% ~ 45%，平均增加约 1 450 mL，维持此水平至分娩。其中血浆平均增加约 1 000 mL，红细胞平均增加约 450 mL，血浆增加多于红细胞的增加，故血液稀释，孕妇出现生理性贫血。

2. 血液成分

（1）红细胞

由于血液稀释，红细胞计数约为 3.6×10^{12}/L（非孕妇女约为 4.2×10^{12}/L），血红蛋白值约为 110 g/L（非孕妇女约为 130 g/L），血细胞比容 0.31 ~ 0.34（非孕妇女为 0.38 ~ 0.47）。孕妇容易缺铁，应在妊娠中、晚期开始补充铁剂，以预防贫血。

（2）白细胞

白细胞在妊娠 30 周达高峰，为（5 ~ 12）$\times 10^9$/L，有时可达 15×10^9/L（非孕妇女为（5 ~ 8）$\times 10^9$/L），主要为中性粒细胞增多。

（3）凝血因子

孕妇血液呈高凝状态，因凝血因子Ⅱ、Ⅴ、Ⅶ、Ⅷ、Ⅸ、Ⅹ均增加，仅凝血因子Ⅺ、Ⅻ降低，有利于减少产后出血。血小板数无明显改变。

（4）血浆蛋白

妊娠早期血浆蛋白开始降低，至妊娠中期血浆蛋白为 60 ~ 65 g/L，主要是白蛋白减少。

（四）循环系统

1. 心脏

因膈肌升高，心脏向左上前方移位，故心尖搏动左移 1 ~ 2 cm，心浊音界稍扩大。心脏容量至妊娠末期约增加 10%，妊娠晚期心率在休息时增加 10 ~ 15 次 / 分钟。由于血流量增加、流速加快以及心脏移位使血管扭曲，多数孕妇心尖区可闻及Ⅰ ~ Ⅱ级柔和吹风样收缩期杂音，产后逐渐消失。

2. 心搏出量

心搏出量自妊娠 10 周起增加，妊娠 32 ~ 34 周达高峰，持续至分娩。分娩时，尤其是在第二产程中，心搏出量显著增加。心搏出量的增加对胎儿生长发育至关重要。

3. 血压

妊娠早、中期血压偏低，妊娠晚期血压轻度升高。脉压稍增大。孕妇血压受体位影响，坐位稍高于仰卧位。

妊娠主要影响下肢静脉血压。妊娠期由于盆腔血液回流到下腔静脉的血量增加，增大的子宫压迫下腔静脉使血液回流受阻，从而使下肢、外阴及直肠静脉血压增高，加之妊娠期静脉壁扩张，孕妇容易发生下肢水肿、下肢与外阴静脉曲张、痔疮等。若孕妇长时间仰卧，子宫压迫下腔静脉，可导致回心血量减少、心搏出量降低、血压下降，称仰卧位低血压综合征。侧卧位能缓解子宫压迫，改善静脉血液回流。

（五）呼吸系统

妊娠期胸廓横径及前后径加宽使周径加大，肺通气量约增加 40%，有利于供给孕妇及胎儿所需的氧，以满足孕妇耗氧量增加之需。呼吸次数在妊娠期变化不大，不超过 20 次 / 分钟，但呼吸较深。妊娠晚期以胸式呼吸为主。妊娠期上呼吸道黏膜轻度充血、水肿，易发生上呼吸道感染。

（六）消化系统

由于妊娠期大量雌激素影响：齿龈充血、水肿、肥厚，易出血；胃肠道平滑肌张力降低，贲门括约肌松弛，胃内酸性内容物可反流至食管，产生“烧灼感”；胃排空时间延长，加上胃酸及胃蛋白酶分泌减少，易出现上腹部饱胀感；肠蠕动减弱，易出现便秘、痔疮或使原有痔疮加重。妊娠期胆囊排空时间延长，胆道平滑肌松弛，胆汁稍黏稠使胆汁淤积，容易诱发胆囊炎及胆石症。

（七）泌尿系统

妊娠期肾血浆流量（RPF）及肾小球滤过率（GFR）均增加，RPF 约增加 35%，GFR 约增加 50%，以适应妊娠期增多的代谢产物的排出，因此，肾脏负担加重。由于 GFR 增加，肾小管对葡萄糖重吸收能力没有相应增加，约 15% 孕妇饭后出现生理性糖尿。RPF 与 GFR 均受体位影响，孕妇仰卧位时尿量增加，故夜尿量多于日尿量。

受孕激素影响，泌尿系统平滑肌张力降低，肾盂及输尿管轻度扩张，因而输尿管增粗，蠕动减弱，尿流缓慢，可致肾盂积水，易患急性肾盂肾炎，以右侧居多，因右旋子宫压迫右侧输尿管而致，左侧卧位可预防。

妊娠早期，增大子宫压迫膀胱，孕妇出现尿频，妊娠 12 周后子宫增大超出盆腔，尿频症状消失；妊娠晚期随胎先露下降至盆腔，孕妇尿频再次出现，产后消失。

（八）内分泌系统

妊娠期腺垂体稍增大，促性腺激素在大量雌激素、孕激素的负反馈作用下分泌减少，故妊娠期间卵巢内的卵泡不再发育成熟，也无排卵。催乳素（PRL）随妊娠进展分泌逐渐增多，可促进乳腺发育。促肾上腺皮质激素、甲状腺素分泌增多，但因游离型的促肾上腺皮质激素及甲状腺素含量不高，故孕妇没有肾上腺皮质功能亢进症、甲状腺功能亢进症的表现。

（九）其他

1. 体重

妊娠早期体重无明显变化，妊娠 13 周起每周增加约 350 g，妊娠晚期每周增加不超过 500 g，整个妊娠期体重增加约 12.5 kg，包括胎儿、胎盘、羊水、子宫、乳房、血液等。

2. 皮肤

孕妇黑色素增加，使孕妇面颊、乳头、乳晕、腹白线、外阴等处出现色素沉着，面部呈蝶状褐色斑，称为妊娠黄褐斑，于产后自行消退。随妊娠子宫的逐渐增大，孕妇腹壁皮肤张力加大，使皮肤的弹力纤维断裂，呈大量紫色或淡红色妊娠纹，见于初产妇，产后呈银白色。

3. 矿物质代谢

胎儿生长发育需要大量钙、磷、铁。钙、磷大部分在妊娠最后 2 个月内积累，因此至少应于妊娠最后三个月补充维生素 D 及钙。孕妇储存铁量不足，须补充铁剂，否则易致缺铁性贫血，一般于妊娠 16 周起开始补充。

二、心理 - 社会变化

妊娠是一种自然的生理现象，但对女性而言，仍是一生中最重要和最具挑战的事情，是家庭生活的转折点，会改变原有的生活状态，因此随妊娠的进展，孕妇及其家庭成员会产生不同的压力和焦虑，在心理及社会方面需要重新适应和调整。妊娠期良好的心理适应有助于产后亲子关系的建立及母亲角色的完善。

了解妊娠期孕妇的心理变化，使孕妇及其家庭成员能自主适应，迎接新生命的来临。孕妇常见的心理反应如下：

（一）惊讶和震惊

在怀孕初期，不管是否为计划妊娠，几乎所有的孕妇都会产生惊讶和震惊的反应。

（二）矛盾心理

矛盾心理尤其以计划外妊娠的孕妇多见。孕妇一方面因新生命的孕育而喜悦，另一方面又总觉得怀孕的时间不合适。孕妇矛盾心理的产生原因：可能是因工作、学习等；可能是由于初为人母，缺乏抚养孩子的知识和技能或缺乏社会支持系统；可能是经济负担过重，工作及家庭条件不许可；可能是第一次妊娠，对恶心、呕吐等生理性变化无所适从等。

（三）接受

妊娠中期，孕妇自觉胎儿在腹中活动，多数孕妇会改变当初对怀孕的态度。此时孕妇真正感受到胎儿的存在，开始接受胎儿，出现了“筑巢反应”，计划为孩子购买衣服、睡床等，关心孩子的喂养和生活护理等方面的知识，给未出生的孩子起名字、猜测性别等，甚至有些孕妇计划着孩子未来的职业。也有的孕妇会担心胎儿的性别能否为家人接受等。

（四）情绪波动

由于体内激素的作用，孕妇的情绪波动起伏较大。往往表现为易激动，为一些极小的事情而生气、哭泣，常使其配偶觉得茫然不知所措，严重者会影响夫妻间感情。

（五）内省

孕妇常以自我为中心，较关注自己及身体，注重穿着、体重和一日三餐，注意自己的休息，喜欢独处，这使孕妇能有计划调节与适应。内省可能会使其配偶及其他家庭成员受到冷落。

孕妇为迎接新生命的降临，维持个人及家庭的功能完整与和谐，应实现下列孕期心理调理与适应：

（1）确保安全。为了平安、顺利地度过妊娠期、分娩期，确保自己和胎儿的安全，孕妇应寻求良好的产科护理知识。例如，阅读有关书籍并遵守医生的建议和指导，使整个妊娠期保持最佳的健康状况；自觉听从建议，补充维生素，摄取均衡饮食，保证足够的休息和睡眠等。

（2）接受孩子。随着妊娠的进展，尤其是胎动的出现，孕妇逐渐接受了胎儿，并促使家庭重要成员对胎儿的接受和认可。在此过程中，配偶是关键人物，由于他的支持和接受，孕妇才能顺利完成孕期心理适应和母亲角色的认同。

（3）学会奉献。无论是生育或养育新生儿，需要许多奉献行为。孕妇应学会自制，学习延迟自己的需要以迎合孩子的需要。孕妇应不断调整自己，以适应胎儿的成长，从而顺利担负起产后照顾孩子的重任。

（4）融为一体。随着妊娠的进展，孕妇和胎儿建立起亲密的感情，孕妇常用抚摸、讲话等行为表现她对孩子的关爱，亲近孩子，这些情绪及行为有利于日后与新生儿建立良好的情感。

第三节　妊娠诊断

妊娠期从末次月经第 1 天起计算，约 280 天，共 40 周。根据妊娠不同时期的特点，将妊娠分为三个时期：妊娠 12 周末及以前称为早期妊娠；第 13 ～ 27 周末称为中期妊娠；第 28 周及其后称为晚期妊娠。

一、早期妊娠的诊断

（一）症状

1. 停经

停经是妊娠最早、最重要的症状。平时月经规律、有性生活的育龄妇女，一旦月经延迟 10 天以上，首先应考虑妊娠；若停经 8 周以上，则妊娠的可能性更大。但停经不是妊娠特有的症状，精神因素、环境因素、服用避孕药等均可能导致停经，应注意鉴别。哺乳期妇女月经未复潮也可能是怀孕所致。

2. 早孕

反应一般发生在停经 6 周左右，约一半的孕妇于妊娠早期出现恶心、晨起呕吐、流涎、缺乏食欲、喜食酸物、厌油、头晕、乏力、嗜睡等症状，称为早孕反应。一般不影响生活与工作，可能与人绒毛膜促性腺激素（HCG）的含量、精神紧张等因素有关，多在停经 12 周左右自行消失。

3. 尿频

尿频由前倾增大的子宫压迫膀胱所致。妊娠 12 周后，子宫增大超出盆腔，尿频的症状自然消失。

4. 乳房变化

妊娠期乳房增大、充血，蒙氏结节形成。孕妇自觉乳房发胀、疼痛，偶有麻刺感。

（二）体征

1. 妇科检查

阴道黏膜和子宫颈变软、充血，呈紫蓝色。双合诊检查子宫峡部极软，感觉子宫颈与子宫体之间似不相连，称为黑加征；子宫增大、变软，停经 8 周时，子宫约为非孕时的 2 倍，停经 12 周时约为非孕时的 3 倍，子宫底超出盆腔，在耻骨联合上方可以触及。黑加征是早期妊娠典型的体征，但有时会误以为子宫颈与子宫体是两个不同的器官，可能误诊为妊娠合并卵巢肿瘤。

2. 乳房检查

乳房增大，表面静脉充盈；乳头增大，乳头、乳晕着色；乳晕可见深褐色的蒙氏结节。

（三）辅助检查

1. 妊娠试验

妊娠试验是利用卵泡着床后滋养细胞分泌的人绒毛膜促性腺激素（HCG）经血、尿可测出的原理来进行的，可协助诊断妊娠，是临床上诊断早期妊娠最常用的检查方法。受精后 10 天左右，放射免疫法可测出受检者血中 β-HCG；临床上常用早孕试纸检测尿液中 HCG 含量，结果为阳性可诊断早期妊娠。HCG 对诊断妊娠有很高的特异性，假阳性少见，若阴性者可一周后复查。

2. 超声检查

超声检查是确诊早期妊娠的方法。

（1）B 型超声检查

B 型超声检查是诊断妊娠快速、准确的方法。有阴道超声与腹部超声两种方法，前者诊断早期妊娠的时间（最早在停经 4 ~ 5 周）比后者快约 1 周，但后者比前者常用。B 型超声能在子宫腔内见到圆形或椭圆形妊娠囊，腹部 B 型超声最早在停经 5 周时，见到胚芽和原始心管搏动，即可确诊为早期宫内妊娠、活胎。

（2）超声多普勒法

用超声多普勒仪检查，最早在停经 7 周末时，听到有节律、单一、高调的胎心音，即可确诊为早期妊娠、活胎。

3. 宫颈黏液检查

妊娠后孕妇体内孕激素不断升高，宫颈黏液分泌减少且变黏稠，拉丝易断，涂片检查见到排列成行的椭圆体结晶，此结果见于黄体期，也可见于妊娠期。若动态观察，可持续见到椭圆体，则提示妊娠。

4. 基础体温（BBT）测定

基础体温呈双相型，提示卵巢排卵，基础体温高温相一般持续 14 天左右。若高温相持续 18 天不下降，早期妊娠可能性大；高温相持续超过 3 周不下降，早期妊娠的可能性更大。

因症状疑怀孕就诊者，首先做妊娠试验，以协助诊断；停经 6 ~ 7 周时，可行 B 型超声检查判断宫内妊娠、估算孕周、了解胚胎发育情况、排除异位妊娠等。如就诊时间早或月经不规律，根据症状与体征、辅助检查难以诊断时，可嘱一周后复查，以避免误诊。

二、中晚期妊娠的诊断

（一）病史与症状

有早期妊娠的经过，感到腹部逐渐增大，自感胎动等。

（二）体征

1. 子宫逐渐增大

随着妊娠进展，子宫逐渐增大，子宫底逐渐升高，可用手测子宫底高度或尺测耻骨联合以上子宫长度来初步估计胎儿大小及孕周，推断胎儿大小与孕周是否相符。子宫底高度与长度均为耻骨联合上缘中点到子宫底之间的距离，因孕妇的脐耻间距离、胎儿发育、羊水量、多胎等而稍有差异。子宫长度一般在妊娠 20 周起开始测量，正常情况下，子宫长度在妊娠 36 周时最高，妊娠足月时略有下降。

2. 胎心音

胎心音正常是胎儿宫内安全的信号，闻及胎心音可确诊妊娠且为活胎。用听诊器在孕妇腹壁听诊，一般于妊娠 18 ~ 20 周开始听到，正常范围是 120 ~ 160 次 / 分钟。胎心音呈双音，似钟表“嘀嗒”声，应注意与子宫杂音、腹主动脉音、脐带杂音相鉴别。子宫杂音是血液流经子宫血管时产生的柔和的吹风样低音响，腹主动脉音为单调的咚咚样强音响，这两种杂音均与孕妇脉搏一致；脐带杂音为脐带血流受阻时产生的与胎心率一致的吹风样低音响，改变体位后可消失。

3. 胎动

正常的胎动是胎儿情况良好的表现。胎动是指胎儿在子宫内的躯体活动，常因冲击子宫壁而使孕妇感觉到，有时在腹部检查可以看到或触及。一般于妊娠 18 ~ 20 周开始自觉胎动，正常胎动为 3 ～ 5 次 / 小时。初产妇比经产妇略晚。胎动随孕龄增加逐渐活跃，妊娠 32 ～ 34 周达高峰，妊娠 38 周后逐渐减少。

4. 胎体

妊娠 20 周后，经腹壁能触到胎体。妊娠 24 周后，经腹部触诊能辨别胎头、胎背、胎臀和胎儿肢体。胎头圆而硬，有浮球感；胎背宽而平坦；胎臀宽而软；胎儿肢体小且可活动，能帮助判断胎方位。

（三）辅助检查

1. 超声检查

B 型超声能显示胎方位、有无胎心搏动、胎儿数目、胎盘位置及分级、羊水量、有无畸形，还能测量胎头双顶径、股骨长等多条径线。

2. 胎儿心电图

常用间接法测得，于妊娠 20 周后成功率高。该项检查不常用。

三、胎产式、胎先露、胎方位

妊娠 28 周以前胎儿小，羊水相对较多，胎儿在子宫内活动范围较大，位置不固定。妊娠 32 周后，胎儿的姿势和位置相对恒定。为了适应子宫纵椭圆形的形态，胎儿姿势常为胎头俯屈、颏部贴近胸壁、脊柱略前弯、四肢屈曲交叉于胸腹前。

（一）胎产式

胎体纵轴与母体纵轴的关系称为胎产式。胎体纵轴与母体纵轴平行者，称为纵产式，占足月妊娠分娩总数的 99.75%；胎体纵轴与母体纵轴垂直者，称为横产式，仅占足月分娩总数的 0.25%；胎体纵轴与母体纵轴交叉者，称为斜产式。斜产式属暂时性的，在分娩过程中多转为纵产式，偶尔转为横产式。

（二）胎先露

最先进入母体骨盆入口的胎儿部分称为胎先露。纵产式有头先露和臀先露，横产式为肩先露。根据胎头屈伸程度不同，头先露分为枕先露、前囟先露、额先露及面先露。臀先露分为混合臀先露、单臀先露、单足先露、双足先露。横产式时最先进入骨盆的是胎儿肩部，为肩先露。偶见胎儿头先露或臀先露与胎手或胎足同时入盆，称为复合先露。

（三）胎方位

胎儿先露部的指示点与母体骨盆的关系称为胎方位。枕先露以枕骨为指示点，面先露以颏骨为指示点，臀先露以骶骨为指示点，肩先露以肩胛骨为指示点。每个指示点与母体骨盆入口左、右、前、后、横的关系而有不同胎方位。如枕先露时，胎头枕骨位于母体骨盆的右前方，应为枕右前位，其余类推。正常胎方位有两种，分别为枕左前（LOA）与枕右前（ROA）。

第四节　妊娠期护理

妊娠期管理主要通过产前保健工作来完成，产前保健主要包括定期产前检查、指导孕期营养和用药、及时发现和处理异常妊娠等，以保证母儿平安、顺利地度过妊娠期。

产前保健属于围生医学研究的范畴。围生医学是研究在围生期内加强对围生儿及孕产妇卫生保健的一门科学，对降低围生期母儿死亡率和病残儿发生率、保障母儿健康具有重要意义。

围生期是产前、产时和产后的一段时间，国际上对围生期的规定有四种。①围生期Ⅰ：从妊娠满 28 周（胎儿体重 > 1 000 g 或身长 ≥ 35 cm）至产后 1 周。②围生期Ⅱ：从妊娠满 20 周（胎儿体重 > 500 g 或身长 ≥ 25 cm）至产后 4 周。③围生期Ⅲ：从妊娠满 28 周至产后 4 周。④围生期Ⅳ：从胚胎形成至产后 1 周。我国目前采用围生期Ⅰ来计算围生期死亡率，它是衡量产科和新生儿科水平的重要指标，因此，产前保健是围生期保健的关键。

规范的产前检查是妊娠期孕妇监护的主要方法。

产前检查的目的是：明确孕妇和胎儿的健康状况；及早发现与治疗妊娠并发症、合并症；及时发现并处理胎方位异常和胎儿发育异常；进行卫生保健教育；做好分娩前准备；初步确定分娩方案。

首次产前检查的时间从确诊早孕时开始。首次产前检查未发现异常者，应于妊娠 20 ~ 36 周每 4 周检查 1 次，妊娠 36 周以后每周检查 1 次，即于妊娠 20、24、28、32、36、37、38、39、40 周分别进行产检，共 9 次，高危孕妇应酌情增加产前检查次数。对有遗传病家族史或生育史、不明原因反复流产、死胎、死产的孕妇，应由专科医师做遗传咨询。

一、护理评估

详细询问健康史，进行系统的全身检查、产科检查和必要的辅助检查。

（一）健康史

1. 年龄

年龄过小（＜ 18 岁）或过大（＞ 35 岁）者容易难产；35 岁以上高龄初产妇易发生妊娠并发症与合并症，如妊娠期高血压病、妊娠合并糖尿病等，分娩时易出现产力、产道异常等。

2. 职业

放射线可致胎儿畸形，长期接触铅、汞、苯、有机磷农药等有毒物质，有可能导致流产、死胎、胎儿畸形等。若工作环境对胎儿健康不利，则应考虑暂时换岗。孕妇应注意检查血常规与肝功能。

3. 月经史

详细询问末次月经日期、月经周期是否规律，有助于准确推算预产期。月经周期延长的孕妇，其预产期也应相应推迟。

4. 孕产史

了解分娩方式，有无流产、早产、难产、死胎、死产、产后出血史，了解出生时新生儿情况。

5. 本次妊娠过程

了解有无早孕反应、早孕反应出现的时间；妊娠早期有无病毒感染史及用药史；胎动开始时间；妊娠过程有无阴道流血、腹痛、头晕、头痛、心悸、气短、下肢水肿等表现。

6. 既往史和手术史

了解过去有无高血压、心脏病、糖尿病、严重肝肾疾病等病史，了解既往有无手术史。

7. 家族史

询问家族中有无高血压、糖尿病、双胎妊娠、肺结核及其他遗传性疾病等。

8. 个人史

了解婚姻状况、受教育程度、宗教信仰等。

9. 丈夫健康状况

主要询问有无烟酒嗜好、遗传性疾病、传染病等。

（二）预产期的推算

预产期（EDC）主要是通过末次月经来推算，方法为：从末次月经（LMP）第1天算起，月份减去3或加上9，日数加上7。例如，末次月经第1天是2011年3月12日，预产期则为2011年12月19日。若孕妇只知农历日期，可将农历时间换算成公历再推算。一般实际分娩日期在预产期前或后1～2周。若孕妇记不清末次月经日期或哺乳期尚未月经复潮而受孕者，可根据早孕反应开始时间、胎动开始时间、子宫高度等推算预产期。

（三）身体评估

1. 全身检查

观察孕妇发育、营养；注意孕妇的步态及身高，身材矮小不足145 cm者常伴有骨盆狭窄；检查心肺有无病变；检查乳房发育情况、乳头大小及有无凹陷；注意脊柱及下肢有无畸形；测量血压，孕妇正常血压不应超过140/90 mmHg；注意有无水肿，妊娠晚期仅有踝部或小腿下部水肿，经休息后能消退，属于正常；测量体重，妊娠晚期体重增加每周不超过500 g，超过者多考虑水肿或隐性水肿、羊水过多、双胎妊娠等。

2. 产科检查

产科检查包括腹部检查、骨盆测量、阴道检查和肛门检查。

（1）腹部检查

嘱孕妇排尿后取仰卧位，头部略垫高，袒露腹部，双腿略屈曲稍分开，放松腹部。检查者站于孕妇右侧，注意保护隐私，动作轻柔。

①视诊

注意观察腹部形状和大小，有无手术瘢痕、水肿、妊娠纹。腹部呈横椭圆形常提示肩先露；腹形呈尖形腹（多见于初产妇）或悬垂腹（多见于经产妇），提示可能存在骨盆狭窄。腹部过大，考虑多胎妊娠、巨大胎儿、羊水过多的可能；腹部过小，考虑胎儿生长受限（FGR）、孕周推算错误等。

②触诊

触诊分四步完成，称为四步触诊法，是产科特有的检查方法。可检查子宫大小、胎产式、胎先露、胎方位及胎先露是否衔接和估计羊水多少等。触诊时注意腹壁紧张度、子宫敏感度、羊水多少等。进行四步触诊法前三步操作时，检查者应面向孕妇头部；进行第四步操作时，检查者应面向孕妇足部。

第一步：检查者两手放在子宫底部，轻轻按压以摸清子宫底部，先测子宫高度及腹围。子宫高度是指从耻骨联合上缘中点到子宫底部的距离，腹围是指下腹最膨隆处，通常是绕脐1周的周径。估计胎儿大小与孕龄是否相符；接着两手指腹相对轻推，判断在子宫底部的胎儿部分（若圆而硬、有浮球感为胎头；若宽而软、形态不规则为胎臀），还可判断胎产式，并间接推断胎先露。

第二步：检查者两手掌下移分别放于腹部左右两侧，一手固定，另一手由上至下轻轻深按检查，左右手交替进行。若触及平坦饱满部分，则为胎背，并了解胎背朝向（前方、侧方）；若触及较空虚、高低不平、可变形活动的部分，则为胎儿肢体。

第三步：检查者右手拇指与其余四指分开，放在孕妇耻骨联合上方握住胎先露，轻轻按压，仔细摸清是胎头还是胎臀，圆而硬的为胎头，宽而软的为胎臀；接着握住胎先露左右推动，能推动者表示未衔接，不能推动者则已衔接。

第四步：检查者左右手分别放在胎先露两侧轻轻按压，进一步核对胎先露，然后朝骨盆入口方向伸入深按，确定胎先露入盆程度。双手能伸入、左右推胎先露能推动者，表示胎先露尚未入盆，临床上称为“浮”；手仅能伸入一点、胎先露稍活动，称为“半固定”；手不能伸入、胎先露不能活动，称为“固定”。

③听诊

听诊时胎心音最清楚的部位在胎背上方的孕妇腹壁处。妊娠24周后，枕先露的听诊部位在脐左下方或脐右下方；臀先露的听诊部位在脐左上方或脐右上方；肩先露的听诊在靠近脐部下方最清楚。

（2）骨盆测量

骨盆大小及其形状与分娩密切相关，它的大小决定着胎儿能否顺利经阴道娩出。骨盆测量有骨盆外测量和骨盆内测量两种方法。

①骨盆外测量

骨盆外测量可以间接了解骨盆大小及其形状，临床价值较大。

a. 髂棘间径（IS）：孕妇取伸腿仰卧位。测量两髂前上棘外缘的距离，正常值为23 ~ 26 cm。

b. 髂嵴间径（1C）：孕妇取伸腿仰卧位。测量两髂嵴外缘最宽的距离，正常值为25 ~ 28 cm。

c. 骶耻外径（EC）：孕妇取左侧卧位，左腿屈曲，右腿伸直。测量第5腰椎棘突下至耻骨联合上缘中点的距离，正常值为18 ~ 20 cm。第5腰椎棘突下相当于米氏菱形窝的上角，或相当于两髂嵴后连线中点下1 ~ 1.5 cm处。测量此径线可间接推测骨盆入口前后径的长度，是骨盆外测中最重要的径线。

d. 坐骨结节间径（FT）：坐骨结节间径又称骨盆出口横径（TO），孕妇取仰卧位，两腿屈曲，双手抱膝，测量两坐骨结节内侧缘的距离，正常值为8.5 ~ 9.5 cm，平均值为9 cm。也可用检查者拳头估测，若此径能容纳成人横置手拳属正常。如骨盆出口横径小于8 cm，应进一步测量骨盆出口后矢状径，此径线能弥补稍小的坐骨结节间径。若骨盆出口横径和骨盆出口后矢状径之和大于15 cm，表示骨盆出口狭窄不明显，一般足月大小的胎儿可以通过骨盆出口经阴道娩出。

e. 耻骨弓角度：将两拇指指尖斜着对拢放于耻骨联合下缘，左右两拇指平放在耻骨降支上面，两拇指间的角度即为耻骨弓角度，正常值为90° ，小于80° 为异常。

以上径线中，髂棘间径、髂嵴间径可间接推测骨盆入口横径的长度，骶耻外径可间接推测骨盆入口前后径的长度，因此，这三条径线可以反映骨盆入口平面的大小，其中骶耻外径最重要。坐骨结节间径、耻骨弓角度可间接推测骨盆出口横径的长度，与骨盆出口后矢状径共同反映骨盆出口平面的大小。若骨盆外测量径线低于正常值，须进行骨盆内测量。

②骨盆内测量

骨盆内测量应于妊娠 24 ~ 36 周、阴道松软时进行，过早测量阴道较紧，近预产期测量容易引起感染、胎膜早破。测量时，孕妇取膀胱截石位，严格消毒外阴，检查者戴消毒手套，涂润滑油。

a. 骶耻内径：骶耻内径又称对角径(DC)，为自骶岬上缘中点到耻骨联合下缘的距离，正常值为 12.5 ~ 13 cm。检查者将一手示指、中指伸入阴道，用中指指尖触及骶岬上缘中点，示指上缘紧贴耻骨联合下缘，另一手标记此接触点，将手抽出，测量中指指尖到标记点的距离，即为对角径。若中指指尖触不到骶岬，一般表示对角径大于 12.5 cm。

b. 坐骨棘间径：坐骨棘间径为两坐骨棘间的距离，正常值为 10cm。方法为一手示指、中指放入阴道内，触及两侧坐骨棘，估计其间的距离。

c. 坐骨切迹宽度：坐骨切迹宽度为坐骨棘与骶骨下部间的距离，即骶棘韧带宽度。可估计中骨盆的大小，方法为将阴道内的示指置于骶棘韧带上移动，估计能容纳三个横指，相当于 5.5 ~ 6 cm，属于正常；否则为中骨盆狭窄。

（3）阴道检查

确诊早孕时或初次产检时进行阴道检查，可了解产道、子宫、附件有无异常。妊娠末 1 个月内应避免阴道检查。

（4）肛门检查

肛门检查帮助判断胎先露、坐骨棘间径、坐骨切迹宽度、骶骨前面弯曲度以及骶尾关节活动度，多用于分娩期。

3. 辅助检查

常规检查红细胞计数、血红蛋白值、血细胞比容、血小板数、血型、肝功能、阴道分泌物、尿蛋白、尿糖等。

（四）心理 - 社会评估

1. 早期妊娠

评估孕妇对妊娠的反应及其接受程度。大部分孕妇感到惊讶和惊喜，部分计划外妊娠的孕妇，觉得尚未做好充分准备，出现矛盾心理。当出现早孕反应或早孕反应较重时，有些孕妇感到焦虑不安。孕妇接受妊娠的程度，可以从孕妇遵循产前指导的能力来评估。

2. 中晚期妊娠

评估孕妇对妊娠有无不良的情绪反应。妊娠中期后，孕妇自感胎动，真实感受到胎儿的存在，开始关爱胎儿；妊娠晚期子宫明显增大，孕妇的体力负担加重，行动不便，出现腰背痛、水肿、睡眠障碍等症状，此时大多数孕妇盼望分娩日期尽快到来。当新生儿即将降临人世时，孕妇一方面感到高兴，同时，又因对分娩将产生的痛苦而焦虑、恐惧，担心能否顺利分娩、害怕出现危险等。另外，也要评估孕妇的丈夫对此次妊娠的态度、家庭经济情况等。

二、护理问题

（一）体液过多

与妊娠子宫压迫下腔静脉或水、钠潴留有关。

（二）舒适改变

与早孕反应、子宫增大、腰背痛等有关。

（三）便秘

与妊娠引起肠蠕动减弱有关。

（四）知识缺乏

与缺乏妊娠期保健知识有关。

（五）焦虑

与担心自己与胎儿健康、害怕分娩有关。

（六）有胎儿受伤的危险

与感染、中毒、遗传、胎盘功能减退有关。

三、护理措施

（一）一般护理

向孕妇宣传产前检查的意义和重要性，根据具体情况预约产前检查时间和内容。一般情况下，妊娠 20 ~ 36 周，每 4 周产前检查 1 次；妊娠 36 周后，每周产前检查 1 次。高危孕妇应酌情增加产检次数。

（二）心理护理

孕妇心境不佳，经常抑郁、悲伤、焦虑、紧张、恐惧等，可致胎儿脑血管收缩，脑血流量减少，影响胎儿脑部发育，严重时造成胎儿大脑畸形。大量研究发现，严重焦虑的孕妇往往恶心、呕吐加剧，流产、早产发生率高，过度紧张、恐惧可致宫缩乏力、产程延长或难产。让孕妇了解以上知识，告诉孕妇妊娠中晚期可能出现的生理症状，共同解决问题，解除孕妇的担心，帮助孕妇消除不良情绪及保持心情平和、轻松、愉快。

（三）营养指导

孕妇是胎儿成长的小环境，孕妇为适应胎儿生长发育、增大子宫等的需要，其所需的营养必须增加，其营养状况直接或间接地影响胎儿和孕妇自身的健康。若孕妇患有营养不良，会直接影响胎儿生长和智力发育，导致器官发育不全、胎儿生长受限，出现流产、早产、胎儿畸形等。

（1）帮助孕妇制订合理的饮食计划，平衡膳食，指导孕妇进食高蛋白质、高维生素、高矿物质、适量脂肪及糖、低盐饮食。

①热量：妊娠期热量随妊娠逐渐增加，每日增加约 0.84 kJ（相当于每日增加 200 kcal）。膳食安排 3 大营养素应比例适当，一般为糖类占 65%，脂肪占 20%，蛋白质占 15%。注意热量增加勿太高，以免胎儿过大，导致难产。

②蛋白质：妊娠期摄入不足，会造成胎儿脑细胞分化缓慢，脑细胞总数减少，影响胎儿智力发育。建议孕妇从妊娠起每日增加蛋白质的摄入，孕早期每日增加 5 g，孕 4 ~ 6 个月时每日增加 15 g，孕 7 ~ 9 个月时每日增加 25 g。优质蛋白质能提供最佳搭配的氨基酸，其主要来源为肉类、牛奶、鸡蛋、奶酪、鸡肉和鱼等，尤其是牛奶。

③糖类：淀粉是机体主要供给热量的食物。孕中期以后，每日进主食 0.4 ~ 0.5 kg，可以满足需要。

④微量元素：中国营养学会建议孕妇每日膳食中铁的供应量为 28 mg，但很难从膳食中得到补充，多主张从孕 16 周开始口服硫酸亚铁或富马酸亚铁，同时口服维生素 C，以利于铁的吸收。含铁较多的食物有动物肝脏、血制品、瘦肉、蛋黄、豆类、黑木耳、海带、紫菜及各种绿叶菜等；孕妇对钙的需求量大大增加，建议从孕 16 周起服用复方氨基酸螯合钙胶囊，牛奶及奶制品、肉类、豆类、海产品等含钙较多，其中牛奶及奶制品中的钙容易被吸收，可多饮用；孕期碘的需要量也增加，提倡在整个孕期服用含碘食盐；另外，在孕妇膳食中应注意补充硒、锌。

⑤维生素：维生素参与机体重要的生理过程，是生命活动中不可缺少的物质，主要从食物中获取，有维生素 A、B 族维生素、维生素 C、维生素 D、维生素 E、维生素 K 等。维生素 A 主要存在于动物性食物中，如牛奶、肝脏等；B 族维生素尤其是叶酸供给量应增加，孕早期叶酸缺乏，易致胎儿神经管缺陷畸形，建议在妊娠前三个月最好口服叶酸，叶酸的重要来源是谷类食品；补充维生素 C 应多吃新鲜水果和蔬菜；维生素 D 在鱼肝油中含量最多，其次为肝、蛋黄、鱼。

（2）饮食重质不重量，符合均衡、自然的原则，采用正确的烹饪方法，避免破坏营养素。选择易消化、无刺激性的食物，避免烟、酒、浓咖啡、浓茶及辛辣食品。

（3）定期测量体重，监测营养供给、体重增长情况。

（四）症状护理

1. 恶心、呕吐

约半数孕妇在孕 6 周左右出现恶心、呕吐、挑食、流涎等早孕反应症状，一般不影响生活与工作，孕 12 周左右自行消失，无须用药。此期间应指导孕妇少食多餐，忌油腻、难消化的食物，避免空腹或过饱。若恶心、呕吐频繁，应考虑妊娠剧吐，须入院补液，以纠正水、电解质紊乱。

2. 白带增多

孕妇受性激素水平不断升高的影响，阴道分泌物增加，于妊娠初三个月及妊娠末三个月明显，属妊娠期生理变化。嘱孕妇保持外阴清洁与干燥，每日清洗外阴，穿透气性好的棉质内裤，经常更换内裤或卫生巾，严禁进行阴道冲洗。孕期常规检查白带时应注意排除假丝酵母菌、滴虫、衣原体等的感染。

3. 尿频、尿急

尿频、尿急为增大子宫压迫膀胱所致，常发生在妊娠初三个月及妊娠末三个月。嘱孕妇及时排尿，憋尿易致泌尿系统感染。产后症状自行消失。

4. 便秘

孕期常见症状。因肠蠕动减弱，肠内容物排空时间延长，增大的子宫及胎先露压迫肠道引起。指导孕妇养成按时排便的良好习惯，每日清晨饮一杯温开水，进食易消化的粗纤维食物，多吃新鲜蔬菜和水果，多喝水，坚持每日适当运动。应在医生指导下口服缓泻剂，如车前番泻颗粒，不咀嚼，足量水冲服；或用开塞露、甘油栓；禁用峻泻剂，也不可灌肠，以免引起流产或早产。

5. 痔疮

痔疮是因增大子宫压迫或妊娠期便秘使痔静脉回流受阻，直肠静脉压升高引起。应多喝水，多吃蔬菜和水果，少吃辛辣刺激性食物。温水浸泡患处能缓解胀痛，亦可在医生指导下服用缓泻剂。

6. 下肢水肿

增大的子宫压迫下腔静脉使下肢静脉血液回流受阻是下肢水肿的主要原因，孕妇于妊娠后期常有踝部、小腿下半部轻度水肿，休息后消退，属正常现象。避免长时间站或坐，取左侧卧位休息，下肢垫高 15% 均能使下肢血液回流改善，减轻水肿。若下肢水肿非常明显，休息后不缓解，孕妇可能患妊娠期高血压病、妊娠合并肾脏疾病、严重贫血等。

7. 下肢、外阴静脉曲张

因下腔静脉受压使股静脉压升高可导致下肢、外阴静脉曲张，应避免长时间站立，穿弹力裤或下肢绑弹性绷带，左侧卧位睡眠，同时垫高下肢，以促进血液回流。

8. 下肢痉挛

下肢痉挛多为孕妇缺钙引起，小腿腓肠肌肌肉痉挛常见，常在夜间发作，大部分能迅速缓解。应指导孕妇饮食中增加钙的摄入，口服复方氨基酸螯合钙，避免腿部疲劳、受凉。下肢痉挛发作时，局部可热敷按摩，或背屈肢体，或站直前倾，以伸展抽搐的肌肉，直至痉挛消失。

9. 腰背痛

妊娠期间子宫向前隆起，为了保持平衡，孕妇体姿后仰，使背部肌肉处于持续紧张状态。另外妊娠时关节韧带松弛，也可导致孕妇腰背疼痛。应指导孕妇穿平跟鞋，俯拾地面物品时，应保持上身直立，屈膝，借助两下肢力量起身；少抬举重物；休息时，腰背部垫枕头可缓解疼痛，必要时卧床休息（硬床垫）、局部热敷。疼痛严重者可服止痛药物。

10. 仰卧位低血压综合征

妊娠晚期孕妇长时间仰卧，由于增大的子宫压迫下腔静脉，回心血量及心排出量突然减少，血压下降。孕妇转换左侧卧位后，血压很快恢复，孕妇不必紧张。

11. 贫血

孕妇于妊娠后期对铁的需求量增多，单靠饮食补充明显不足，易发生缺铁性贫血。从妊娠四个月起补充铁剂，可用温水或水果汁送服，或同时服用维生素 C 和钙剂增加铁的摄入，铁剂最好餐后 20 分钟服用，以减轻对胃肠道的刺激。多食动物肝脏、瘦肉、蛋黄、豆类等。告诉孕妇服用铁剂后大便可能会变黑，甚至可能导致便秘或轻度腹泻。

12. 失眠

加强心理护理，缓解焦虑、紧张的情绪，每日坚持户外散步，睡前喝杯热牛奶，用温水泡脚或用木梳梳头可能有助于入睡。

四、健康教育

（一）异常症状的判断

异常症状的出现意味着孕妇与胎儿都可能有危险，首先应让孕妇明白自觉、及时就诊的重要性。孕妇发现下列症状应立即就诊：阴道流血、腹痛、头痛、眼花、胸闷、心悸、气短、寒战、发热、胎动突然减少、突然阴道流液等。

（二）饮食

增加营养，平衡膳食，指导孕妇进食高蛋白质、高维生素、高矿物质、适量脂肪及糖、低盐饮食，以满足自身和胎儿的双重需要，并为分娩和哺乳做好准备。

（三）活动与休息

一般妊娠 28 周后孕妇应适当减轻工作量，妊娠期应避免长时间站立或重体力劳动，避免夜班或长时间紧张地工作；坚持适量运动，如散步、做孕妇保健操等，勿攀高或举重物。妊娠期孕妇身心负荷加重，容易疲劳，须保证足够的休息和睡眠，每日保证 8 小时睡眠，午休 1 ~ 2 小时，妊娠中期后取左侧卧位休息，以增加胎盘血供。

（四）衣着

衣着以宽松、柔软、舒适为宜。不宜穿紧身衣，不要紧束腰腹部，以免影响乳房发育、胎儿发育与活动；选择舒适、合身的胸罩，以减轻不适感；宜穿轻便、舒适的平跟鞋，避免穿高跟鞋，以防身体失衡、腰背痛。

（五）个人卫生

养成良好的卫生习惯，勤刷牙，勤更衣，勤洗外阴，保持外阴局部清洁干燥。

（六）性生活指导

妊娠期间适当减少性生活次数，注意身体姿势，原则上妊娠前三个月及妊娠后三个月，应避免性生活，以防流产、早产、胎膜早破、感染。

（七）孕期自我监护

胎动计数和胎心音计数是孕妇自我监护的重要手段。计数胎动是自我监护最常用而简单的方法，方法为：孕 28 周后，每日早、中、晚各数 1 小时胎动，1 小时胎动不少于 3

次，提示胎儿情况良好；三次计数总和乘以 4 为 12 小时的胎动次数，若 12 小时内胎动小于 10 次，或突然下降 50% 以上者，提示胎儿缺氧，孕妇应立即就诊。

（八）孕期用药

许多药物可通过胎盘进入胎体，对胚胎或胎儿不利的药物会影响胚胎分化和发育，导致胎儿畸形和功能障碍，孕 12 周内是药物的致畸期，用药应特别慎重，须在医生指导下合理用药。孕产妇用药原则是：能用一种药物，就要避免联合用药；能用疗效比较肯定的药物，就要避免用尚难确定对胎儿有无不良影响的新药；能用小剂量药物，就要避免用大剂量药物；严格掌握药物剂量和用药持续时间，并注意及时停药。

（九）胎教

胎教能有目的、有计划地促进胎儿生长发育，现代科学研究发现，胎儿具有感觉、知觉、记忆等能力，胎儿的眼睛会随送入的光亮而活动，触其手足可产生收缩反应，外界音响可引起胎儿心率的改变等。因此，孕妇生活规律、心境愉悦，对胎儿进行抚摸和音乐训练等，均有助于胎儿的生长发育。

（十）分娩前准备

指导孕妇准备新生儿和产妇用物。为新生儿准备数套柔软、宽大、便于穿脱（衣缝在正面）的衣服，尿布宜选用柔软、吸水、透气性好的纯棉织品。产妇应准备足够大的卫生巾、毛巾、内裤、合适的胸罩、吸乳器等。另外，可采用上课、看录像等形式讲解新生儿喂养及护理知识，宣传母乳喂养的好处，示教如何给新生儿洗澡、换尿布等。教会孕妇做产前运动、分娩呼吸技巧等，有利于减轻分娩不适，促进顺产。

（十一）识别先兆临产

在预产期前后 1 ~ 2 周，若孕妇出现不规则宫缩及阴道出现少量血性分泌物(俗称“见红”)，预示孕妇即将临产，是先兆临产较可靠的征象；若孕妇出现间歇 5 ~ 6 分钟、持续 30 秒的规律宫缩，则为临产，应马上入院；若阴道突然大量流液，估计为胎膜早破，嘱孕妇平卧，由家属送往医院，以防脐带脱垂而危及胎儿生命。

第五节　评估胎儿健康的技术

妊娠期通过对胎儿宫内监护，评估胎儿宫内是否健康与安全，对高危孕妇尤其需要，一般于妊娠 32 ~ 34 周开始评估胎儿健康状况，严重者于妊娠 26 ~ 28 周开始监测。主要通过胎儿宫内情况监护、胎盘功能检查、胎儿成熟度检查、宫内诊断进行监护与评估。

一、胎儿宫内情况监护

胎儿宫内情况的监护，包括评定是否为高危儿、胎儿生长发育监测与胎儿宫内安危监测。

（一）评定是否为高危儿

具有下列情况之一者，属于高危儿：①孕龄 < 37 周或孕龄 ≥ 42 周；②出生体重 < 2 500 g；③小于孕龄儿或大于孕龄儿；④新生儿出生后 1 分钟 Apgar 评分为 0 ~ 3 分；⑤产时感染；⑥高危妊娠产妇的新生儿；⑦手术产儿；⑧新生儿的兄弟姐妹有严重的新生儿疾病史或在新生儿期死亡。

（二）胎儿生长发育监测

1. 确定孕龄

根据末次月经日期、早孕反应与胎动开始时间、子宫底高度等推算孕龄。

2. 测宫高及腹围

测量孕妇的子宫底高度（宫高）、腹围，可判断胎儿大小及是否与孕龄相符，以了解胎儿宫内发育情况。也可以根据宫高及腹围数值简单估算胎儿体重，即胎重，公式为：胎重（g）= 宫高（cm）× 腹围（cm）+200。这个数值对综合判断胎儿发育有一定意义。

3. 超声监测

B 型超声是目前使用最广泛的胎儿监护仪器，可以测量胎头双顶径、顶臀径以了解胎儿是否成熟，通常认为胎头双顶径达到 8.5 cm 以上是胎儿成熟的指标之一；观察胎儿大小、胎动情况、胎方位，了解胎盘位置、胎盘成熟度及羊水情况；还可以进行胎儿畸形筛查等。

4. 妊娠图

将孕妇每次产检的体重、宫高、腹围记录于妊娠图上，绘制成曲线，同时记录血压、尿蛋白、胎头双顶径、胎方位、胎心率等项数值，并进行动态观察，这些数值可反映胎儿在宫内发育及孕妇健康状况。其中宫高曲线是妊娠图中最主要的曲线，若偏离警戒线，则有胎儿生长过度或受限的可能。

（三）胎儿宫内安危监测

1. 胎动计数

胎动计数是评价胎儿宫内情况最简便有效的方法之一。若胎动计数大于 30 次 /12 小时为正常，小于 10 次 /12 小时提示胎儿缺氧。胎动可通过孕妇自测或 B 型超声检查监测。

2. 胎儿电子监护

目前，临床上广泛应用胎儿电子监护仪监护胎儿宫内的安危。通过连续记录胎心率（FHR）、胎心率与胎动及宫缩之间的关系来评估安危状况。

胎心监护主要有两种功能：监测胎心率及预测胎儿宫内储备能力。

（1）监测胎心率

1）胎心率基线（BFHR）

胎心率基线是指没有胎动、宫缩影响，持续 10 分钟以上的胎心率平均值。BFHR 的正常范围是 120 ～ 160 次 / 分钟，BFHR 持续大于 160 次 / 分钟或小于 120 次 / 分钟历时 10 分钟，为心动过速或心动过缓。胎心率在交感神经和副交感神经的共同调节下，正常的胎心率基线有小的周期性波动，称胎心率基线变异（又称基线摆动），胎心率基线变异的正常范围是 10 ～ 25 次 / 分钟，表示胎儿有一定的储备能力，是胎儿健康的表现；若胎心率基线变平，提示胎儿储备能力差。

2）胎心率一过性变化

胎心率一过性变化是判断胎儿宫内安危的重要指标。受宫缩、胎动、触诊等刺激，胎心率暂时性加快或减慢，持续 10 余秒或数十秒后又恢复到基线水平，这就是胎心率的一过性变化，有加速和减速两种情况。

①加速：子宫收缩或胎动后出现的暂时性胎心率加快，正常情况下子宫收缩后胎心率增加，大于 15 次 / 分钟，持续时间大于 15 秒，是胎儿于宫内良好的表现。可能是因为胎儿躯干局部或脐静脉暂时受压之故，散发的、短暂的胎心率加速是无害的。

②减速：子宫收缩或胎动后出现的暂时性胎心率减慢，有三种类型。

a. 早期减速（ED）：子宫收缩后胎心率很快下降，收缩结束后迅速恢复正常。特点是出现早，下降快，下降幅度小（少于 50 次 / 分钟），持续时间短，恢复快。可能是宫缩时胎头受压所致，不因孕妇体位变化或吸氧而改变，对胎儿影响不大。

b. 变异减速（VD）：胎心率减速与宫缩无固定关系，下降迅速且幅度大（大于 70 次 / 分钟），持续时间长短不一，恢复迅速。一般认为宫缩时脐带受压，迷走神经兴奋使胎心率减慢，变异减速的出现应警惕脐带受压。

c. 晚期减速（LD）：子宫收缩开始一段时间（一般在高峰后）才出现胎心率减慢，出现晚，下降慢，下降幅度小（少于 50 次 / 分钟），持续时间长（30 ~ 60 秒），恢复慢。晚期减速一般认为是胎盘功能减退、胎儿缺氧的表现。

（2）预测胎儿宫内储备能力

1）无应激试验（NST）

NST 是指无宫缩、无外界负荷刺激时胎心率基线的变异及胎动后胎心率的变化，可以了解胎儿储备能力。孕妇取半卧位，腹部置电子监护仪探头，孕妇感胎动时按按钮，连续监护 20 分钟，此间至少有三次以上胎动。若胎动后伴胎心率加速（大于 15 次 / 分钟），持续时间大于 15 秒为正常，称为 NST 反应型，一周后再复查；若胎动后胎心率加速（少于 15 次 / 分钟）或无加速，称为 NST 无反应型，应寻找原因，可做缩宫素激惹试验。

2）缩宫素激惹试验（OCT）

OCT 亦称宫缩应激试验（CST），通过缩宫素诱发宫缩，在暂时性的缺氧状态下记录胎心率变化，以了解胎儿的储备能力。方法：给予稀释缩宫素（1 ∶ 2 000）静脉滴注，将滴数调至 10 分钟内有三次宫缩，观察宫缩与胎心率的关系，若宫缩后无晚期减速，胎动后胎心加速或胎心率基线有变异为 OCT 阴性，提示胎盘功能良好，1 周内无胎儿死产危险，1 周后复查；若 50% 以上的宫缩伴晚期减速，胎动后无胎心率增快者为 OCT 阳性，提示胎盘功能减退、胎儿窘迫。

3. 胎儿生物 – 物理监测

联合应用胎儿电子监护仪和 B 型超声检测胎儿宫内缺氧和酸中毒情况。采用 Manning 评分法进行测评（表 4–1），共有 5 项评分指标，每项 2 分，满分为 10 分：8 ~ 10 分无急性或慢性缺氧；6 ~ 8 分可能有急性或慢性缺氧；4 ~ 6 分有急性或慢性缺氧；2 ~ 4 分有急性缺氧伴慢性缺氧；0 ~ 2 分有急性或慢性缺氧。该项综合监测比单项监测准确。

表 4–1　Manning 评分法

项目	2 分（正常）	0 分（异常）
无应激试验（20 分钟）	不少于 2 次胎动，胎心加速，不低于 15 次 / 分，持续时间≥ 15 秒	少于 2 次胎动，胎心加速，低于 15 次 / 分，持续时间＜ 15 秒
胎儿呼吸运动（30 分钟）	≥ 1 次，持续时间≥ 30 秒	无；或持续时间＜ 30 秒
胎动（30 分钟）	不少于 3 次躯干和肢体活动（连续出现计 1 次）	不超过 2 次躯干和肢体活动；无活动肢体完全伸展
肌张力	不少于 1 次躯干和肢体伸展复屈，手指摊开合拢	无活动；肢体完全伸展；伸展缓慢，部分复屈
羊水量	羊水暗区垂直直径≥ 2 cm	无；或最大暗区垂直直径＜ 2 cm

4. 羊膜镜检查

正常情况下，羊水呈透明淡青色或乳白色，含胎发、胎脂等。胎儿宫内缺氧时混有胎粪，呈黄色、黄绿色甚至深绿色。

5. 胎儿血流动力学监测

用彩色多普勒超声检查监测胎儿脐动脉血流、脑动脉血流，可了解胎儿宫内血流动力学改变，帮助判断胎儿宫内是否危险。常用指标有脐动脉血流S/D(收缩期与舒张期比值)，若舒张末期脐动脉无血流时，提示胎儿危险，可能在1周内死亡。

二、胎盘功能检查

通过胎盘功能检查了解胎儿宫内是否缺氧，是临床上评估胎儿健康状况的常用方法。

（一）尿雌三醇测定

妊娠期间雌三醇由胎儿、胎盘共同合成，测孕妇24小时尿雌三醇值能反映胎儿胎盘单位功能。结果大于15 mg为正常值，10 ~ 15 mg为警戒值，小于10 mg为危险值，提示胎盘功能减退。也可测任意尿雌激素/肌酐（E/C）比值，比值大于15为正常值，10 ~ 15为警戒值，小于10为危险值，提示胎盘功能减退。

（二）血清雌三醇值测定

足月妊娠时，血清雌三醇低于40 nmol/L，提示胎盘功能减退。

（三）血清人胎盘生乳素（HPL）测定

足月妊娠时，HPL低于或突然降低50%，提示胎盘功能低下。

（四）缩宫素激惹试验（OCT）

OCT阳性提示胎盘功能减退。

（五）胎动

胎动与胎盘血管状态关系密切，若胎动小于10次/12小时，提示胎盘功能低下。

（六）阴道脱落细胞检查

舟状细胞极少或消失、出现外底层细胞、嗜伊红细胞指数(EI)> 10%，致密核多者，提示胎盘功能减退。

（七）胎儿生物－物理监测

B 型超声行胎儿生物－物理监测，也有实用价值。

三、胎儿成熟度检查

胎儿成熟度的判断，可通过计算胎龄、估计胎儿体重、B 型超声测量胎头双顶径等方法评估，也可以通过羊膜腔穿刺抽取羊水，检测下列项目进行判断。

（一）卵磷脂／鞘磷脂（L/S）比值

L/S 比值是羊水检查的重要指标，其结果大于 2，提示胎儿肺成熟。

（二）肌酐

肌酐 > 176.8 μmol/L，提示胎儿肾成熟。

（三）胆红素类物质

胆红素类物质小于 0.02，提示胎儿肝成熟。

（四）淀粉酶

淀粉酶≥ 450 U/L，提示胎儿唾液腺成熟。

（五）脂肪细胞出现率

脂肪细胞出现率 > 20%，提示胎儿皮肤成熟。

四、宫内诊断

通过胎儿宫内诊断，及早发现胎儿先天畸形或遗传性疾病，及早终止妊娠，以降低病残儿出生率，提高新生儿素质。常用方法有遗传学检查、影像学检查、甲胎蛋白（AFP）测定等。

第五章　正常分娩期妇女的护理

第一节　分娩的动因

分娩发动的动因有多种学说。各种学说之间是互相联系的，但每一种学说都是从某些侧面说明人类分娩的动因，而迄今为止尚无一种学说能够完整地阐明、揭示造成分娩发动原因的全貌。在各种学说中比较有代表性的有机械学说、内分泌控制学说、宫颈成熟学说等。

一、机械学说

孕末期，由于子宫容积的增加，子宫的伸展度和张力不断增加，宫内压逐渐增强；胎先露部分压迫到子宫的下段和宫颈，使子宫下段和宫颈产生机械性扩张，通过交感神经传递至下丘脑，使垂体释放缩宫素，引起子宫收缩（简称“宫缩”）。在临床上，过度膨胀的子宫如羊水过多、双胎等常导致早产现象支持这一学说。但此假说并不能解释所有现象，如单胎早产，有研究发现母血中缩宫素值增高是在产程发动之后。因此，机械因素不能认为是分娩发动的始动因素。

二、内分泌控制学说

内分泌控制理论是目前最有影响的学说。已知参与调节子宫活动的激素很多，但其相互关系十分复杂，而且有些还不明确。因而，哪种激素是造成分娩发动的始发原因也无定论。其中主要的有前列腺素学说、催产素学说、雌激素刺激学说等。

三、宫颈成熟学说

在实施引产时，采用多种手段诱发宫缩，但若宫颈不成熟则不易诱发成功。临床实践证明，充分准备的宫颈才能有与宫缩相适应的宫口扩张。而且宫颈成熟的程度与临产的时间、产程的长短和分娩能否顺利进行都密切相关，说明宫颈的成熟也是分娩发动过程中不可缺少的因素之一。

第二节　影响分娩的因素

分娩的进展和最终结局受四种因素的影响：产力、产道、胎儿及产妇的精神心理状态。顺利的分娩依赖于这些因素之间的相互适应和协调。若各因素均正常并能相互适应，且胎儿能顺利经阴道自然娩出，为正常分娩。

一、产力

产力是指将胎儿及其附属物从子宫内逼出的力量，包括子宫收缩力、腹肌及膈肌收缩力（统称腹压）和肛提肌收缩力。

（一）子宫收缩力

子宫收缩力是产力最主要的部分，贯穿于整个分娩过程。通过子宫收缩，使子宫下段和子宫颈进行性扩张，胎儿下降，最后将胎儿及其附属物自产道娩出。正常的子宫收缩具有自主的节律性、对称性、极性和缩复作用的特性。

1. 节律性

子宫体肌肉收缩是不随意的、有自己节律的阵发性收缩，伴随疼痛。每次收缩总是由弱渐强（进行期）、维持一定时间（极期）后由强渐弱（退行期），直至消失进入间歇期。在间歇期，子宫肌肉松弛，然后再次收缩。如此反复直到分娩过程结束。

临产开始时，宫缩持续约 30 秒，间歇期为 5 ～ 6 分钟。随着产程的进展，宫缩的强度由弱变强，持续的时间由短变长，间歇期则由长变短。第二产程期间，宫缩持续时间可达 60 秒，间歇期缩短至 1 ～ 2 分钟。子宫收缩时，子宫肌壁和胎盘受压，子宫肌壁和胎盘血流量减少。在间歇期，子宫肌壁和胎盘血流恢复，胎盘绒毛间隙的血流重新充盈。这种子宫收缩的节律性变化对胎儿适应分娩是十分重要的。

2. 对称性和极性

正常子宫收缩起自于两侧宫角部，先迅速向子宫中线扩散，然后向子宫下段扩散，约在 15 秒内均匀协调地遍及整个子宫，此为子宫收缩的对称性。宫缩以子宫底部最强、最持久，向下逐渐减弱，宫底部收缩力的强度约为子宫下段的两倍，此为子宫收缩的极性。

3. 缩复作用

宫缩时，子宫体部肌纤维缩短变宽，似在舒张期时肌纤维不能恢复原状而固定于较短的状态。经过反复的收缩，子宫体部的肌纤维越来越短，这种现象称为缩复作用。这样，经过反复的宫缩，子宫上部肌壁进行性地增厚，宫腔变小，迫使胎先露部不断下降及宫颈管逐渐缩短直至消失。

（二）腹肌及膈肌收缩力

这两种力是在第二产程中胎儿及胎盘娩出的重要辅助力量。当宫口开全、先露部下降至盆底时，前羊水囊和先露部压迫直肠，使产妇反射性地引起排便动作。产妇主动地屏气，腹肌和膈肌的收缩使腹压增高，促使胎儿娩出。腹压在第二产程，特别是在第二产程末配合宫缩时运用最有效，否则容易使产妇疲劳并造成宫颈水肿，致产程延长。

（三）肛提肌收缩力

肛提肌的收缩帮助先露部在盆腔内进行内旋转。当先露部降至骨盆出口、胎头枕骨已露于耻骨弓下缘时，由子宫收缩产生向下的产力、肛提肌收缩产生的阻力所产生的合力使胎头仰伸和胎儿娩出。胎儿娩出后，肛提肌收缩力有助于已剥离的胎盘由阴道娩出。

二、产道

产道是胎儿娩出的通道，分骨产道和软产道两部分。

（一）骨产道（真骨盆）

由骶骨、两侧髋骨、耻骨、坐骨及其互相连接的韧带组成，它的大小和形状与分娩关系密切。骨产道在分娩过程中变化较少，因为它是一个弯曲的管道，胎儿通过时姿势须适应产道的形状。

1. 骨盆平面及其主要径线

（1）骨盆入口平面

前方为耻骨联合上缘，两侧为髂耻缘，后面为骶岬前缘。是真假骨盆的交界面，呈横椭圆形，有四条径线。

①入口前后径：也称真结合径，是耻骨联合上缘中点至骶岬前缘中点的距离。平均值约为 11cm，是胎先露部进入骨盆入口的重要径线。

②入口横径：两侧髂耻线间的最大距离，平均值约为 13cm。此径线为入口平面最长的径线。

③入口斜径：左右各一，左骶髂关节至右髂耻隆突间的距离为左斜径，反之为右斜径。平均值约为 12.75cm。

（2）中骨盆平面

是骨盆最窄的平面，呈前后径长的椭圆形。前方为耻骨联合下缘，两侧为坐骨棘，后方为骶骨下端。此平面具有产科临床重要性，有两条径线。

①中骨盆前后径：耻骨联合下缘中点通过两侧坐骨棘连线中点至骶骨下端间的距离，

平均值约为 11.5cm。

②中骨盆横径：也称坐骨棘间径，为两坐骨棘间的距离，平均值约为 10cm，其长短与分娩关系密切。

（3）骨盆出口平面

由两个不在一个水平面上的三角区组成。坐骨结节间径为两个三角共同的底，前三角平面的顶为耻骨联合下缘，两侧为耻骨弓；后三角平面的顶为骶尾关节，两侧为骶结节韧带。此平面有四条径线。

①出口前后径：耻骨联合下缘至骶尾关节间的距离。平均值约为 11.5cm。

②出口横径：也称坐骨结节间径，为两坐骨结节内侧缘间的距离。平均值约为 9cm，是出口的重要径线。

③出口前矢状径：耻骨联合下缘至坐骨结节间径中点间的距离。平均值约为 6cm。

④出口后矢状径：骶尾关节至坐骨结节间径中点间的距离。平均值约为 8.5cm。若出横径稍短，而出口后矢状径较长，且两径之和大于 15cm 时，一般大小的胎头可利用后三角经阴道娩出。

2. 骨盆轴与骨盆倾斜度

（1）骨盆轴

为连接骨盆各假想平面中点的曲线。此轴上段向下向后，中段向下，下段向下向前。顺产时，胎儿沿此轴娩出。

（2）骨盆倾斜度

为妇女直立时，骨盆入口平面与地平面所形成的角度，一般为 60°，若角度过大，则影响胎头衔接。

（二）软产道

软产道是由子宫下段、子宫颈、盆底、阴道及会阴构成的弯曲管道。

1. 子宫下段

临产时，子宫峡部由非妊娠时的 1cm 扩展至 7 ~ 10cm 形成子宫下段，是由于子宫肌纤维的缩复作用，使子宫上段的肌层越来越厚，子宫下段被牵拉扩张越来越薄所致。因子宫上下段的肌层厚薄不同，在两者之间的子宫内面有一环状隆起，称为生理缩复环。

2. 子宫颈

临产前宫颈管变软，逐渐消失。颈管外口在临产后由于子宫肌的收缩、缩复、前羊膜囊对宫颈压迫的扩张作用、破膜后胎儿先露部直接对宫颈的压迫，从一指尖大小逐渐扩大直至 10cm。初产妇多是宫颈管先消失，宫颈外口后扩张；经产妇则多为颈管消失与宫颈口扩张同时进行。

3. 盆底、阴道及会阴

临产后，胎先露部下降直接压迫骨盆底，使阴道扩张成筒状，阴道外口开向前上方，阴道黏膜皱襞展平使腔道加宽。同时，肛提肌向下及两侧扩展，肌纤维拉长，使会阴体变薄，以利于胎儿娩出。

阴道及骨盆的结缔组织和肌纤维在妊娠期增生肥大，血管变粗，血运丰富，使临产后的会阴体可承受一定的压力，如保护会阴不当则可造成裂伤。

三、胎儿

胎儿的大小、胎位、胎儿发育有无异常均与分娩能否正常进行有关。

（一）胎儿大小

胎儿的大小是与骨盆的大小相对而言的。胎头是胎儿最大、可塑性最小，最难通过骨盆的部分。胎儿过大导致胎头径线过大，分娩时不易通过产道；胎儿过熟导致颅骨过硬，胎头不易变形，也可引起相对头盆不称，造成难产。

1. 胎头颅骨

胎头颅骨由顶骨、额骨、颞骨各2块及枕骨1块构成。在胎儿期各骨尚未愈合在一起，其间留有缝隙称颅缝，额骨与顶骨之间的颅缝称冠状缝，两侧顶骨之间的颅缝称矢状缝，顶骨与枕骨之间的颅缝称人字缝，颞骨与顶骨之间的颅缝称颞缝，两额骨之间的颅缝称额缝。两颅缝的交界空隙较大处称囟门，胎头前部菱形的称前囟（大囟门），后部三角形的称后囟（小囟门）。颅缝与囟门的存在，使骨板有一定的活动余地，胎头有一定的可塑性。头颅在通过产道时，通过颅缝轻度重叠使其变形，体积缩小，有利于胎头娩出。

2. 胎头径线

主要有四条：①双顶径，为两顶骨隆突间的距离，足月时平均值约为9.3cm，是胎头最大横径，临床上通过B超测量此径线来估计胎儿大小。②枕额径（前后径），为鼻根至枕骨隆突下方的距离，足月时平均值约为11.3cm，胎头常以此径衔接。③枕下前囟径（小斜径），为前囟中点至枕骨隆突下方的距离，足月时平均值约为9.5cm，胎头俯屈后以此径通过产道。④枕颏径（大斜径），为颏骨下方中央至后囟顶部的距离，足月时平均值约为13.3cm。

（二）胎位

纵产式的胎儿容易通过产道。胎儿以头的周径最大，肩次之，臀最小。如胎头可以顺利通过产道，则肩和臀的娩出一般没有困难。因此，头先露时，在分娩过程中颅骨重叠，使胎头变形，周径变小，有利于胎头娩出；而臀先露时，软产道扩张不充分，当胎头娩出时颅骨变形的机会又很少，不利于胎头娩出。横产式时，胎体纵轴与骨盆轴垂直，足月的活胎不能通过产道，对母儿威胁极大。

（三）胎儿畸形

畸形胎儿的某一部分发育异常，使胎儿的径线变大，造成难产，如脑积水、连体双胎等。

四、产妇的精神心理状态

产妇的精神心理状态在分娩过程中的作用近年来越来越受重视。妊娠是妇女一生中的主要阶段之一，分娩更是妇女生命活动中的一个重要的生活体验。分娩对产妇是一种压力源，会引起一系列特征性的心理情绪反应，常见的情绪反应是焦虑和恐惧。焦虑和恐惧的心理状态使产妇机体产生一系列变化，如心率加快、呼吸急促致使子宫缺氧而发生宫缩乏力、宫口扩张缓慢、胎先露部下降受阻，产程延长。同时，交感神经兴奋使血压升高，导致胎儿缺血缺氧而出现胎儿窘迫。焦虑时，去甲肾上腺素减少可使子宫收缩力减弱，而对疼痛的敏感性增加。疼痛又会加重产妇的焦虑情绪，从而造成恶性循环，以至于产妇出现产程延长。

总之，在分娩的过程中，产力、产道、胎儿及产妇的精神心理四个因素，相互联系，相互影响，在这四个因素中，骨盆和胎儿的大小是相对固定的，产力、胎位和产妇的精神心理状态是可变的。因此，助产人员应该做好护理，鼓励产妇，使其分娩顺利进行。

第三节　正常胎位的分娩机制

分娩机制是指胎儿先露部通过骨盆时，为了适应骨盆各平面大小及形状以及骨盆轴的走向，胎儿被动地进行一系列的适应性转动，以其最小径线通过骨盆的过程。胎头分娩机制可分为七个动作：衔接、下降、俯屈、内旋转、仰伸、复位及外旋转及胎儿娩出。临床上枕先露占95.55% ~ 97.55%，以枕左前位最多见，故以左前位的分娩机制为例加以说明。

一、衔接

胎头双顶径进入骨盆入口平面，胎头颅骨最低点接近或达到坐骨棘水平，称为衔接。初产妇正常者，多数距预产期数周前胎头已衔接，少数可在妊娠晚期胎头衔接。若初产妇已临产而胎头仍未衔接，应警惕头盆不称。

前置胎盘等高危因素。经产妇多在临产后胎头衔接。胎头进入骨盆入口时呈半俯屈状态，以枕额径衔接，胎头矢状缝可沿骨盆入口右斜径或横径入盆，胎儿枕骨在母体骨盆左前方。

二、下降

胎头沿骨盆轴前进的动作，称下降。宫缩时通过羊水传导的压力，由胎体传至胎头；宫缩时子宫底直接压迫胎臀；腹肌收缩；胎体伸直伸长促使胎头下降。下降贯穿在整个分娩过程中，与其他分娩机转动作相伴随。下降动作是间歇的，初产妇胎头下降缓慢，经产妇临产后胎头下降较快。临床上观察胎头下降的程度，是判断产程进展的重要标志之一。

三、俯屈

当胎头以枕额径进入骨盆腔后继续下降至骨盆底即骨盆轴弯曲处时，处于半俯屈状态的胎头枕部遇到肛提肌的阻力，借杠杆作用进行俯屈，其结果使胎儿颌部更加紧贴胸部，由枕额径转换为枕下前囟径以最小径线通过产道。

四、内旋转

胎头下降为适应中骨盆及出口前后径大于横径的特点，使其矢状缝与中骨盆及骨盆出口前后径相一致而进行旋转，称内旋转。枕先露时，胎头枕部位置最低，枕左前位时遇到骨盆底肛提肌阻力，肛提肌收缩将胎儿枕部推向阻力小、部位宽的前方，枕左前位的胎头向前向中线旋转 45°，后囟转至耻骨弓下方，第一产程末胎头完成内旋转动作。

五、仰伸

胎头下降到达阴道外口，胎头的枕骨下部达到耻骨联合下缘时，以耻骨弓为支点，胎头逐渐仰伸，使胎头顶、额、鼻、口、颏相继娩出的过程。当胎头仰伸时，胎儿双肩径进入骨盆入口左斜径或横径上。

六、复位及外旋转

胎头娩出时，胎儿双肩径沿骨盆左斜径下降。胎头娩出后，为使胎头与胎肩成正常关系，枕部向左旋转 45° 称为复位。胎肩在盆腔内继续下降，前（右）肩向前向中线转动 45° 时，胎儿双肩径转成与骨盆出口前后径相一致的方向，枕部须在外继续向左转 45°，以保持胎头与胎肩垂直关系，称为外旋转。

七、胎儿娩出

胎儿外旋转完成后，胎儿前肩（右）在耻骨弓下先娩出。继之，后肩（左）从会阴前缘娩出。随后，胎体及下肢娩出，至此，胎儿娩出，分娩机制全部完成。

第四节　先兆临产和临产的诊断

一、先兆临产

分娩开始前，孕妇出现一些症状，预示不久将要分娩，称为先兆临产。

（一）不规律子宫收缩

产妇在孕末期，均会有不规律子宫收缩，其特点是宫缩持续时间短且不规律，一般强度不大，常在夜间出现、清晨消失，宫缩引起下腹部轻微胀痛，宫颈管不短缩，宫口扩张不明显。

（二）胎儿入盆

初产妇在孕末期会感到上腹部较前舒适，食欲增加，呼吸较轻快。腹部检查胎先露部下降进入骨盆入口。因胎先露压迫膀胱，孕妇常有尿频症状。

（三）见红

在临产前 24 ～ 48h，有少量血性分泌物由阴道排出，称为见红。是由于宫颈内口附近的胎膜与子宫壁分离，毛细血管破裂，血液与宫颈管内的黏液相混合排出，见红是即将临产可靠征象。

（四）破水

孕妇在正式临产前胎膜自然破裂，表现为阴道有羊水流出，称为胎膜早破。孕妇应立即住院，观察治疗。

二、临产诊断

临产的标志为规律的子宫收缩，持续 30s 或以上，间歇 5 ～ 6min，伴随宫颈管消失、宫门进行性扩张和胎先露部下降。

三、产程分期

产程，是指从规律性子宫收缩开始至胎儿胎盘娩出到产后 2h 为止。临床上分为四个产程。

（一）第一产程

宫口扩张期。从开始出现规律宫缩开始，到子宫颈口开全的过程。初产妇需 11 ~ 12h，经产妇 6 ~ 8h。

（二）第二产程

胎儿娩出期。从宫口开全至胎儿娩出。初产妇需 1 ~ 2h，经产妇只需要数分钟，正常不超过 1h。

（三）第三产程

胎盘娩出期。从胎儿娩出到胎盘娩出，需 5 ~ 15min，如阴道出血不多，可以等 30min，一般不超过 30min。

（四）第四产程

产后观察期。分娩结束后 2h。这一时期主要对产妇及新生儿进行观察护理。观察产妇的子宫收缩、阴道出血、会阴伤口、全身情况及新生儿的一般情况，观察新生儿与母亲皮肤接触等护理。

第五节　分娩的临床经过及护理

一、分娩先兆

分娩开始之前，孕妇出现一系列预示不久即将分娩的征象，称为分娩先兆，也称先兆临产。

（一）假临产

在分娩开始之前，常出现不规律的宫缩，称为假临产。假临产的特点是宫缩持续时间短（不超过 30s）且不恒定，间歇时间长且不规律，宫缩强度不增加，常在夜间出现，清晨消失，宫缩时产生的不适主要在下腹部，宫颈管不短缩，宫口不扩张。

（二）胎儿下降感

因胎先露部进入骨盆入口使宫底位置下降，这时多数初产妇会感到上腹部较之前舒适，进食量较之前增多，呼吸较之前轻快。

（三）见红

在分娩开始之前 24 ~ 48h 内，因宫颈内口附近的胎膜与该处的子宫壁分离，毛细血管破裂经阴道排出少量血液，与宫颈管内的黏液栓相混合排出，称为见红。它是分娩即将开始的比较可靠的征象。若阴道流血量较多，超过平时月经量，不应认为是先兆临产，应与妊娠晚期出血，如前置胎盘等相鉴别。

二、临产诊断

临产的主要标志是有规律而逐渐增强的子宫收缩，持续 30s 或以上，间歇 5 ~ 6min，伴有进行性子宫颈管消失、宫颈口扩张和胎先露下降。

三、产程分期

总产程即分娩全过程，是指从伴有宫颈进行性扩张的规律宫缩开始，至胎儿及胎盘完全娩出为止。临床上分为三个产程。

第一产程又称宫颈扩张期。从出现间歇 5 ~ 6min 的规律宫缩开始到宫口开全。初产妇需 11 ~ 12h，经产妇需 6 ~ 8h。

第二产程又称胎儿娩出期。从宫口开全到胎儿娩出。初产妇需 1 ~ 2h，经产妇通常数分钟即可完成，也有长达 1h 者。

第三产程又称胎盘娩出期。从胎儿娩出到胎盘娩出，需 5 ~ 15min，不应超过 30min。

四、第一产程妇女的护理

（一）临床表现

1. 规律宫缩

产程开始时，子宫收缩力弱，持续时间较短（约 30s），间隔较长（5 ~ 6min）。随着产程的进行，子宫收缩强度不断增加，持续时间不断延长（40 ~ 50s），间歇期逐渐缩短（2 ~ 3min）。当宫口近全开时，宫缩持续时间可长达 1 分钟或以上，间歇期仅 1 ~ 2min。

2. 宫口扩张

由于宫缩及缩复作用，子宫颈管逐渐短缩变薄直至展平，子宫颈口逐渐扩张，从第一产程开始时的能容纳一指尖到 10cm。同时，颈口边缘消失，子宫下段及阴道形成宽阔的筒腔。

3. 胎头下降

是决定能否从阴道分娩的重要观察项目。伴着宫缩和宫颈的扩张，胎儿先露部逐渐下降，一般在宫口开至 4 ～ 5cm 时，胎头应达坐骨棘水平。

4. 胎膜破裂

简称破膜，宫缩增强使羊膜腔内的压力增高，胎先露部下降，将羊水阻断为前后两部分，分别称“前羊水”和“后羊水”。前羊水有助于扩张宫口。当羊膜腔压力增高到一定程度时胎膜自然破裂。破膜多发生在第一产程末，此时有羊水流出，量约 100mL。除此之外，破膜后胎先露下降直接压迫宫颈，可反射性加强子宫收缩，促进产程的进展。

（二）护理评估

1. 健康史

根据产前记录了解待产妇的一般情况，如结婚年龄、生育年龄、身高、体重、营养状况、既往疾病史、过敏史；月经史、生育史、分娩史等。了解本次妊娠的经过，包括末次月经、预产期、有无阴道流血、妊娠高血压综合征等情况，了解宫缩出现的时间、强度及频率，记录骨盆各径线的测量值，胎先露、胎心等情况。

2. 身体状况

（1）一般情况

临产后，产妇的脉搏、呼吸可能稍有增加，而体温变化不大。宫缩间歇期收缩压不超过基础血压 30mmHg，宫缩时，血压可能上升 4 ～ 10mmHg，有些产妇可能有腰酸、腰骶部疼痛等状况。

（2）子宫收缩

可通过触诊法或胎儿监护仪观察子宫收缩，触诊法是医生或助产士将手放在产妇腹壁的宫底部，点接检查并记录子宫收缩的频率，每次收缩的持续时间和强度。宫缩时子宫体部隆起变硬、间歇期松弛变软。产程进展正常时，宫缩强度渐强，持续时间渐长，间歇期渐短。

（3）宫口扩张和胎头下降

通过肛门指诊测得。如果难以查清或发现异常，可消毒外阴后配合医生进行阴道检查。估计子宫颈门直径，直径以 cm 或横指计算，每横指相当于 1.5cm。胎头下降程度以坐骨棘平面为标志，胎儿胎头颅骨的最低点与骨盆坐骨棘平面连线时，记为“0”，在线上 1cm 时记为“-1”，在线下 1cm 时记为“+1”，依次类推。

每次检查的结果应做记录，目前，多采用产程图来连续描记和反映宫口扩张程度及先露下降程度。产程图以临产时间（h）为横坐标，以宫口扩张程度（cm）为纵坐标在左侧，先露下降程度（cm）在右侧，画出宫口扩张曲线和胎头下降曲线。

宫口扩张曲线将第一产程分为潜伏期和活跃期，潜伏期是指从临床出现规律宫缩开始至宫口扩张 3cm 为止。此阶段扩张速度较慢，平均每 2 ～ 3h 扩张 1cm，约需 8h，不超过 16h。活跃期是指宫口扩张 3 ～ 10cm。此阶段扩张速度明显加快，约需 4h，不超过 8h。

活跃期又分为 3 期，依次为：加速期，1.5h 内宫口扩张到 4cm；最大加速期，2h 内宫口从 4cm 扩大至 9cm；减速期，时间约为 30min，宫口扩张从 9cm 到开全。胎头下降的程度以胎儿颅骨的最低点与骨盆坐骨棘平面的关系为标志。初产妇在分娩开始时胎头多已衔接，先露部的最低点可达坐骨棘平面或以上，经产妇则多在坐骨棘平面以上。

（4）胎膜情况

胎膜多在宫口近开全时自然破裂。如果胎膜未破，肛查时，在先露部前能触到弹性的水囊；若已破膜，则能直接触到先露部，推动先露部，则有羊水自阴道流出。如用 pH 值试纸测阴道流水，呈碱性反应提示已破膜。确诊已破膜时应记录破膜时间、羊水性状、颜色及流出量，同时监测胎心情况。妊娠足月的正常羊水为无色、无味、略显浑浊的不透明液体。

（5）胎心情况

用胎心听诊器或多普勒仪、胎儿监护仪于宫缩间歇期听胎心，正常胎心率为 120 ~ 160 次 / 分，多在 140 次 / 分左右。在监测胎心时，应注意胎心的频率、规律性和宫缩后胎心频率的变化及恢复的速度等。胎心率的规律性和宫缩对胎心的影响较胎心率的绝对数更重要。

3. 心理社会状况

第一产程的产妇，特别是初产妇，由于产程较长，容易产生焦虑、紧张和急躁情绪，护士或助产士应通过产妇的言语、姿势、感知水平及不适程度来评估其心理状态。家属也常产生紧张情绪。

4. 辅助检查

（1）胎儿监护仪

①描记宫缩曲线，可以了解宫缩强度、频率和每次宫缩的持续时间。②描记胎心曲线，可以显示胎心率及其与子宫收缩的关系，判断胎儿在宫内的状态。

（2）胎儿头皮血检查

通过胎儿头皮血的 pH 值测定来判断胎儿是否有宫内缺氧。正常情况下，第一产程时胎儿头皮血的 pH 值为 7.25 ~ 7.35，如 pH 值为 7.20 ~ 7.24，则表示胎儿有轻度的酸中毒，如 PH 值 < 7.20，则表示胎儿有重度酸中毒。

（三）常见的护理诊断

1. 焦虑

与知识、经验缺乏有关。

2. 疼痛

与逐渐增强的宫缩有关。

3. 舒适改变

与子宫收缩、膀胱充盈、胎膜破裂、环境嘈杂有关。

（四）护理目标

1. 产妇表示不适程度减轻。
2. 产妇能描述正常分娩过程及各产程的配合行为。
3. 产妇主动参与、控制分娩过程。

（五）护理措施

1. 入院护理

（1）鉴别真假临产：若为真临产，待产妇应收入院。

（2）采集病史：有产前检查者应详细阅读产前记录，无产前检查者则应按产前检查的要求进行采集，写好入院病历。

2. 心理护理

让产妇尽量说出自己焦虑的感受，帮助其认识到分娩是一种生理过程，耐心解答产妇的问题，及时告知产程进展情况，使其树立信心，积极配合分娩的过程。

3. 密切观察生命体征

每天测体温、脉搏、呼吸各 2 次，每天测血压 1 次，有妊娠高血压综合征及先兆子痫者，每 4 小时测量 1 次或更多。

4. 促进舒适

（1）提供良好环境：各种检查和嘈杂的声音都可能对产妇形成刺激，因此，护理人员应尽量保持镇静，态度和蔼。

（2）补充液体和热量：临产后的产妇胃肠功能减弱，加之宫缩不适，多不愿意进食，加之临产过程中产妇长时间的呼吸运动及出汗，使产妇体力消耗并有口渴。应鼓励和帮助产妇在宫缩间隙期摄取清淡而富有营养的饮食及液体，以适应分娩时的体力消耗。

（3）活动与休息：如果产妇宫缩不强，未破膜，鼓励其在室内适当活动，有利于宫口扩张及先露部下降，但要防止疲劳。夜间劝导并教会产妇在宫缩间歇期睡眠以保持体力。如阴道流血、胎膜已破、用镇静药后，初产妇宫口扩张 5cm 以上，或经产妇宫口已扩张 3cm 应卧床休息。

（4）清洁卫生：频繁的宫缩使产妇全身用力而多汗，外阴分泌物及羊水外溢等使产妇感到不适及疲劳，应协助产妇洗脸、擦汗、更衣、更换床单，大小便后行会阴冲洗，保持会阴部的清洁、干燥，以增进舒适并预防感染。

（5）排尿：临产后应鼓励产妇每 2 ～ 4 小时排尿 1 次，以免膀胱充盈影响宫缩及胎头下降，当膀胱充盈又无法排尿时应予以导尿。

5. 产程观察

（1）胎心监测

一般在宫缩的间歇期每 2 小时测 1 次，如宫缩过紧、妊娠高血压综合征、过期妊娠、胎儿宫内发育迟缓等情况则每小时测 1 次，每次听 1 分钟并注意心率、心音强弱，做好记录。用胎心监护仪监测时每次至少记录 20 分钟。如间歇期或宫缩后较长时间胎心率超过 160 次 / 分，或低于 120 次 / 分，或不规律，则提示胎儿窘迫，立即给产妇吸氧并联系医师做进一步处理。

（2）子宫收缩

用腹部触诊或胎儿监护仪观察宫缩。一般须连续观察三次收缩，并认真做记录。触诊时手法应柔和，用力要适当。发现异常情况应立即与医师联系。

（3）宫口扩张和胎头下降程度

初产妇在潜伏期应每 2 小时做 1 次肛诊检查，活跃期则每小时做 1 次，同时也要根据宫缩情况和产妇的临床表现，适当地增减检查的次数。过频的肛诊检查可增加产褥感染的机会，而检查次数过少者，在产程进展十分迅速时可能会失去准备接产的时间。

（4）破膜及羊水的观察

一旦确诊破膜应马上听胎心并记录胎心率、破膜时间、羊水的量及颜色。观察有无脐带脱垂的征象。破膜后，要注意外阴清洁，垫上消毒垫并叮嘱产妇卧床。破膜后超过 12 小时尚未分娩者，按医嘱给抗生素预防感染。

（六）护理评价

1. 产妇表示不同程度的不适减轻，保持适当的摄入和排泄，没有痛苦面容。
2. 产妇能描述正常的分娩过程及各产程的配合措施。
3. 产妇能积极参与和控制分娩过程，适当休息、活动，配合检查。

五、第二产程妇女的护理

（一）临床表现

1. 子宫收缩增强

第二产程中，宫缩的强度及频率都达到高峰，宫缩持续约 1 分钟甚至更长时间，间隙仅 1 ～ 2 分钟。

2. 胎儿下降及娩出

随着产程的进展，胎头继续下降，这时会阴组织膨隆，肛门松弛，宫缩时胎头露出阴道口，但宫缩间隙时又缩回阴道内，称为“拨露”。如果产程进一步进展，胎头露出的部分逐渐增多，宫缩间隙时胎头始终暴露于阴道口而不回缩，称为“着冠”。此时胎头双顶径已越过骨盆出口，然后头部仰伸，枕、额、面等娩出。外旋转后，前肩、后肩、躯体相继娩出，之后并伴有羊水排出。

（二）护理评估

1. 健康史

资料同第一产程的内容，并了解第一产程的经过及处理情况。

2. 身体状况

产妇的阴道分泌物增多，宫缩加强，持续时间在 1 分钟或以上，间歇期仅 1 ~ 2 分钟。此时胎头抵达盆底压迫盆底组织，产妇于宫缩时不由自主地向下屏气用力，主动地增加腹压，使胎儿下降直至娩出。产妇的体力消耗很大，表现为大汗淋漓，四肢随意活动。产妇的腹痛、腰骶酸痛、腿部肌肉痉挛均较第一产程加剧，有的产妇可能会有呕吐。正常情况下，此时的会阴膨隆、变薄。如果会阴过紧或胎儿过大，估计分娩时会阴撕裂不可避免或母儿有病理情况亟须结束分娩者，应行会阴切开术。

3. 心理社会状况

在第二产程中，产妇的恐惧、急躁情绪比第一产程加剧，表现为烦躁不安、精疲力竭。家属在产房外也会产生紧张不安的情绪。

4. 辅助检查

用胎儿监护仪测胎心率及基线变化。如胎心出现异常要及时处理。

（三）常见的护理诊断

1. 焦虑

与缺乏顺利分娩的自信心及担心胎儿的健康有关。

2. 疼痛

与宫缩及会阴侧切术有关。

3. 有受伤的危险

与分娩中可能的会阴裂伤、婴儿产伤等有关。

（四）护理目标

1. 产妇及新生儿没有产伤。
2. 产妇正确使用腹压，积极参与、控制分娩过程。

（五）护理措施

1. 心理护理

第二产程期间助产士应陪伴在旁，给予产妇安慰和支持，缓解、消除其紧张和恐惧情绪，出汗多时及时用湿毛巾擦拭，宫缩间歇时协助产妇饮水。

2. 观察产程进展

每 15 分钟测听一次胎心或用胎儿监护仪持续监护。若有异常及时通知医师外给予产妇吸氧。观察宫缩，如有宫缩乏力，应按医嘱给予催产素静脉滴注。

3. 指导产妇屏气

随着宫缩，产妇往往有不自主向下用力屏气的动作，如果用力不当，无效消耗体力，容易引起子宫收缩乏力，影响产程进展而导致第二产程延长，胎儿则易发生宫内窒息及颅内出血，正确的屏气方法是：产妇仰卧，双腿屈曲，双足蹬在产床上，两手分别拉住产床旁把手，当子宫收缩时，先深吸一口气，然后闭上嘴随子宫收缩如排便样向下屏气用力，以加速产程进展；在子宫收缩的间歇期，全身肌肉放松，安静休息。护理人员应及时给予反馈意见，不断纠正产妇的屏气方法，鼓励正确屏气。

4. 接产准备

（1）产妇的准备

初产妇宫口开全或经产妇宫口扩张到 4cm 时，应将其送至产房做好接产准备。会阴清洁消毒：取仰卧位双腿屈曲稍分开，先用清水清除外阴部的血迹和黏液、肛周的粪便，然后用肥皂水清洁外阴部，顺序是：大阴唇、小阴唇、阴阜、大腿内上 1/3，会阴和肛门周围。然后用温开水冲去肥皂水，再用消毒液，如 1 ∶ 1000 苯扎溴铵(新洁尔阴)冲洗消毒，顺序同上。同时，为防止冲洗液流入阴道，应用消毒干纱球盖住阴道外口，冲毕移去，用消毒干棉球按以上顺序擦干外阴部，铺消毒巾于臀下。

（2）物品准备

①打开产包，检查包内用物，按需要添加物品，如麻醉用物、新生儿吸管、产钳等。②新生儿用品，根据季节加放毛毯、热水袋等，如为早产婴，应准备好暖箱。

（3）接产者的准备

接产的助产士按手术要求洗手消毒、穿接产衣、戴消毒手套，给已完成会阴部消毒的产妇铺消毒单，戴腿套并固定。肛门处用双层无菌巾遮挡。

5. 接产

（1）大多数产妇在第一产程中自然破膜，但部分产妇须在接产时人工破膜，使胎头随之下降。这时，应防止羊膜囊压力大而导致羊水喷至接产者面部。大量羊水湿透无菌区时，应更换无菌巾。

（2）接产要领：保护会阴，协助胎头俯屈，让胎头的最小径线（枕下前囟径）在宫缩间歇时缓慢通过阴道口，正确地娩出胎肩，同时保护好会阴。

（3）会阴切开。

（4）脐带处理：胎头娩出后，接产者应立即检查有无脐带绕颈，如果绕颈较松，用手将脐带顺肩推下或从头部脱出，如绕颈较紧或缠绕 2 周以上，则用 2 把止血钳将脐带夹住，从中剪断。注意不要损伤皮肤，脐带松解后，协助胎肩娩出。如无脐带绕颈，则在胎儿娩出后 1 ~ 2 分钟内断扎脐带。

（5）其他：新生儿娩出后，如一般情况良好，则接产者在断脐后将其抱给产妇，让产妇看清孩子的性别。胎儿娩出后，在母亲臀部垫一弯盘以估计出血的量。

（六）护理评价

1. 产妇没有会阴撕裂。
2. 新生儿没有头颅血肿、锁骨骨折等产伤。
3. 产妇正确使用腹压，积极参与、控制分娩过程。

六、第三产程妇女的护理

（一）临床表现

1. 子宫收缩

胎儿娩出后，宫缩暂停，数分钟后重出现，子宫呈球形，宫底上升。这是由于胎盘剥离降至子宫下段，子宫体被推向上方所致。

2. 胎盘娩出

由于胎儿娩出后宫腔容量缩小，胎盘不能相应缩小，与子宫壁发生错位而剥离。

3. 阴道流血

由于宫壁与胎盘的分离所致。

（二）护理评估

1. 健康史

资料同第一、二产程，并了解第二产程的经过情况。

2. 身体状况

（1）母亲

①一般情况：胎儿娩出后，子宫降至脐平，宫缩暂停，几分钟后重又出现。胎盘娩出后 2 小时内评估子宫收缩情况，注意宫底高度，膀胱充盈，有无血肿等，记录脉搏、血压。如宫缩不良、子宫底上升提示宫腔内有积血，如产妇自觉有肛门坠胀感多为阴道后壁血肿。

②胎盘剥离征象：子宫体变硬，宫底上升；阴道口外露的一段脐带自行延长；阴道少量流血；经耻骨联合上方轻压子宫下段时，宫体上升而外露的脐带不再回缩。胎盘剥离及排出的方式有两种：第一种，胎儿面先排出，胎盘从中央开始剥离，而后向周围剥离，这种娩出方式多见。其特点是胎盘先排出，后见少量阴道流血。第二种，母体面先排出，胎盘从边缘开始剥离。其特点是先有较多的阴道流血后胎盘排出。

③胎盘评估：胎盘娩出应仔细检查胎盘小叶有无缺损、胎膜是否完整，并检查胎盘胎儿面边缘有无血管断裂，以及时发现副胎盘，还应检查胎盘胎膜有无异常。

④宫缩及阴道出血量评估：正常情况下，胎儿娩出后子宫迅速收缩，宫底在脐下 1 ~ 2cm，此后有一个短暂的休息期。约 5 分钟后子宫再次收缩成球形。宫缩乏力表现为子宫不收缩或收缩欠佳，子宫软而无力。阴道出血多者多因宫缩乏力或软组织损伤导致。

⑤胎儿娩出后，产妇感到轻松，心情比较平静。如果新生儿有异常，或产妇不能接纳自己的孩子，则会产生焦虑、烦躁，甚至憎恨的情绪。

⑥会阴部检查：胎盘娩出后仔细检查会阴、小阴唇内侧、尿道口周围及阴道子宫颈有无裂伤。会阴裂伤按其轻重程度分为三度。Ⅰ度：裂伤部位限于会阴后联合、会阴皮肤、阴道黏膜；Ⅱ度：除以上裂伤外，还存会阴肌肉裂伤，但肛门括约肌完整；Ⅲ度：会阴黏膜、会阴体、肛门括约肌完全裂伤，甚至直肠裂伤。

（2）新生儿

① Apgar 评分：此评分法用于判断有无新生儿窒息及窒息的严重程度。以新生儿出生后 1 分钟的心率、呼吸、肌张力、喉反射及皮肤颜色 5 项体征为依据，每项为 0 ~ 2 分。满分为 10 分，属正常新生儿，7 分以上属正常，4 ~ 7 分为轻度窒息，4 分以下重度窒息，应在出生后 5 分钟时再次评分。

②一般评估：测体重、身长及头径，判断是否与孕周数相符；胎头有无产瘤及颅内出血；四肢活动情况及有无损伤；有无畸形如唇裂、多指（趾）、脊柱裂等。

3. 辅助检查

根据病情需要，选择血尿常规、出凝血时间、血气分析及心电图等检查，以协助判断母儿的状况。

（三）常见的护理诊断

1. 组织灌注量改变的危险，与产后出血有关。

2. 有亲子依附关系改变的危险，与产后疲惫、会阴切口疼痛或新生儿性别不理想有关。

（四）护理目标

1. 产妇不发生产后出血。

2. 产妇接受新生儿并开始亲子间的互动。

（五）护理措施

1. 协助胎盘娩出并检查

当确认胎盘已完全剥离时，于宫缩时左手握住宫底并按压，右手轻拉脐带、协助娩出胎盘，当胎盘娩至阴道口时，接产者用双手捧住胎盘，向一个方向旋转并缓慢向外牵拉，协助胎膜完整剥离排出。若发现胎膜部分断裂，可用血管钳夹住断裂上端的胎膜，再继续向原方向旋转至完全排出。胎盘娩出后应立即检查胎盘、胎膜的完整性，有异常应及时报告医师处理。切忌在胎盘剥离前揉搓或挤压子宫，以免影响子宫收缩和胎盘剥离造成产后出血。同时也不要粗暴地向外牵引，以免造成胎盘或胎膜娩出不全。

2. 预防产后出血

（1）若胎儿娩出后 30 分钟，胎盘没有排出，阴道流血不多，可轻轻按压子宫或静脉注射宫缩剂，如无效再行手取胎盘术。若胎盘娩出后出血多时，可用麦角新碱 0.2 ~ 0.4mg 经下腹部直接注入宫体肌壁内或肌注，并将催产素 20U加入500mL 5%葡萄糖液静脉滴注。

（2）胎盘娩出后 2 小时内（也有称此为第四产程）严密观察血压、脉搏、子宫收缩、宫底高度、膀胱充盈及会阴切口情况。阴道流血多、宫缩乏力时按摩子宫。膀胱充盈者应导尿。若发现血肿应及时处理。

（3）正确及时进行会阴切开缝合术及会阴裂伤修复术。

3. 一般护理

第三产程结束时，为产妇擦浴，更换衣服及床单，垫好会阴垫，保暖，提供易消化、营养丰富的饮料及食物，以帮助其恢复体力。观察 2 小时无异常者，送休养室休息。

4. 新生儿护理

清理呼吸道，断脐后，将新生儿放在婴儿床上继续清除呼吸道的黏液和羊水，用吸痰管轻轻清理咽部、鼻腔，进行 Apgar 评分，低于 7 分者应行特殊处理。用毛巾擦干皮肤并保暖，擦净足底胎脂，打足印及拇指印于新生儿病历上，系上新生儿手圈，手圈上标明母亲姓名、床号、住院号、孩子性别。如新生儿无异常，胎儿娩出后半小时内抱给母亲，进行第一次吸吮。用抗生素眼药水滴眼，以预防新生儿在通过产道时受到淋球菌感染而致淋病性结膜炎。

（六）护理评价

1. 产妇在分娩中及分娩后出血量小于 500mL。
2. 产妇能接受新生儿并开始与新生儿目光交流、皮肤接触和早吸吮。

第六节　分娩镇痛

分娩疼痛是客观事实，分娩疼痛有生理及心理因素，分娩镇痛可提高分娩期母婴安全、缩短产程，减少手术产率，减少产后出血，降低胎儿缺氧及新生儿窒息的发生，支持产妇心理健康。产痛的发生是一个复杂的生理和心理过程，产妇疼痛感受有很大的差异，产痛的原因主要是由于子宫收缩时肌纤维拉长或撕裂，血管受压致缺血缺氧，刺激神经末梢上传到大脑痛觉中枢引起疼痛。此外，胎儿通过产道时对产道的压迫造成损伤，牵拉产生疼痛，多数产妇和胎儿能够耐受产痛。如果产妇过度紧张、焦虑和惊恐，体内致痛物质分泌增加可加重疼痛。紧张—焦虑—疼痛恶性循环，可以互相转化。产科的镇痛不是无痛，而是医务人员采取各种方法减轻产痛，达到产妇觉得可以忍受的程度。

一、减轻产痛应具备的要求

镇痛的方法应该对母亲、胎儿、新生儿无影响；不影响子宫收缩；对产程无负面影响；减痛的方法要起效快，作用可靠；方法简便，产妇要清醒参与配合。

二、镇痛方法

即药物镇痛法和非药物镇痛法。

（一）非药物镇痛法

鼓励和提倡使用非药物镇痛措施，因为，非药物镇痛方法对母婴没有不良影响。
（1）环境的改变：分娩环境影响产妇的心理状态，如果产妇处于一种紧张喧闹的环境可造成精神紧张，心情烦躁，现代化的产房要求是单人房间，有利于丈夫陪伴分娩、保护产妇隐私、保证休息，保证母婴安全。

房间墙壁粉刷成温馨的颜色，可以悬挂图片、照片等装饰物，使产妇进入房间后感觉温馨得像家一样。产房内设置产床、辐射台、电视、音响、分娩球、分娩椅等设施以保证产妇待产和分娩。

（2）开展健康宣教与产妇交流：开展多种形式健康指导与咨询，增进孕妇与助产士之间的理解和信任，解决她们心中的疑虑，提供心理支持使孕妇有充分的心理准备进入产程。

（3）精神支持：产程中，医务人员开展导乐陪伴分娩，进行心理疏导，及时通报产程进展情况，运用鼓励性语言等做到心理支持。

（4）开展家属陪伴分娩：鼓励丈夫参与分娩非常重要，丈夫可以给妻子提供最好的心理支持，在陪产的过程中，给妻子爱抚和安慰，减少了产妇的孤独感，帮助产妇按摩、擦汗、提醒呼吸的节律等。

（5）鼓励孕妇采取自由体位：为减轻产妇待产过程中的不适，加速产程进展，产妇在待产过程中应多下床走动，根据自己的情况采取站立、走动、摇摆和旋转骨盆、蹲、跪、坐等姿势。尽量保持上身直立的姿势，这样胎头会与宫颈贴得紧密，宫缩时有效地扩张宫颈，促进产程进展。孕妇走动时，其骨盆的轻微摆动有利于胎头在骨盆中转动，孕妇卧床时尽量采取侧卧位，有利于胎头的旋转。

（6）呼吸调节：在待产过程中运用呼吸技巧，用以提高产妇对疼痛的阈值，增加其适应子宫收缩的能力，达到放松的效果。

（7）冷、热敷：冷敷、热敷用来促进临产妇的舒适松弛以减轻疼痛，可以用冷毛巾为其敷前额、面部，用热水袋热敷腰部，但要注意不要伤害皮肤，也可淋浴或泡在浴缸中利用水温和水的浮力减轻疼痛。

（8）其他方法：按摩、聊天、看电视、听音乐、针灸等，对减轻产痛均有帮助。

（二）药物镇痛

临产时应用药物镇痛，以最小有效剂量为原则。常用的方法有会阴局部麻醉、阴部神经阻滞、宫颈旁局部麻醉、腰麻、骶管阻滞和腰段硬膜外麻醉。应用腰麻、骶管阻滞、硬膜外麻醉时，应做好上肢静脉输液、供氧及急救物品，以应对意外的抽搐、呼吸抑制及血压降低。

第七节 产科特殊药物

一、缩宫素

缩宫素（催产素），是垂体后叶激素的两种主要成分之一，能选择性地兴奋子宫平滑肌，其作用可因子宫生理状态及剂量的不同而有差异，使子宫产生节律性收缩或强直性收缩。

（一）核对内容

医嘱、孕妇、药物。

（二）护理评估

（1）了解孕妇的孕产史、孕周、合并症、宫颈成熟度、胎儿成熟度、胎心率、子宫收缩、阴道检查结果、B 超结果、血压、脉搏。

（2）了解孕妇应用缩宫素的适应证：引产、催产、促宫颈成熟、缩宫素激惹试验、产后出血或有产后出血倾向者等。

（3）了解有无使用宫缩素的禁忌证：如明显头盆比例不称；胎位或胎先露异常；瘢痕子宫；子宫体过度伸张（如巨大胎儿、羊水过多等）；胎儿宫内窘迫；宫缩过强；产前出血（包括胎盘早剥、前置胎盘等）；双胎妊娠；严重的妊娠高血压综合征等。

（三）护理要点

（1）先以溶媒排净输液器内气体，开放静脉通道，调好滴速，确认输液泵功能正常后，再加入缩宫素，上下摇动输液袋使药液充分完全混合。

（2）配制：500mL的溶媒中加入缩宫素2.5U，开始滴注滴速12 ~ 24mL/h（每分钟4 ~ 8滴）。

（3）每 15 ~ 30min 观察胎心率及宫缩 1 次，并根据情况每 15 ~ 30mm 调速 1 次，每次增加 < 12mL/h。

（4）调节输液至出现有效宫缩：10min 有三次有效宫缩（宫腔内压力达 50 ~ 60mmHg，持续时间 > 30s）。如滴注浓度已递增到 180mL/h（每分钟 60 滴），仍无有效宫缩，不宜继续增加滴速。

（5）观察胎儿心率、宫缩及产程进展情况，适时实行阴道检查 / 肛查。如出现以下情况应立即停药：①先兆子宫破裂征象：原因不明的阴道流血及脉搏突然加快、胎心减慢或消失、血尿、腹部出现病理收缩环、宫缩突然减弱或消失；②痉挛性子宫收缩；③一过性低血压；④过敏反应：出现胸闷、气急、寒战、休克；⑤胎心监测反复出现重度晚期减速或较重的变异减速（胎心率 < 100/min 或比基线降低 40/min，持续 1min）。

（6）定期监测孕妇的生命体征。

（7）用药过程中须专人观察，使用专用表格进行记录。

（四）健康教育

（1）缩宫素的作用、可能出现的情况与不良反应。

（2）输液期间的注意事项：指导孕妇不可擅自调节速度（床旁设“限制输液滴速”卡），可能出现宫缩加强、疼痛加剧等，如宫缩疼痛剧烈，持续大于1min不能缓解或出现破水、便意感等应及时通知医务人员。

二、地诺前列酮栓

地诺前列酮栓（欣普贝生）能够促进宫颈成熟，诱发宫缩，经阴道给药，是国内引产指南推荐用于足月促宫颈成熟药物。

注意：该药储存放置在温度在 –10 ~ –20℃的冰箱（速冻箱）中，取出后立即使用。

（一）核对内容

医嘱、孕妇、药物。

（二）护理评估

（1）了解孕妇的孕产史、孕周、合并症、血压、脉搏、胎儿成熟度、子宫收缩、超声波及阴道检查结果。

（2）了解NST结果：结果为有反应型可放置欣普贝生，NST结果为可疑或无反应型者，需要做 OCT。OCT 结果阴性者，试验停止 30min 后，可放置欣普贝生。

（3）了解孕妇应用欣普贝生的适应证：孕妇具阴道分娩条件、胎儿能耐受宫缩刺激、有临床引产指征、宫颈 Bishop 评分≤ 6 分、无 PGE_2 使用禁忌证（哮喘、青光眼、严重肝肾功能不全等）。

（4）了解有无使用欣普贝生的禁忌证：如瘢痕子宫、子宫颈手术史或宫颈裂伤史、明显头盆不称、胎位异常、胎儿宫内窘迫、急性盆腔炎或阴道炎、三次以上足月产、多胎妊娠、已开始临产、正在静脉点滴缩宫素、对前列腺素过敏。

（三）护理要点

1. 欣普贝生的放置

①不需要借助检查床或妇科窥器，可使用少量的水质润滑剂。注意不要使药物过度接

触和被覆润滑剂，以免影响栓剂的膨胀和药物的释放。②用手指将栓剂置于阴道后穹窿，将栓剂旋转 90°，使其横置于阴道后穹窿深处（放置位置对药效影响至关重要），栓剂的终止带不要拉得过直，要留存余量，阴道外留有 2 ~ 3cm，以免栓剂外移。

2. 向孕妇交代注意事项

放药后须卧床休息 2h，直至药物充分吸水膨胀，2h 后可下地活动，出现宫缩后及时通知医务人员

3. 欣普贝生放置期间内的监测

①放药后持续胎儿电子监护 2h，观察胎心率变化及宫缩情况，警惕子宫收缩过强。②如 2h 后无宫缩出现，则每 2 ~ 4h 监测胎心及宫缩 1 次，出现规律宫缩后按临产后观察。若怀疑为过频宫缩或过强宫缩，则持续胎儿电子监护，及时处理。③根据子宫收缩情况，适时做宫颈状况检查，并要关注产妇自觉症状及时做阴道检查。④观察有无不良反应：恶心、呕吐、发热。

4. 欣普贝生的撤出时机

①临产（初产妇定义为规律宫缩伴有进行性宫颈管消失和子宫颈口开张；经产妇定义为每 3min 1 次的疼痛性的规律宫缩，不考虑宫颈管和宫口变化如何）。②自然破膜或人工破膜（但未放药前胎膜已破且无宫缩者，可放置欣普贝生引产）。③如出现宫缩过强、胎儿宫内窘迫应立即撤药，并根据恢复情况，做适当处理或短时间内分娩。④发生不良反应：如恶心、呕吐、低血压和心率过速。⑤放药达到 24h。

5. 欣普贝生的撤出方法

①轻拉终止带，便可快速地取出栓剂；②欣普贝生撤出后，做阴道检查，再次评估 Bishop 评分。

（四）健康教育

（1）告知欣普贝生的作用、可能出现的情况与不良反应。

（2）指导注意事项。阴道放置欣普贝生后，须卧床休息 2h，方可下床活动；用药后宫缩或宫缩疼痛剧烈，持续大于 1min 不能缓解或出现胎膜破膜、便意感等及时通知医务人员。

三、硫酸镁

硫酸镁是目前治疗重度子痫前期的首选解痉药物，已证实可使子痫的发生风险降低 50%。通过镁离子抑制运动神经末梢对乙酰胆碱的释放，阻断神经和肌肉间的传导，使骨骼肌松弛，从而预防和控制子痫发作，且对宫缩和胎儿均无不良影响。

（一）核对内容

医嘱、孕/产妇、药物。

（二）护理评估

（1）了解孕妇的孕周、合并症、胎心率、子宫收缩、脉搏与呼吸次数、膝腱反射、尿量。

（2）了解孕妇应用硫酸镁的适应证：子痫药物、子痫及先兆早产。

（3）了解有无硫酸镁的禁忌证：重症肌无力、肾功能不全、近期心肌梗死史和心肌病史。正在使用利托君安胎者慎用硫酸镁。

（三）护理要点

（1）静脉推注首剂负荷量：5%GS/NS 20mL+25% 硫酸镁 10 ～ 20mL 静脉缓慢推注，推注时间 5 ～ 10min。

（2）静脉输液配制与点滴速度：5%GS 500mL/NS 500mL+25% 硫酸镁 30mL 静脉点滴。滴速：1 ～ 2g/h（66 ～ 132mL/h）。

（3）24h 总用量：15 ～ 20g，不超过 25 ～ 30g。

（4）观察内容：监测呼吸、心率、尿量、膝腱反射、胎儿反应（可能出现无负荷试验无反应型增加，胎心率变异减少，基线下降，呼吸运动减少）等。如呼吸≥ 16/min；心率≥ 60/min；膝反射存在；尿量≥ 25mL/h 或≥ 600mL/24h；心电图检查正常；每 3 ～ 5d 查 1 次血镁。

（5）硫酸镁中毒抢救用药：10% 葡萄糖酸钙 10mL 静脉缓慢推注（3 ～ 5mm），必要时每小时重复 1 次，24h 不超过 8 次。

（6）及时记录，可采用专用的记录表格。

（四）健康教育

（1）告知应用硫酸镁的作用。

（2）告知用药后的副作用：可能出现皮肤潮红、出汗、口干等不良反应。

（3）告知用药期间的注意事项：指导孕妇不可擅自调节速度（床旁设“限制输液滴速”卡），如出现头痛、眼花、上腹部疼痛；呼吸困难、复视、全身无力等应及时通知医务人员。

四、盐酸利托君

盐酸利托君（安宝）为 β_2– 肾上腺素受体激动药，可激动子宫平滑肌中的 β_2 受体，抑制子宫平滑肌的收缩，减少子宫的活动而延长妊娠期，用于防治早产。

（一）核对内容

医嘱、孕妇、药物。

（二）护理评估

（1）了解孕妇的孕产史、孕周、合并症、心率、血压、宫缩、胎心率、心电图及阴道检查结果。

（2）了解孕妇应用安宝的适应证。

（3）了解有无用安宝的禁忌证：如妊娠不足20周、产前大出血、子痫及重度子痫前期、胎死腹中、绒毛膜羊膜炎，孕妇有无心脏病或危及心脏功能的情况、肺高压、甲状腺功能亢进、未控制的糖尿病患者、用药前心率>120/min、对该药过敏者。

（三）护理要点

（1）安宝注射液100mg加入500mL溶媒中（浓度为0.2mg/mL）。

（2）开始控制剂量为0.05mg/min，即15mL/h开始，每10～15分钟增加一次滴速，每次增加15mL/h。

（3）用药期间密切观察孕妇血压、脉搏、心率、宫缩及胎儿心率（胎儿心率可能增加25/min以上，但通常少见）。如子宫收缩不能控制，应注意行阴道检查了解子宫颈张开情况。

（4）待宫缩停止，将输液速度逐步调节至最低有效量，维持12～18h，予口服利托君片（须有医嘱），服药后30min～2h停输液。

（5）及时、详细记录用药情况。

（四）健康教育

（1）告知应用安宝的目的。

（2）告知孕妇用药后可能出现孕妇及胎儿心率加快。

（3）告知用药期间的注意事项：指导孕妇输液时多取侧卧位，不可擅自调节速度（床旁设“限制输液滴速”卡），如出现胸闷、心悸、呼吸困难等应及时通知医务人员。

五、阿托西班

阿托西班（依保）是一种合成多肽，是催产素受体竞争性拮抗药，可抑制宫缩，并使催产素介导的前列腺素分泌减少。用于出现早产征兆且年龄在18岁以上、妊娠24～33周、胎儿心率正常的孕妇。

（一）核对内容

医嘱、孕妇、药物。

（二）护理评估

（1）了解孕妇的年龄、孕产史、孕周、合并症、宫缩、胎心率、阴道检查结果。

（2）了解孕妇应用阿托西班的适应证。

（3）了解有无阿托西班的禁忌证。比如，妊娠 < 24 周或 > 33 周；妊娠 > 30 周胎膜早破者；宫内胎儿生长迟缓和胎儿心率异常者；产前出血须立即分娩者；宫内胎儿死亡者；宫内感染；继续妊娠对母亲或胎儿有危险者，对该药过敏者。

（三）护理要点

（1）使用输液泵输液，输液旁挂“限制输液滴速”卡；选用留置针，穿刺部位尽量避开关节。

（2）静脉注射初始剂量：阿托西班注射液 6.75mg（1mL）加入 9mL 溶媒中（浓度为 0.675mg/mL），注射时间 > 1min。

（3）大剂量静脉输注：阿托西班注射液 75mg 加入 90mL 溶媒中（浓度为 0.75mg/mL），以每分钟 300/μg（24mL/h）的速度输注，维持 3h。

（4）小剂量静脉输注：大剂量输注 3h 后改为每分钟 100μg（8mL/h）的速度输注，最多达 45h。

（5）用药期间密切观察孕妇宫缩及胎儿心率。如子宫收缩持续存在时，应报告医生考虑使用其他宫缩抑制药替换治疗。

（6）向孕妇交代注意事项，并做好用药记录。

（四）健康教育

（1）嘱孕妇不要擅自调节输液滴速。

（2）嘱孕妇如出现头痛、恶心、呕吐、心悸、宫缩频密等应及时通知医务人员。

六、纳洛酮

纳洛酮为纯粹的阿片受体拮抗药，能竞争性拮抗各类阿片受体，对 μ 受体有很强的亲和力。纳洛酮同时逆转阿片激动药所有作用，包括镇痛。另外还可迅速逆转阿片镇痛药引起的呼吸抑制，可引起高度兴奋，使心血管功能亢进。在产科新生儿抢救中主要用于拮抗阿片类药物所致的新生儿呼吸抑制，促使新生儿苏醒。

（一）核对内容

医嘱、新生儿、药物。

（二）护理评估

（1）了解的母亲合并症、是否为阿片类药物躯体依赖患者、新生儿的胎龄、体重、羊水情况、Apgar 评分等。

（2）了解新生儿应用纳洛酮的指征：正压人工呼吸使心率和肤色恢复正常后，仍有严重的呼吸抑制；母亲分娩前 4h 内有注射麻醉药史。

（三）护理要点

（1）抢救配合人员：儿科医生、产科医生、助产士。

（2）选择制剂：1mL ∶ 0.4mg 的盐酸纳洛酮注射液。

（3）按医嘱给予药物剂量：一般根据新生儿体重每千克给药 0.1mg。

（4）给药途径包括：气管内注入、静脉注射或肌内注射。

（5）在给予纳洛酮前，必须建立和维持充分的人工呼吸。

（6）观察新生儿呼吸、心率恢复情况，需要时可重复给药以防止呼吸暂停复发。

（7）供氧并监测新生儿血气分析。

（8）及时转送往新生儿科监测及进一步处理。

（9）准确、及时记录用药情况。

七、肾上腺素

盐酸肾上腺素为 α 、β－肾上腺素受体激动药。α－受体激动引起皮肤、黏膜、内脏血管收缩；β－受体激动引起冠状血管扩张，骨骼肌、心肌兴奋，心率增快，支气管平滑肌、胃肠道平滑肌松弛。对血压的影响与剂量有关，常用剂量使收缩压上升而舒张压不升或略降，大剂量使收缩压、舒张压均升高。主要用于支气管痉挛所致的严重呼吸困难、过敏性休克及心跳骤停。

（一）核对内容

医嘱、新生儿、药物。

（二）护理评估

（1）了解的母亲合并症、新生儿的胎龄、体重、Apgar 评分、血气分析结果等。

（2）了解新生儿应用肾上腺素的指征：心搏停止或在 30s 的正压人工呼吸和胸外按压后，心率仍 < 60/min。

（三）护理要点

（1）急救配合人员：儿科医生、产科医生、助产士。

（2）选择制剂：采用 1mL ∶ 1mg 的盐酸肾上腺素注射液。

（3）按医嘱给予药物剂量：一般根据新生儿体重给药剂量为 0.01 ～ 0.03mg/kg（BP 1mL ∶ 1mg 的盐酸肾上腺素注射液用 9mL 生理盐水稀释以后，给药剂量为 0.01 ～ 0.03mL/kg）。

（4）给药途径：静脉注射，气管内注入。

（5）观察新生儿心率、呼吸的恢复情况。

（6）如心率未能恢复者，需要时可重复给药。

（7）供氧、持续心电监护及检测新生儿血气分析。

（8）及时转送往新生儿科进行监测及进一步处理。

（9）及时记录用药情况。

八、猪肺磷脂注射液

猪肺磷脂注射液（固尔苏）是由猪肺的肺泡表面来源制备的一种天然表面活性物质，以磷脂和特异性蛋白为主组成，内衬于肺泡表面并降低肺泡表面张力，使得肺泡在呼气末保持扩张而不致塌陷，并且在整个呼吸周期维持充分气体交换。在产科主要用于预防治疗早产婴儿呼吸窘迫综合征。

（一）核对内容

医嘱、新生儿、药物。

（二）护理评估

了解的母亲合并症、新生儿的胎龄、体重、Apgar 评分等。

（三）护理要点

（1）急救配合人员：儿科医生、产科民生、助产士。

（2）按医嘱选择制剂：采用 1.5mL ∶ 0.12g 或 3mL ∶ 0.24g 的盐酸猪肺磷脂注射液。

（3）给药途径：气管内滴注。

（4）使用前须先加温到 37℃，并上下转动药瓶以使药液混合均匀。

（5）按医嘱给药：一般首次量为 100 ~ 200mg/kg 体重，重复给药量为 100mg/kg 体重。

（6）将一次剂量（一般为 100 ~ 200mg/kg 体重）药液沿气管插管直接滴注入下部气管，给药后立即行手工通气。给氧浓度须与给药前机械通气时的氧浓度一致。

（7）根据情况再次给予 1 ~ 2 次重复剂量（100mg/kg 体重），且 2 次给药须间隔 12h。

（8）给药后持续供氧，观察新生儿心率、呼吸、肤色等情况。

（9）及时转送往新生儿科进行监测及进一步处理。

（10）准确、及时记录用药情况。

第八节　其他分娩方式

一、陪伴分娩

陪伴分娩是指一位有爱心、有生育经验的妇女或医务人员或经过培训的产妇家属，在整个产程中给产妇以持续的生理、心理及情感上的科学支持。

（一）护理评估

（1）查阅产前检查记录，了解产妇的年龄、身高、健康史、孕产史、骨盆测量值、孕周、胎儿大小等。

（2）了解产妇的身心状况：自觉状况，行为表现，注意有无烦躁不安、呼痛不已、疲乏无力、尿潴留、焦虑、恐惧、对疼痛的耐受性等表现。

（3）评估胎儿宫内情况。

（二）护理要点

（1）严密监护母婴状况及产程进展情况。

（2）鼓励产妇说出心中感受，随时告知孕妇家属产程进展情况，鼓励丈夫及亲属支持孕妇。

（3）为产妇提供舒适、安静的待产环境。

（4）如产妇亲属陪伴分娩，须协助其亲属更换入内衣及鞋子；指导其进入分娩室的途径；告知其进入陪伴分娩室相关的守则；教育其鼓励及支持产妇的方法。

（5）为产妇提供适宜技术减轻分娩疼痛，热敷、按摩、呼吸减痛法等。

（6）提供生活、精神（生理、心理）全方位支持作用。

（7）严格按照诊疗常规及操作指引进行接生。

（8)严密观察产后2h的母体情况，进行产后宣教，及时进行新生儿早接触、早吸吮。

二、水中分娩护理

（一）水中分娩时镇痛、缩短产程，减少产伤

1. 室温控制在26℃左右，分娩池水温保持在35 ～ 37℃，分娩期可降至32 ～ 33℃。
2. 严格掌握水中分娩的适应证与禁忌证，核查是否签订《水中分娩知情同意书》。
3. 宫口开大3cm时，协助产妇使用开塞露2支排空大便，并在家属陪伴下沐浴。

4. 产妇入水后采取自由体位，由助产士专人陪伴，严密监测胎心变化及产程进展，给予产妇持续心理支持。

5. 鼓励产妇饮水，进食高能量食品。

6. 胎儿娩出后立即抱出水面，放于产妇胸前，常规断脐；新生儿送至远红外辐射台保暖，清理呼吸道，包扎处理脐带。

7. 送产妇至产床，协助胎盘娩出，检查软产道，如有裂伤给予常规缝合。

8. 产程进展中，如有异常及时报告医师，并做好剖宫产或阴道助产的准备及配合工作。

9. 做好预防产妇跌倒与滑倒的安全防护。

10. 严格执行输液安全管理规范，做好防水处理，避免穿刺部位感染。

11. 每次分娩结束后，分娩池须彻底清洗，消毒后备用，下次使用前再次消毒。

12. 加强助产士的自身保护。

（二）健康教育

（1）告知产妇水中分娩的相关信息及配合方法，以减轻产妇及家属的紧张、焦虑情绪。

（2）告知产妇可采取自由体位，以增加舒适感。

（3）指导产妇握好扶手，防止滑倒。

（4）指导产妇配合呼吸减轻疼痛的方法。

（5）指导产妇进食高热量、易消化饮食。

三、缩宫素（引产）静脉滴注护理

1. 静脉滴注缩宫素注意事项

（1）严格掌握缩宫素（引产）静脉滴注的适应证与禁忌证

（2）正确执行医嘱，严格执行查对制度。

（3）静脉滴注缩宫素之前，测量血压、脉搏 1 次，并做好记录。

（4）10% 葡萄糖液或生理盐水 500mL 静脉滴注，调节为 8 ~ 10 滴 / 分，加入缩宫素 2.5U，摇匀，浓度为 0.5%。每隔 15 分钟观察 1 次子宫收缩情况，并记录。根据情况 1 ~ 2 小时测量血压、脉搏 1 次，并记录。

（5）严密监测胎心变化，每 30 ~ 60 分钟听诊胎心 1 次，每次听诊 1 分钟。必要时使用胎心监护仪。

（6）根据宫缩调整滴速，当静脉滴注 0.5% 缩宫素 1 小时、滴速达 40 滴 / 分，仍无有效宫缩者（有效宫缩指宫缩间隔时间为 3 ~ 4 分，持续 30 秒），胎心正常，加缩宫素浓度至 1%，同时滴速调整为 20 滴 / 分。15 分钟后再次观察宫缩情况，以此类推。最大滴速不可超过 40 滴 / 分。

（7）24 小时总液量不得超过 1000mL，防止水中毒。

（8）进行缩宫素引产时，静脉滴注瓶上应做醒目标记，专人监护，严密观察宫缩、胎心、血压、脉搏和产程进展情况。如发现异常情况立即停止输注，及时通知医师给予处理并准确记录。

（9）缩宫素静脉滴注过程中发生胎膜破裂者应停止滴注缩宫素，1 小时后根据宫缩情况决定是否需再次静脉滴注。

2. 停用缩宫素指征

（1）出现先兆子宫破裂或子宫破裂征象。

（2）强直性宫缩，或 10 分钟内宫缩超过 5 次，宫缩持续 1 分钟以上或听诊胎心有变化。

（3）出现胸闷、气急、寒战甚至休克。

（4）胎心监测反复出现重度晚期减速或较重的可变减速。胎心率 < 100bpm 或比基线降低 40bpm 持续 1 分钟。

3. 并发症及其处理

（1）缩宫素过敏：立即停药，并使用抗过敏药物及对症处理。

（2）强直性子宫收缩：立即停药，遵医嘱使用宫缩抑制剂。

（3）子宫破裂：立即停药，急诊剖腹探查，行子宫修补术或子宫切除术。

（4）羊水栓塞：立即抢救，按相应的常规进行。

（5）胎儿宫内窘迫：立即停药，吸氧，遵医嘱用宫缩抑制剂、胎儿监护、剖宫产终止妊娠，做好新生儿复苏准备工作。

4. 健康教育

（1）告知产妇及家属引产的目的及配合方法。

（2）给药前告知使用缩宫素可能出现的不适。

（3）指导产妇不要随意调动液体的滴速，以免引起不良反应。

（4）出现大便感，不要随意如厕，应及时告知助产士。

（5）突然出现阴道流液，应采取卧位，并及时告知助产士。

（6）如出现持续的下腹痛、尿色呈洗肉水样等及时告知助产士。

第六章　正常产褥期的护理

第一节　产褥期女性的变化

产妇全身各器官(除乳腺外)从胎盘娩出至恢复或接近正常未孕状态所需的一段时间，称产褥期，一般为 6 周。产褥期以生殖器官变化最显著。

一、产褥期妇女的生理变化

（一）生殖系统

1. 子宫

子宫是产褥期变化最大的器官。子宫自胎盘娩出后逐渐恢复至未孕状态的过程称子宫复旧。子宫复旧包括子宫肌纤维缩复、子宫血管变化、子宫内膜再生和宫颈的恢复。

（1）子宫肌纤维缩复

子宫肌纤维缩复并不是肌细胞数目减少而是肌细胞体积缩小、肌细胞胞浆减少所致。胎盘娩出后，子宫底在脐下 1 指，因子宫颈外口升至坐骨棘水平，子宫底稍上升；产后第 1 天平脐，随着肌纤维的不断缩复，子宫体逐渐缩小，以后每日下降 1 ～ 2 cm；产后 1 周缩小至妊娠 12 周大小；产后 10 天子宫降入骨盆腔内，产后 6 周子宫恢复至非孕时期大小。子宫重量也逐渐减少，分娩后约 1 000 g，至产后 1 周重约 500 g，至产后 2 周重约 300 g，至产后 6 周时重约 50 g。

（2）子宫血管变化

胎盘娩出后，宫缩导致开放的螺旋小动脉和静脉窦压缩变窄，数小时后血管内血栓形成，胎盘剥离处出血逐渐减少，直至停止。

（3）子宫内膜再生

分娩后蜕膜缺血坏死脱落，子宫内膜重新再生。产后 3 周，除胎盘附着处外，子宫腔表面均由新生内膜修复。胎盘附着处的子宫内膜至产后 6 周全部修复。

（4）宫颈的恢复

分娩后宫颈松软，呈紫红色，壁薄，形成皱襞，宫颈外口呈环状，形如袖口。产后 1 周，子宫颈内口关闭；产后 4 周，子宫颈恢复至未孕形态。由于分娩，子宫颈外口在 3 点及 9 点处易发生轻度裂伤，故初产妇的子宫颈外口由圆形（未产型）变为“一”字横裂形

（已产型）。

2. 阴道及外阴

分娩时阴道壁被扩张而松弛，黏膜皱襞消失。分娩后，阴道逐渐缩小，产后 3 周，阴道黏膜皱襞重新出现，阴道壁张力逐渐恢复，但不能完全恢复至非孕状态。分娩后，阴道黏膜及外阴轻度水肿，产后 2 ~ 3 天即可消退。处女膜在分娩时撕裂形成处女膜痕。会阴部血液循环丰富，如有缝合切口，一般于产后 3 ~ 4 天愈合。

3. 盆底组织

盆底组织及筋膜在分娩时过度扩张使弹性减弱，常伴有部分肌纤维断裂。产后 1 周，水肿和瘀血逐渐消失，产褥期如能坚持产后运动，盆底肌肉可恢复至接近非孕状态。如盆底组织有严重断裂或产褥期过早进行重体力劳动，可影响盆底组织恢复，导致阴道壁膨出甚至子宫脱垂。

（二）乳房

乳房的主要变化为泌乳活动。产后母体内雌激素、孕激素、胎盘生乳素急剧下降，垂体生乳素升高，刺激泌乳，加之新生儿吸吮动作致使垂体生乳素和缩宫素升高，促进泌乳。乳汁的分泌依赖于哺乳时的吸吮刺激，吸吮是保持乳腺不断泌乳的关键。而产后产妇的睡眠、营养、健康状况及精神状态均会影响乳汁的分泌。产后 7 天内乳房极度膨胀、变硬、胀痛明显，腋下淋巴结也会肿大，并开始分泌少量浑浊的淡黄色乳汁，称为初乳。初乳内含有较多的蛋白质和矿物质，是新生儿最理想的天然食物。产后 7 ~ 14 天分泌的乳汁为过渡乳，蛋白质含量逐渐减少，脂肪和乳糖含量升高。生产 14 天以后分泌的乳汁为成熟乳，呈白色。母乳内含有大量抗体，故母乳喂养的新生儿抵抗力较强。

（三）血液循环系统

分娩解除了子宫对下腔静脉的压迫，静脉血回流量增加；子宫胎盘的血液循环不复存在，子宫肌纤维的缩复，使大量血液从子宫回流入体循环；加之妊娠期组织间液的回吸收，致使产褥期血容量增加，心脏负荷加重，尤其以产后 24 小时内心脏负荷最重，产后 2 ~ 3 周血容量恢复至非孕状态。产褥早期血液处于高凝状态，产后 2 ~ 4 周，恢复至孕前水平。红细胞计数和血红蛋白值增高，血中白细胞总数增加，可达（15 ~ 30）$\times 10^9$/L，一般产后 1 ~ 2 周恢复正常。中性粒细胞计数增加，血小板计数于产后 2 ~ 3 天恢复正常。血沉于产后 3 ~ 4 周降至正常。

（四）消化系统

产后几天由于体力消耗及失水，故产妇常感口渴，以后逐渐好转。产后胃液分泌减少（尤其是胃酸分泌减少）及卧床休息均可使胃肠肌张力及蠕动减弱，容易发生便秘。

（五）泌尿系统

妊娠期体内潴留的水分在产后由肾脏排出，故产后2～3天尿量增多。在分娩过程中，膀胱受压致使黏膜水肿、充血及肌张力降低，以及会阴伤口疼痛，容易发生尿潴留。

（六）内分泌系统

（1）月经及卵巢功能的恢复：未哺乳妇女通常在产后6～10周月经复潮，卵巢平均在10周左右恢复排卵；哺乳妇女的月经复潮延迟，甚至哺乳期一直不来月经，卵巢则在产后4～6个月恢复排卵，故产后恢复月经较晚者，首次月经来潮前多有排卵，所以哺乳妇女虽未有月经却有受孕的可能。

（2）妊娠期腺垂体、甲状腺及肾上腺增大，功能增强，在产褥期逐渐恢复正常。

（七）腹壁

妊娠期出现的下腹正中线色素沉着在产褥期逐渐消退。初产妇紫红色的妊娠纹变成白色妊娠纹。产后腹壁松弛，须6～8周恢复。

二、产褥期妇女的心理调适

产后产妇需要从妊娠期及分娩期的不适、疼痛、焦虑中恢复，需要接纳家庭新成员，这一过程称为心理调适。分娩前产妇担心和恐惧，随着健康新生儿的顺利诞生，在心理上获得愉悦、轻松和兴奋感的同时，也感到责任和压力，产妇须确立家长与孩子关系并承担母亲角色，哺育并照料婴儿。因而，产褥期妇女需要依家庭的改变进行调节，并逐渐完成心理适应。产褥期妇女的心理调适分为三期。

（一）依赖期

产后1～3天，此期的产妇会较多的谈论自己对分娩的感受，而对新生儿的照顾（如喂奶、沐浴等）则需要通过别人来帮助完成。

（二）依赖－独立期

产后3～14天，这一时期产妇表现出较为独立的行为，开始学习和练习护理新生儿，改变依赖期中接受特别照顾和关心的状态。这一时期产妇容易产生心理异常，可能与体内的激素水平迅速下降、分娩及产后照顾新生儿、产妇过度疲劳有关。

（三）独立期

产后2周～1个月，产妇及其家庭形成新的生活形态，新的家庭运作模式形成，产妇及其丈夫开始恢复分娩前的家庭生活，并开始共同哺育新生儿及进行家务劳动等。

第二节　正常产褥期的护理

一、产褥期临床表现

（一）生命体征

1. 体温

体温大多在正常范围。如产程延长致产妇过度疲劳，体温可在产后 24 小时内升高，但不会超过 38℃。产后 3 ～ 4 天（初乳分泌的最初 24 小时），乳房血管、淋巴管充盈，乳房胀大，导致泌乳热，一般体温在 37.8 ～ 39℃之间，4 ～ 16 小时后可自行恢复。

2. 脉搏

产后循环血量增加及休息使产褥期妇女脉搏略缓慢，为 60 ～ 70 次 / 分钟，产后 1 周可恢复正常。

3. 呼吸

产妇由妊娠期胸式呼吸变为胸腹式呼吸，呼吸深慢，为 14 ～ 16 次 / 分钟。

4. 血压

患妊娠期高血压病的产妇，血压于产后逐渐下降。其他产妇血压平稳，变化不大。

（二）产后宫缩痛

产后宫缩痛是指产褥早期因宫缩而引起的下腹部阵发性剧烈疼痛。在产后 1 ～ 2 天出现，持续 2 ～ 3 天消失，以经产妇多见，哺乳时反射性子宫收缩可使疼痛加剧。

（三）恶露

产后随着子宫蜕膜的脱落，血液、坏死蜕膜组织经阴道排出，称为恶露。恶露分为以下三种：

1. 血性恶露

色鲜红，量多，含大量血液、坏死蜕膜组织及少量胎膜，一般持续 3 ~ 4 天。

2. 浆液恶露

色淡红，量减少，含少量血液、大量坏死蜕膜组织、子宫腔渗出液、宫颈黏液、白细胞等，持续 10 天左右。

3. 白色恶露

色较白，含大量白细胞、坏死蜕膜组织、表皮细胞及细菌等，持续 3 周左右。

正常恶露总量为 250 ~ 500 mL，血腥味，但无臭味，持续 4 ~ 6 周。若恶露量多、血性恶露持续时间长、恶露伴有臭味，提示子宫复旧不全、子宫腔内胎盘胎膜残留或合并感染可能。

（四）会阴

经阴道分娩产妇外阴轻度水肿，产后 2 ~ 3 天即可消退。产后 3 天内切口有水肿，拆线后自然消失，切口多于产后 3 ~ 4 天愈合。产后 3 天切口在活动时可有轻微疼痛。若出现疼痛严重、局部肿胀、发红及皮肤温度升高等，要考虑会阴切口感染。

（五）胃纳

产后几天内常感口渴，喜进流质饮食及半流质，由于疲劳，产妇食欲不佳，1 ~ 2 天后恢复。

（六）排泄

1. 褥汗

产妇皮肤排泄功能旺盛，大量出汗，夜间睡眠和初醒时尤甚，约在 1 周后好转。

2. 尿量增多及排尿困难

产后 2 ~ 3 天尿量增加，由于膀胱黏膜水肿，加上会阴伤口疼痛，可发生排尿困难，甚至会发生尿潴留及泌尿系统感染。

3. 便秘

与产后卧床、胃肠平滑肌张力及蠕动减弱、腹直肌及盆底松弛有关。

（七）乳房胀痛

产妇可有乳房胀痛感，触摸乳房有坚硬感并且疼痛加重。乳房胀痛与产后哺乳延迟或没有及时排空乳房有关。

（八）乳头皲裂

乳头皲裂表现为乳头红、裂开甚至出血，哺乳时疼痛。大多因为哺乳方法不正确或产前乳头准备不充分引起。

（九）体重减轻

由于胎儿及胎盘娩出、羊水流出、产时出血、子宫复旧以及恶露、褥汗、尿液的大量排出，产妇在产后 1 周体重可下降 10 kg 左右。

（十）产后压抑

产后压抑指产妇在产后 2 ~ 3 天内发生的轻度或中度的情绪反应。主要表现为易激惹、喜怒无常、忧虑不安等。可能与产后体内雌激素、孕激素水平降低及产后的心理压力、产后疲乏有关。

二、治疗原则

治疗原则以护理为主，治疗为辅。认真观察产妇生命体征，为产妇提供支持和帮助；预防产后并发症。

三、护理评估

（一）病史

详细了解产妇入院时情况、分娩经过及用药情况，应特别注意异常情况及处理。

（二）身体评估

（1）一般情况产后体温多在正常范围内，有些产妇在产后 24 小时内或产后 3 ~ 4 天体温可有升高，但一般不超过 38℃ ；脉搏略缓慢；呼吸深慢；血压平稳。产后 1 ~ 2 天可出现宫缩痛，持续 2 ~ 3 天消失，以经产妇多见，哺乳时疼痛加剧，须评估疼痛程度及产妇是否能够耐受。产后产妇还有疲劳、口渴等表现。

2. 生殖系统

（1）子宫

评估前嘱产妇排空膀胱，取平卧位，腹部放松，双腿略屈曲分开。子宫体在胎盘娩出后圆而硬，子宫底在脐下 1 指，产后第 1 天平脐（因子宫颈外口升至坐骨棘水平，子宫底稍上升），以后每天下降 1 ~ 2cm，产后 1 周缩小至妊娠 12 周大小，产后 10 日子宫降入骨盆腔内。注意每日测量前应先按摩子宫底，且测量时间应尽量选择在每日同一时间段进行，以便准确评估子宫复旧情况。

（2）会阴

评估会阴是否水肿；会阴切口是否红肿、是否有硬结、分泌物是否增多、是否有异味等。产后 3 日切口在活动时可有轻微疼痛，如疼痛严重及局部肿胀、发红、皮肤温度升高等，要考虑会阴切口感染。

（3）恶露

应评估恶露的色、量、味。若恶露量多、血性恶露持续时间长、恶露伴有臭味则提示子宫复旧不全、子宫腔内胎盘胎膜残留或合并感染可能。

3. 膀胱充盈情况

须评估膀胱充盈及第 1 次排尿后情况。

4. 乳房

（1）乳房的类型

评估有无乳头平坦、内陷及副乳等。

（2）乳汁的质和量

产后 7 日内分泌的乳汁为初乳，淡黄色、质稠，因内含有较多的蛋白质和矿物质，是新生儿最理想的天然食物。若哺乳后新生儿安静，体重增加，每天换尿布 6 次以上，大便数次，一般表明乳量充足。

（3）乳头皲裂

哺乳方法不正确或产前乳头准备不充分，可引起乳头红肿、裂开、出血，哺乳时疼痛。

（4）乳房胀痛

产后 1 ~ 3 日哺乳延迟或没有及时排空乳房，产妇可有乳房胀痛，触摸乳房有坚硬感，疼痛加重。

5. 辅助检查

必要时行血常规、尿常规及药物敏感试验等检查。

（三）心理－社会评估

产褥期是产妇身体及心理恢复的关键时期，产妇在产褥期容易受身体内环境、外环境不良刺激而导致心理障碍，心理－社会评估对产褥期康复具有重要意义。主要评估：产妇对分娩的感受；自我形象；对婴儿的看法；产后行为；影响产妇康复的因素等。

四、护理问题

1. 尿潴留与产后损伤及惧怕疼痛等有关。
2. 便秘与肠蠕动减慢及产后活动减少等有关。
3. 舒适改变与会阴切口疼痛、产后宫缩痛、多尿、褥汗有关。
4. 有感染的危险与产后体质虚弱、生殖道存在创面及自然防御功能下降有关。
5. 母乳喂养无效与母乳喂养知识缺乏有关。

五、护理措施

（一）产后 2 小时内护理

产后 2 小时易发生产后出血，应在产房严密观察产妇生命体征；注意子宫收缩及膀胱充盈情况；观察阴道流血量及阴道、会阴有无血肿（发生血肿后的主要表现为伤口严重疼痛，肛门有坠胀感）和新生儿的一般情况。如有异常，及时通知医生处理。协助产妇和新生儿早接触，新生儿于产后 30 分钟内吸吮，促进亲子互动。

（二）一般护理

认真评估产妇的身心状况，每日测 2 次体温、脉搏、血压及呼吸。提供良好的休养环境，保持床单的清洁、干燥、整齐。重视产后排尿，产后 4 ~ 6 小时要鼓励产妇及时排尿，以防子宫收缩欠佳。鼓励产妇早期下床活动及做产后保健操，多饮水，多摄入富含纤维素的食物，保持大便通畅。

（三）会阴护理

观察会阴切口有无渗血、血肿、水肿等。如无异常，会阴每日 2 次用 1 ∶ 5 000 高锰酸钾溶液或 2% 的苯扎溴铵溶液冲洗或擦洗。擦洗的原则是先擦净会阴部污物，再由上至下、由内向外擦洗。会阴侧切者取健侧卧位休息。出现下列情况时应及时做出处理。

（1）伤口血肿：伤口血肿常发生于会阴切开术的 2 小时内，表现为伤口局部严重疼痛、肛门坠胀，此时需要拆开缝合线、清除血肿、结扎出血血管、进行二次缝合，绝大多数伤口可以正常愈合。小的血肿可用湿敷或远红外灯照射。

（2）伤口感染：局部有硬结、波动感，挤压时有脓性分泌物溢出，提示有伤口感染。须拆线、清创，再行理疗，或在产后 7 ~ 10 天用 1 ∶ 5 000 高锰酸钾溶液坐浴，同时使用抗生素。

（3）伤口裂开：拆线后伤口裂开，如伤口新鲜，可再次缝合，但多数按感染伤口处理。

（4）会阴水肿：用95%乙醇溶液或50%硫酸镁湿热敷，勤换会阴垫，大便后清洗，保持会阴清洁干燥。

（四）排尿困难的护理

①解除产妇对排尿疼痛的顾虑。②鼓励产妇坐起排尿，或热水熏洗外阴，用温开水冲洗尿道外口周围，以诱导排尿。③下腹正中间放置热水袋，以刺激膀胱收缩。④针灸或肌内注射新斯的明1 mg，以兴奋膀胱逼尿肌促其排尿。⑤上述方法无效时应予导尿。

（五）子宫复旧的护理

产妇入休养室后30分钟、1小时、2小时，分别观察子宫底高度、软硬度，并按压子宫底以促进宫缩与排出积血，更换会阴垫，记录子宫底高度、恶露的质和量，以后每天评估子宫复旧情况及恶露。

（六）乳房护理

乳房应保持清洁、干燥，经常擦洗。分娩后第1次哺乳前，用温水毛巾清洁乳头和乳晕，切忌用肥皂或乙醇擦洗，以免引起局部皮肤干燥、皲裂。出现以下情况时，应及时处理：

（1）乳头平坦或凹陷：指导产妇做牵拉和伸展乳头的练习，每日2次，每次10分钟以上；也可用负压吸乳器吸乳头。

（2）乳房胀痛：尽早哺乳；用手指顺乳腺管向乳头方向按摩；哺乳前用湿毛巾热敷；哺乳间期冷敷；增加婴儿吸吮次数，以缓解疼痛。

（3）乳头皲裂：乳头皲裂多数由于婴儿吸吮不当引起，吸吮时应含住乳头及大部分乳晕，否则易吸破乳头；哺乳时应两侧交替进行，喂奶完毕，可挤出少量乳汁涂在乳头上，以保持湿润。乳头有破裂者，新生儿应先吸吮健侧，再吸吮患侧，以缩短患侧的吸吮时间，多余乳汁可挤出。

六、健康教育

（一）母乳喂养指导

一般产后半小时开始哺乳，以按需哺乳为原则。顺产产妇回到休养室后、剖宫产产妇清醒后即可进行新生儿哺乳。此时虽无乳汁或乳汁极少，但通过吸吮可反射性刺激泌乳功能，并使新生儿及早适应。产妇可取侧卧位、坐位或半坐卧位，以全身肌肉放松和舒适为原则。哺乳前洗净双手，用温毛巾擦洗乳头及乳晕。产妇一只手托住新生儿头部，另一只手拇指在上，其余四指在下，托起乳房，将乳头及大部分乳晕塞入新生儿口中，大拇指轻压乳房，以免堵住新生儿鼻孔。当新生儿吸完奶后，应轻压新生儿下颌，使新生儿张嘴后再取出乳头，以防乳头皲裂。为保证足够的乳量，产妇应保持心情舒畅，多喝汤，保证足够休息等。

（二）产后保健操

产后保健操可以促进腹壁、盆底肌肉张力的恢复，防止尿失禁、膀胱直肠膨出及子宫脱垂。应根据产妇情况，由弱到强循序进行。产后保健操包括锻炼腹肌的伸腿、仰卧起坐运动及锻炼盆底肌的缩肛运动等，共 7 节。产后 2 周加做膝胸卧位或俯卧屈腿运动，以防子宫后位。一般在产后第 2 天开始，每 1 ~ 2 天增加 1 节，每节做 8 ~ 16 次。出院后继续坚持做保健操。

（三）计划生育指导

妇女在产褥期内禁止性交，产后 6 周应采取避孕措施，未哺乳妇女可用药物避孕；哺乳妇女宜选用工具避孕。要求绝育者，若无禁忌证，可在产后 24 小时内行输卵管结扎术，也可另选择合适时间。

（四）产后检查

产后检查包括产后访视和产后健康检查。产后访视共三次，分别在产妇出院后 3 天内、产后 14 天和产后 28 天。产后 42 天行产后健康检查。检查内容包括：全身检查（测血压等）；妇科检查，以了解子宫复旧情况及盆底肌的恢复情况；检查腹部及会阴伤口愈合情况；乳房有无炎症、乳头有无皲裂，了解乳汁的质和量及喂养情况等。同时携带婴儿进行全面检查。

第三节　母乳喂养

一、母乳喂养的重要性

母乳喂养是大自然赋予人类的本能喂养方法。我国是一个具有几千年历史的文明古国，我国妇女自古以来以生儿育女为己任，并将用自己乳汁喂养孩子看作是母亲的光荣和自豪。

母乳含有婴儿所需的全部营养。母乳中含乳清蛋白较多，约占蛋白质总量的 2/3，可在胃内形成较细小的凝块，容易消化。脂肪中亚油酸含量较高，并含有较多的脂肪酸，脂肪颗粒较小，易于消化、吸收。乳糖完全溶于乳汁中，乳糖分解产酸，使新生儿粪便 pH 值较低，不利于大肠杆菌等病菌生存，而使不致病的双歧杆菌大量繁殖，从而减少新生儿患腹泻及被大肠杆菌感染的机会。母乳中钙磷比例合适，含铁量甚微，但易吸收，各种维生素含量与乳母所进食物有密切关系。母乳中大部分乳清蛋白是由抗感染蛋白组成，主要为分泌性 IgA。此外，母乳中含有乳铁蛋白、转铁蛋白、溶菌酶、补体和巨噬细胞以及其他酶类，故母乳有较强的抗感染作用。在初乳中免疫物质更丰富，含蛋白较高，脂肪及糖较少，能满足出生婴儿的需要。初乳具有轻泻的作用，能促进胎粪的排出，减轻新生儿黄疸的发生。

母乳喂养可增进母子感情，使母亲有一种情感上的满足，这样有利于婴儿的生长发育。有研究证明母乳喂养与高智商有关。

母乳喂养可促进子宫收缩，预防产后出血，并可降低母亲患乳腺癌、卵巢癌的发病率，延长排卵时间。

母乳直接从乳腺分泌，温度适宜，无污染，喂养方便，可减少家庭经济上的开支。

二、纯母乳喂养与母婴同室

婴儿从出生至产后 6 个月，除给母乳外不给婴儿其他食品及饮料，包括水（除药品、维生素、矿物质滴剂外），称为纯母乳喂养。

母婴同室是指生后母婴 24 小时在一起，母婴分离不应超过 1 小时。母婴同室时使母亲对孩子有反应，有助于母婴感情的联络，婴儿哭闹减少，母亲对母乳喂养信心增加，并可随时喂养孩子。

三、影响母乳喂养成功的因素

（一）母亲的因素

1. 心理因素

（1）产前母乳喂养心理准备是影响母乳喂养的保护性因素。产前母乳喂养心理准备越充分，在产后便更有信心坚持较长时间母乳喂养。因此，保证在孕期做好母乳喂养心理准备是产前母乳喂养宣教工作的重点。

（2）产后焦虑、抑郁，不良的分娩体验，分娩后的疲劳，缺乏自信，是影响第一个月纯母乳喂养的重要因素。因此，应在分娩中减少产妇的痛苦，保证产后休息，使产妇能保持一个良好的心态。

2. 社会因素

产后访视是影响母乳喂养的又一个保护性因素，它是提供母乳喂养支持与帮助的又一种途径。这对持续进行母乳喂养具有积极的影响。如果母亲缺乏支持系统，加之工作负担过重，家庭模式的改变，孩子由他人照顾使母婴分离等，都可影响母乳喂养的成功率。

3. 生理因素

严重的心脏病、子痫、传染病、营养不良、乳房问题、睡眠不足，或使用某些药物如麦角新碱、甲硝唑、巴比妥类等。

（二）婴儿的因素

早产儿，婴儿畸形如唇腭裂，产时并发症如颅内出血、新生儿窒息等。

四、护理评估

（一）健康史

了解母亲妊娠史、分娩史、用药史、疾病史。注意收集新生儿的出生情况，如 Apgar 评分、体重等。

（二）母婴身体状况

1. 评估母亲的身体状况

（1）全身情况：有无急性传染性疾病，身体发育，营养状况，有无严重的心脏病、妊娠期高血压疾病等。

（2）乳房情况：乳房的形态，乳头有无凹陷，乳头有无皲裂或乳头是否平坦等。

（3）乳汁的质和量：乳汁的颜色，初乳是质稠、半透明，成熟乳呈白色。

（4）休息和饮食：产后是否母婴同室，母亲能否和婴儿同步休息。产后饮食易清淡，注意摄入高蛋白、高营养的饮食。

2. 评估婴儿的身体状况

婴儿的吸吮能力，喂奶时能否听见吞咽声，两次喂奶之间，婴儿是否满足、是否安静，体重增长如何。大小便情况，有无畸形如唇腭裂，有无分娩并发症如颅内出血等征象。

（三）心理－社会评估

评估产妇有无焦虑、抑郁的表现，如时常哭泣，情绪不稳定，对周围事情不感兴趣，不愿意触摸、照顾孩子。

评估产妇的家庭情况，如经济状况，产后有无支持系统照顾母婴等。

五、护理诊断和医护合作性问题

（一）母乳喂养无效

与母亲缺乏哺喂的技巧和知识、自信心不足、母亲疲劳等因素有关。

（二）乳房肿胀

与婴儿含接姿势不正确，未做到按需哺乳有关。

（三）乳头疼痛

与婴儿含接姿势不正确引起乳头皲裂有关。

（四）有感染的危险

与乳头皲裂，致病菌侵入有关。

六、计划与实施

（一）预期目标

（1）母亲能掌握母乳喂养的知识和技巧。
（2）新生儿喂养后每日尿量增加，体重增长理想。
（3）促进亲子关系建立。
（4）母亲能坚持母乳喂养 4 ~ 6 个月。

（二）计划与实施

1. 产前喂养知识教育

在孕妇学校由护士向孕妇讲解婴儿的营养需求，母乳喂养的好处，孕期妇女的营养，除必需的饮食外，应禁烟酒、咖啡和禁忌药物。并使孕妇了解乳房的大小与泌乳量无关，母乳喂养不会影响产妇的外形，反而会促进子宫的复旧。护士应用模型向孕妇示范母乳喂养的体位，如何怀抱婴儿等，如有可能请孕妇自己进行练习，以增强孕妇母乳喂养的自信心。

2. 产前乳房护理

（1）擦洗乳头

告知孕妇在妊娠 7 个月后用湿毛巾擦洗乳头，每日 1 次，擦洗时用力适当，不要损伤皮肤，不能用肥皂和酒精。产前经常擦洗乳头能使乳头、乳晕皮肤坚韧，可预防喂奶时乳头疼痛和皲裂，但有流产及早产先兆的孕妇应禁止刺激乳头。

（2）乳房按摩

指导孕妇在妊娠 7 个月后用手掌侧面轻按乳房壁，露出乳头，并围绕乳房均匀按摩，每日 1 次，其目的是增加乳房的血液循环，促进乳汁分泌。

3. 乳母的心理准备

（1）产后产妇常担心自己乳汁少，不够喂养婴儿，因此，护理人员应消除产妇紧张的心理，告知产妇婴儿是伴着水、葡萄糖和脂肪储存而诞生的，产后几日的少量初乳完全能满足婴儿需要。只要让婴儿勤吸吮，注意饮食及休息，母乳会分泌很快。

（2）出生最初几日婴儿体重呈生理性下降的趋势，只要坚持频繁吸吮，婴儿体重会很快恢复。但婴儿体重下降不应超过出生体重的 10%。

（3）坚持按需哺乳，婴儿啼哭或母亲觉得乳房肿胀或觉得需要哺乳时，就给婴儿喂奶。因为婴儿早期频繁吸吮，按需哺乳有助于母亲分泌乳汁，并让婴儿吸吮到营养和免疫价值极高的初乳，以促进胎粪排泄。产后 1 小时内开始哺乳，产后 1 周内，哺乳次数应频繁些，每 2 ~ 3 小时哺乳一次，每次 15 ~ 20 分钟或更长些，只要婴儿想吃就不要停止。每次哺乳时，母亲用一手托扶并轻轻挤压乳房，手呈“ C”字形，协助乳汁外溢，防止乳房堵住婴儿鼻孔。哺乳后，应将婴儿抱起轻拍背部 1 ~ 2 分钟，以便排出胃内空气，防止婴儿溢乳。

（4）注意休息，母婴同室打乱了产妇以往的睡眠习惯，常感到疲劳，产妇应与婴儿同步休息，以保证充足的体力和精力。

4. 母乳喂养的技巧指导

（1）母亲的体位：母亲可采取坐位或卧位，全身肌肉放松抱好婴儿。母亲的手指贴靠在乳房下的胸壁上，拇指轻压乳房上部，这可改善乳房形态，使婴儿容易含接。注意托乳房的手不要太靠近乳头处，示指支撑着乳房基底部。婴儿的头与身体呈一直线，脸对着乳房，鼻子对着乳头，婴儿身体紧贴母亲，若是新生儿，应托着其臀部。

（2）婴儿含接姿势：婴儿的下颌接触到乳房，嘴张得够大，让乳头和大部分乳晕都含在婴儿口内，下唇外翻，婴儿嘴下方露的乳晕比上方少。

5. 乳头皲裂的护理

由于婴儿含接姿势不良可造成乳头皲裂，母亲常感到乳头疼痛。发生皲裂后，若症状较轻，可先喂健侧乳房，再喂患侧。喂奶结束时，母亲用示指轻轻向下按压婴儿下颌，避免在口腔负压情况下拉出乳头而引起局部疼痛或皮肤损伤。如果母亲因疼痛拒绝哺乳时，应将乳汁挤出收集在一个消毒容器内，用小勺喂哺婴儿，每 3 小时一次，直至好转。每次哺乳后，再挤出数滴奶涂于皲裂的乳头、乳晕上，因乳汁具有抑菌作用且含有丰富的蛋白质，能起修复表皮的作用，并将乳房暴露在新鲜的空气中，使乳头干燥，有利于伤口愈合。

6. 乳房肿胀的护理

（1）原因：产后开奶时间晚、婴儿含接姿势不良、限定喂奶时间、未做到按需哺乳。

（2）预防：首先于分娩后尽早开奶，确保正确的含接姿势，做到充分有效的吸吮，鼓励按需哺乳（只要婴儿想吃或母亲乳胀时）。

（3）处理：如果婴儿能吸吮应采取正确的含接姿势频繁喂养，若因乳房过度肿胀，婴儿无法吸吮时应将乳汁挤出喂哺婴儿，挤奶前先刺激射乳反射。可采用热敷、按摩、拍打等方法，母亲应精神放松，然后再用手或吸奶器将乳汁挤出，每次挤奶时间一般为 20 ~ 30 分钟。

（4）手工挤奶方法：护士要教会母亲自己做。让母亲把双手彻底洗净，将已消毒的挤奶容器靠近乳房。拇指及示指放在乳晕上，距乳头根部 2cm 处，二指相对，其他手指托着乳房。用拇指及示指向胸壁方向轻轻下压，不可压得太深，否则将引起乳导管阻塞。压力应作用于乳晕下方的乳窦上，反复一压一放。第一次挤压可能无奶水滴出，如果射乳反射活跃，奶水还会流出甚至喷出。挤压乳晕的手指不能滑动或摩擦，应依各个方向挤压乳晕，使每个乳窦的乳汁都被挤出。一侧乳房至少挤压 3 ~ 5 分钟，待乳汁少了，就可挤另一侧乳房，如此反复数次持续 20 ~ 30 分钟。

7. 乳腺炎护理

产妇的乳房若出现红、肿、热、痛的症状，或有硬结，提示可能患有乳腺炎。轻度时，哺乳前湿热敷乳房 4 ~ 6 分钟并按摩乳房，由乳房外侧向乳头方向环行按摩。哺乳时先喂患侧，因饥饿时的婴儿吸吮力最强，有利于吸通乳腺管。同时按摩患侧乳房，充分吸空乳汁，并增加哺乳的次数，每次哺乳 20 ~ 30 分钟。哺乳后，母亲应充分休息，给予清淡饮食。体温高时应多喝水，遵医嘱给予抗生素或镇痛药。

8. 平坦或凹陷乳头的护理

产后应树立母亲的信心，向母亲讲清楚婴儿吸的是乳晕而不是乳头。帮助母亲哺乳时采取正确的体位，尝试不同的哺乳体位，如环抱式。也可采取其他方法，如用手刺激乳头，手动吸奶器或用空针筒抽吸乳头将乳头竖立起来，有利于婴儿含接。

9. 出院指导

出院时应通知社区保健部门，以便母亲能得到进一步的母乳喂养方面的支持。嘱咐母亲在出院后，应合理安排饮食，保持精神愉快，注意个人卫生，注意休息和睡眠。如果母亲须外出工作时，可在上班前将乳汁挤出存放于冰箱内，白天由他人用奶瓶继续喂母乳，母亲下班后及节假日时间仍坚持母乳喂养，时间可长达 4 ~ 6 个月。

七、护理评价

母亲能叙述母乳喂养的知识并能进行有效的喂养。婴儿小便次数正常，体重增长理想。母亲能很好地照顾婴儿，母子感情亲密。

八、母乳喂养成功的十项措施

要求每个妇幼保健机构都应做到以下方面：

第一，有书面的母乳喂养政策，并常规传达到所有的保健人员。

第二，对所有保健人员进行必要的技术培训，使她们能实施这一政策。

第三，要把有关母乳喂养的好处及处理方法告诉所有的孕妇。

第四，帮助母亲在产后 1 小时内开奶。

第五，指导母亲如何哺乳，以及在须与其婴儿分开的情况下如何保持泌乳。

第六，除母乳外，禁止给新生儿喂任何食物或饮料，除非有医学指征。

第七，实行母婴同室，让母亲与婴儿 24 小时在一起。

第八，鼓励按需喂养。

第九，不要给母乳喂养的婴儿吸橡皮奶头，或使用奶头做安慰物。

第十，促进母乳喂养支持组织的建立，并将出院的母亲转给这些组织。

第七章　异常妊娠的护理

第一节　流产

流产是指妊娠28周以前，胎儿体重不足1000g，因某种原因使胚胎或胎儿脱离母体而排出。流产分为自然流产与人工流产。自然流产的发生率10% ~ 18%。流产发生在妊娠12周以前称早期流产，发生在12 ~ 28周的为晚期流产。妊娠20 ~ 27周末出生的婴儿，偶有存活机会，称为有生机儿。

一、病因

病因有多个方面，但并非每例流产都能找出确切的原因。

（一）遗传因素

引起流产的遗传因素包括染色体异常、单基因突变以及多因子遗传。早期流产中50% ~ 60%系染色体异常，其中多为染色体数目异常，其次为染色体结构异常。数目异常有三体、三倍体及X单体等；结构异常有染色体断裂、倒置、缺失和易位。染色体异常的胚胎多数结局为流产，极少数可能继续发育成胎儿，但出生后也会发生某些功能异常或合并畸形。若已流产，妊娠物有时仅为一空孕囊或已退化的胚胎。

（二）环境因素

孕妇接触环境中的物理、化学因素，有毒物质影响胚胎的发育，如DDT、有机汞、一氧化碳、酒精、铅、镉、放射线、细胞毒性药物等。

（三）免疫因素

妊娠如同同种异体移植，胚胎与母体之间存在复杂而又特殊的免疫关系，这种关系使胚胎不被排斥。流产是免疫排斥的一种形式，是母胎间免疫平衡遭到破坏，胎儿同种移植失败的结果。免疫功能异常主要有以下四个方面：①抗原系统异常。配偶间共有抗原相容性高，组织相容性抗原（HLA）或血型抗原不相容（如ABO血型或Rh血型不合等）。②抗体系统异常。如封闭抗体缺乏或自身抗体水平异常（如抗磷脂抗体或抗核抗体等）。③子宫局部免疫异常与反复流产。如子宫蜕膜大颗粒淋巴细胞比率失衡及蜕膜血管免疫病理损伤等。④ TH1 型细胞因子反应增强，TH1/TH2 比例失调而导致流产。

（四）母体因素

（1）母体患有全身性疾病，如各种传染病的急性期，细菌、病毒、原虫可经胎盘进入胎儿血液循环。

（2）孕妇合并内分泌疾患，如甲状腺功能低下、糖尿病、黄体功能不足等。

（3）孕妇患感染性疾病，近年来，感染与反复流产引起学者们的关注，特别是风疹病毒、支原体、沙眼衣原体、弓形虫、巨细胞病毒（CMV）、微小病毒 B19、梅毒螺旋体等感染与流产关系密切。

二、病理

早期流产时胚胎多数先死亡，随后发生底蜕膜出血，造成胚胎的绒毛与蜕膜层分离，已分离的胚胎组织如同异物，引起子宫收缩而被排出。有时也可能蜕膜海绵层出血坏死或有血栓形成，使胎儿死亡，然后排出。8 周以内妊娠时，胎盘绒毛发育尚不成熟，与子宫蜕膜联系还不牢固，此时流产妊娠物多数可以完整地从子宫壁分离而排出，出血不多。妊娠 8 ～ 12 周时，胎盘绒毛发育茂盛，与蜕膜联系较牢固，此时若发生流产，妊娠物往往不易完整分离排出，常有部分组织残留宫腔内影响子宫收缩，致使出血较多。妊娠 12 周后，胎盘已完全形成，流产时往往先有腹痛，然后排出胎儿、胎盘。有时由于底蜕膜反复出血，凝固的血块包绕胎块，形成血样胎块稽留于子宫腔内。血红蛋白因时间长而被吸收形成肉样胎块，或纤维化与子宫壁粘连。偶有胎儿被挤压，形成纸样胎儿，或钙化后形成石胎。

三、临床分类

流产是逐渐发展的过程，依腹痛轻重、出血量多少、胚胎是否排出，而分为如下几类：

（一）先兆流产

为流产的早期阶段。轻微腹痛，阴道出血少于月经量。妇科检查宫口未开，子宫大小与停经月份相符。

（二）难免流产

腹痛加重，阴道出血多于月经量，宫口已开张或胎膜已破，子宫大小与停经月份相符或稍小。

（三）不全流产

妊娠物排出不全，部分残留子宫腔内，阴道出血不止，有时可造成大出血，甚至休克。妇科检查宫口扩张，有时可见胚胎组织堵住宫口，子宫一般小于停经月份，但当宫腔有积血时可大于停经月份。

（四）完全流产

胚胎完全排出宫腔，阴道出血较少。宫口已闭，子宫恢复正常大小。

（五）稽留流产

胚胎在宫内死亡但未自然排出；此时妊娠反应消失，如妊娠已至中期，自觉胎动消失，腹部不再增大。妇科检查，子宫小于妊娠月份。既往过期流产的定义为胚胎死亡 2 个月以上。现由于超声波的广泛应用，胚胎死亡可以及时发现，很少有超过 2 个月才诊断者。随着超声技术的普及，稽留流产诊断并不包括早期妊娠丢失，因此提出了新的分类：①无胚胎妊娠，即空孕囊，指孕周≥ 7.5 周，未见胚胎。②孕早期胎儿死亡，胎儿在妊娠 12 周前死亡。③孕中期胎儿死亡，胎儿在妊娠 13 ～ 24 周死亡。

（六）习惯性流产

连续自然流产三次。早期流产可能为黄体功能不足，染色体异常；晚期流产可能为宫颈内口功能不全、子宫畸形，或母儿血型不合。习惯性流产多发生在既往流产的同一孕龄。

（七）感染性流产

胚胎排出之间宫腔内发生感染，多见于不全流产、过期流产、非法堕胎。除流产症状之外，尚有发热、持续性下腹痛、腹膜刺激症状、盆腔器官压痛、阴道分泌物污秽、有臭味，严重者可出现中毒性休克。

四、诊断

（一）症状

停经后、孕 28 周前出现阵发性下腹痛，阴道出血。

（二）体征

不同类型的流产体征各不相同，详见临床分类（表 7–1）。

表 7-1　流产的诊断与处理

流产类型	症状			体征			治疗
	出血	腹痛	组织排出	宫口	宫口组织	子宫大小	
先兆流产	+	+	0	闭	0	相符	观察
难免流产	++	+++	开	0	相符	吸刮	
不全流产	+++	+++	+	开	+	小于孕周	吸刮
完全流产	+	0	0	闭	0	小于孕周	无
稽留流产	+	0	0	闭	0	小于孕周	吸刮
感染性流产	++++	+++	+ 或 0	不定	+ 或 0	不定	静脉用抗生素后吸刮

（三）辅助检查

（1）B 超：能确定妊娠囊的大小、着床部位，有否胎心搏动，判断胚胎是否存活；不全流产及稽留流产等均可借助 B 超检查加以确定。宫颈内口功能不全者 B 超下可见宫颈内口直径 > 2cm。

（2）血 β-HCG 检测：流产时血 β-HCG 水平下降。

五、鉴别诊断

早期流产、应与异位妊娠及葡萄胎相鉴别，还应与功能失调性子宫出血及子宫肌瘤等相鉴别。

六、处理

（一）先兆流产

①治疗以卧床休息为主，稳定情绪，禁止性交。窥阴检查时操作应轻柔。必要时可给镇静药，如苯巴比妥 0.03g，口服，每日 2 ~ 3 次。

②对黄体功能不全的患者可给黄体酮 20mg 肌内注射，每日 1 次；或绒毛膜促性腺激素（HCG）500 ~ 1000U，肌内注射，隔日 1 次；维生素 E 100mg，每日 1 次；直至阴道出血停止 1 周后逐渐停药。对无黄体功能不全的患者不应使用黄体酮。如上述治疗 2 周后不见缓解，应再次行 B 超扫描了解妊娠是否继续，并根据情况考虑终止妊娠或继续治疗。

③若合并感染，应进行抗感染治疗。

④积极寻找流产的原因。虽然孕卵或胚胎发育异常是早期流产的主要原因，但仍应按流产发生的可能原因，积极寻找，如免疫功能检测、血型检测、生物因素检查等，以便对

症治疗。

（二）难免流产及不全流产

应尽快刮宫，清除宫腔内胚胎。根据患者失血情况、子宫大小决定手术时机。如失血多，应防止和治疗休克，予以输液、输血，及时清理宫腔。中期妊娠者，胎儿较大、出血不止时，须在静脉滴注缩宫素下行钳夹术。

（三）完全流产

妊娠小于8周，可不予刮宫。妊娠8周以上，因胚胎绒毛深入蜕膜层，不易剥离安全，必要时应清理宫腔。

（四）稽留流产

胚胎停止发育一经诊断，应尽快清宫。在刮宫前应检查血小板、纤维蛋白原、凝血酶原时间，以免术中发生凝血功能障碍。术前5d应给予雌激素，以提高子宫肌肉对缩宫素的敏感性，口服己烯雌酚5～10mg；每日三次，术前还应做好输血准备。如术中发现胎盘与宫壁粘连较重，不要强求1次刮干净，以避免损伤子宫。如确有凝血功能障碍，可输新鲜血及小剂量肝素。近来有报告口服抗孕激素药物米非司酮50mg，每日2次，共2d，第3天配合前列腺素，可促使排出。即使排出不全，手术刮宫亦较容易。

（五）习惯性流产

受孕之前应对以往的流产进行分析，检查夫妇双方的血型、染色体，矫正子宫畸形，治疗生殖道炎症，监测黄体功能，坚持避孕半年至1年后再孕。如确诊为宫颈内口功能不全，可于妊娠16～20周行宫颈内口环扎术，术后予以保胎。

（六）感染性流产

如出血不多，可先给予敏感的抗生素3d，然后再予以刮宫。术中要轻柔操作，避免感染扩散。如感染严重，须行子宫切除。

第二节　早产

妊娠满28周至不足37周间分娩称为早产。分为自发性早产和治疗性早产两种。自发性早产包括未足月分娩和未足月胎膜早破；治疗性早产为妊娠并发症或合并症而需要提前终止妊娠者。

一、诊断标准

（1）早产妊娠 28 ～ 37 周间的分娩称为早产。

（2）早产临产妊娠晚期（28 ～ 37 周）出现规律宫缩（每 20 分钟 4 次或 60 分钟 8 次），同时伴有宫颈的进行性改变（宫颈容受度≥ 80%，伴宫口扩张）。

二、早产预测

当妊娠不足 37 周，孕妇出现宫缩可以应用以下两种方法进行早产临产的预测：

（1）经阴道测量或经会阴测量或经腹测量（在可疑前置胎盘和胎膜早破及生殖道感染时）超声检测宫颈长度及宫颈内口有无开大。

妊娠期宫颈长度正常值：经腹测量为 3.2 ～ 5.3cm；经阴道测量为 3.2 ～ 4.8cm；经会阴测量为 2.9 ～ 3.5cm。

对有先兆早产症状者应动态监测宫颈长度和形态变化：宫颈长度大于 30mm 是排除早产发生较可靠的指标；漏斗状宫颈伴有宫颈长度缩短有意义。

（2）阴道后穹窿分泌物胎儿纤维连接蛋白（fFN）检测，fFN 阴性者发生早产的风险降低，1 周内不分娩的阴性预测值为 98%，2 周内不发生分娩的阴性预测值为 95%。fFN 检测前不宜行阴道检查及阴道超声检测，24 小时内禁止性生活。检测时机：妊娠 22 ～ 35 周。

（3）超声与 fFN 联合应用，两者均阴性，可排除早产。

三、早产高危因素

（1）早产史。

（2）晚期流产史。

（3）年龄 < 18 岁或 > 40 岁。

（4）患有躯体疾病和妊娠并发症。

（5）体重过轻（体重指数≤ 18kg/m^2）。

（6）无产前保健，经济状况差。

（7）吸毒或酗酒者。

（8）孕期长期站立，特别是每周站立超过 40 小时。

（9）有生殖道感染或性传播感染高危史，或合并性传播疾病如梅毒等。

（10）多胎妊娠。

（11）助孕技术后妊娠。

（12）生殖系统发育畸形。

四、治疗原则

（一）休息

孕妇应卧床休息。

（二）应用糖皮质激素

糖皮质激素促胎肺成熟。

（1）糖皮质激素的应用指征：①妊娠未满 34 周、7 天内有早产分娩可能者。②孕周 > 34 周但有临床证据证实胎肺未成熟者。③妊娠期糖尿病血糖控制不满意者。

（2）糖皮质激素的应用方法：①地塞米松 5mg，肌内注射，每 12 小时 1 次连续 2 天；或倍他米松 12mg，肌内注射，每天 1 次连续 2 天。②羊膜腔内注射地塞米松 10mg。羊膜腔内注射地塞米松的方法适用于妊娠合并糖尿病患者。③多胎妊娠则适用地塞米松 5mg，肌内注射，每 8 小时 1 次连续 2 天，或倍他米松 12mg，肌内注射，每 18 小时 1 次，连续三次。

（3）糖皮质激素应用注意事项：副作用有孕妇血糖升高及降低母、儿免疫力。目前在一般情况下，不推荐产前反复、多疗程应用。禁忌证为临床存在宫内感染证据者。

（三）应用宫缩抑制剂

宫缩抑制剂可争取时间将胎儿在宫内及时转运到有新生儿重症监护室（NICU）设备的医疗机构，并能保证产前糖皮质激素应用。目前无一线用药。所有宫缩抑制剂均有不同程度的副作用而不宜长期应用。

1. 硫酸镁，孕期用药属于 B 类

（1）用法：负荷剂量为 3 ~ 5g，半小时内静脉滴入，此后依据宫缩情况以 1 ~ 2g/h 速度静脉点滴维持，宫缩抑制后继续维持 4 ~ 6h 后可改为 1g/h，宫缩消失后继续点滴 12 小时，同时监测呼吸、心率、尿量、膝腱反射。有条件者监测血镁浓度。血镁浓度 1.5 ~ 2.5mmol/L 可抑制宫缩。

（2）禁忌证：重症肌无力、肾功能不全、近期心肌梗死史和心肌病史。

（3）副作用：①孕妇发热、潮红、头痛、恶心、呕吐、肌无力、低血压、运动反射减弱，严重者呼吸抑制、肺水肿、心跳停止；②胎外无负荷试验（NST）无反应型增加，胎心率变异减少，基线下降，呼吸运动减少；③新生儿呼吸抑制、低 Apgar 评分、肠蠕动降低、腹胀；④监测指标孕妇尿量、呼吸、心率、膝腱反射，血镁浓度。

备用 10% 葡萄糖酸钙 10mL 用于解毒。

2. β – 肾上腺素受体激动剂类药物，孕期用药属于 B 类

（1）用法：心率 > 140 次 / 分应停药。

（2）绝对禁忌证：心脏病、肝功能异常、子痫前期、产前出血、未控制的糖尿病、心动过速、低血钾、肺动脉高压、甲状腺功能亢进症、绒毛膜羊膜炎。

（3）相对禁忌证：糖尿病、偏头痛，偶发心动过速。

（4）副作用：①孕妇心动过速、震颤、心悸、心肌缺血、焦虑、气短、头痛、恶心、

呕吐、低血钾、高血糖、肺水肿；②胎儿心动过速、心律失常、心肌缺血、高胰岛素血症；③新生儿心动过速、低血糖、低钙、高胆红素血症、低血压、颅内出血。

（5）监测指标：心电图、血糖、血钾、心率、血压、肺部情况、用药前后动态监测心绞痛症状及尿量，总液体限制在2400mL/24h。

3. 硝苯地平，孕期用药属于C类

（1）用法：首次负荷量为30mg，口服或10mg舌下含，20分钟1次，连续4次。90分钟后改为10 ~ 20mg/（4 ~ 6）h口服，或10mg/（4 ~ 6）h舌下含服，应用不超过3天。

（2）副作用血压下降、心悸、胎盘血流减少、胎心率减慢。

（3）禁忌证心脏病、低血压和肾脏病。

4. 吲哚美辛孕期用药为B/D类

（1）用法150 ~ 300mg/d，首次负荷量为100 ~ 200mg，直肠给药，或50 ~ 100mg口服，以后25 ~ 50mg/（4 ~ 6）h，限于妊娠32周前短期内应用。

（2）副作用孕妇主要是消化道反应，恶心呕吐和上腹部不适等，阴道出血时间延长，分娩时出血增加。胎儿如在妊娠34周后使用可使动脉导管缩窄、胎儿心脏衰竭和肢体水肿，肾脏血流减少，羊水过少等。

（3）禁忌证消化道溃疡、吲哚美辛过敏者，凝血功能障碍及肝肾疾病患者。

5. 阿托西班（缩宫素受体拮抗剂）

国外临床试验中用法为：短期静脉治疗，首先单次静脉注射6.75mg阿托西班，再以300/ig/min输入3小时，继以100/ig/min输入直至45小时。此后开始维持治疗（皮下给予阿托西班30μg/min）直至孕36周。其更广泛应用有待进一步评估。

6. 抗生素

抗生素的应用并不能延长孕周及降低早产率。①有早产史或其他早产高危因素的孕妇，应结合病情个体化应用。②早产胎膜早破的孕妇建议常规给予口服抗生素预防感染（见“早产胎膜早破”的处理）。

7. 胎儿的监测

超声测量评价胎儿生长发育和估计胎儿体重，包括羊水量和脐动脉血流监测及NST。

8. 孕妇监测

包括生命体征监测，尤其体温和心率监测常可发现早期感染迹象，定期复查血、尿常规、C反应蛋白等。

9. 分娩时机的选择

①对不可避免的早产，应停用一切宫缩抑制剂；②当延长妊娠的风险大于胎儿不成熟的风险时，应选择终止妊娠；③妊娠小于34周时根据个体情况决定是否终止妊娠。如有明确的宫内感染则应尽快终止妊娠；④对≥34周的患者，有条件者可以顺其自然。

10. 分娩方式的选择

分娩方式的选择应与孕妇及家属充分沟通。①有剖宫产史者行剖宫产，但应在估计早产儿有存活可能性的基础上选择实施。②阴道分娩应密切监测胎心，慎用可能抑制胎儿呼吸的镇静剂。第二产程可常规行会阴侧切术。

五、早产胎膜早破

（1）早产胎膜早破（PPROM）定义：妊娠37周以前未临产而发生的胎膜破裂。

（2）PPROM诊断：通过临床表现、病史和简单的试验及辅助检查来进行。①病史。对PPROM的诊断有90%的准确度，不应被忽视。②检查。

（3）宫内感染：诊断判断有无绒毛膜羊膜炎主要依据临床诊断。PPROM孕妇入院后应常规进行阴道拭子细菌培养加药敏检测。分娩后胎盘、胎膜和脐带行病理检查，剖宫产术中行宫腔拭子及新生儿耳拭子细菌培养可以帮助确诊，并作为选用抗生素时的参考。

宫内感染的临床指标如下（有以下三项或三项以上即可诊断）：①体温升高≥38℃；②脉搏≥110次/分；③胎心率>160次/分或<110次/分；④血白细胞升高达15×10^9/L或有中性粒细胞升高；⑤C反应蛋白上升；⑥羊水有异味；⑦子宫有压痛。

其中胎心率增快是宫内感染的最早征象。

（4）早产胎膜早破处理药物治疗前须做阴道细菌培养。

①抗生素：作用肯定，可用青霉素类或头孢类抗生素及广谱抗生素如红霉素类。

②糖皮质激素：可应用，用法同“早产”。

③宫缩抑制剂：如无宫缩不必应用。如有宫缩而妊娠<34周，无临床感染征象可以短期应用，并根据各医院条件选择转诊。

④转诊：小于34周的孕妇建议在有NICU的医疗机构治疗。以宫内转运为宜。在给予基本评价与应急措施后，如短期内无分娩可能，尽早将胎儿在宫内转运到有NICU的医疗单位。

⑤终止妊娠：如孕周小，但发现感染应立即终止妊娠。妊娠>34周，根据条件可不常规保胎。

第三节　过期妊娠

妊娠达到或超过 42 周，称为过期妊娠。过期妊娠的胎儿围产病率和死亡率增高，并随妊娠延长而加剧，妊娠 43 周时围产儿死亡率为正常值的 3 倍。44 周时为正常值的 5 倍。初产妇过期妊娠胎儿较经产妇者危险性增加。

一、诊断标准

注意月经史、孕期变化和超声检查综合评估，核对预产期。

（1）询问平时月经情况，有无服用避孕药等使排卵期推迟情况；B 超监测排卵。夫妇两地分居，根据性交日期 推算；结合早孕反应时间、初感胎动时间。

（2）平时月经（LMP）规则，末次月经期明确，按 LMP 核对预产期。

（3）妊娠早期曾做妇科检查者，结合当时子宫大小推算。

（4）B 型超声检查：早孕期测定妊娠囊直径、头臀长；孕中期以后测定胎儿双顶径、股骨长等。

二、判断胎盘功能和胎儿安危评估

（1）胎动计数，胎心率。

（2）胎儿电子监护：无应激试验，注意基线变异和各种减速情况；必要时须做宫缩应力试验（CST），CST 多次反复出现胎心晚期减速或重度变异减速者，或基线变异减小，应警惕胎儿严重宫内缺氧情况。

（3）超声检查：羊水指数测定，羊水偏少或羊水过少提示胎盘功能减退；观察胎动、胎儿肌张力、胎儿呼吸样运动等。彩色超声多普勒检查可通过测定胎儿脐血流来判断胎盘功能与胎儿安危状况。

（4）羊膜镜检查：观察羊水颜色，了解胎儿是否有胎粪排出。若已破膜可直接观察到羊水流出量及其性状。

三、处理

（一）宫颈成熟度检查

通常采用 Bishop 宫颈成熟度评分法。

（二）终止妊娠

（1）确诊过期妊娠，应终止妊娠。

（2）确诊过期妊娠，若有下列情况之一应立即终止妊娠：①胎动减少；②胎儿电子监护显示胎儿宫内状况不良；③胎儿生长受限；④羊水过少；⑤羊水粪染；⑥伴有母体并发症；⑦胎死宫内。

（三）终止妊娠方式选择

（1）宫颈成熟，无剖宫产指征，行人工破膜，若羊水量不少，羊水性状清，严密监护下可经阴道试产。

（2）宫颈成熟，人工破膜后宫缩不好，可以人工破膜 + 静脉滴注缩宫素引产。

（3）宫颈条件未成熟，无立即终止妊娠指征，严密监护母胎状况下，可用促宫颈成熟药物，促宫颈成熟和引产（见“宫颈成熟和引产”）。

（4）对存在相对头盆不称或头浮者，适宜小剂量缩宫素静脉滴注，缓缓引发宫缩，诱导进入产程。

（5）出现胎盘功能不良或胎儿状况不良征象，不论宫颈条件成熟与否，行剖宫产术尽快结束分娩。

（四）产时监护

过期妊娠为高危妊娠，过期儿为高危儿，应在促宫颈成熟和引产以及各产程中对母儿实施严密监测。有条件医院连续胎儿电子监测，无条件则加倍听诊胎心率监测；观察羊水性状和产程进展。必要时胎儿头皮血 pH 值检测。

（五）剖宫产指征

（1）诊断过期妊娠，有立即终止妊娠指征、不适宜阴道分娩者。

（2）臀先露伴骨盆轻度狭窄。

（3）引产失败。

（4）产程延缓或停滞（包括胎先露下降和宫颈扩张延缓或停滞）。

（5）头盆不称。

（6）产程中出现胎儿窘迫征象（胎心率变化或异常胎儿电子描记图形）。

（六）新生儿复苏准备

分娩前做好新生儿复苏准备。

四、延期妊娠

对妊娠期限已经超过预产期未满 42 孕周的延期妊娠，需要严密监测母胎情况，41 周后宜收入院观察，适时促宫颈成熟和引产。建议 42 周前结束分娩。

五、促宫颈成熟方法

1. 前列腺素制剂促宫颈成熟

药物有 PGE2 制剂，如阴道内栓剂（可控释地诺前列酮栓，商品名：欣普贝生）；PGE，类制剂如米索前列醇（简称“米索”）。欣普贝生通过美国 FDA 和中国食品和药品管理局（SFDA）批准可用于妊娠晚期引产前的促宫颈成熟。

前列腺素制剂促宫颈成熟的注意事项：①严格掌握用药方法和注意事项。②孕妇患有心脏病、急性肝肾疾病、严重贫血、青光眼、哮喘、癫痫禁用。③有剖宫产史和其他子宫手术史禁用。④主要副作用是宫缩过频、过强，发现宫缩过强或过频及胎心异常者及时取出阴道内药物，必要时使用宫缩抑制剂。⑤已临产者及时取出促宫颈成熟药物。

2. 其他促宫颈成熟方法

机械性扩张法包括低位水囊、Foleys 管、昆布条、海藻棒等，在无感染及胎膜完整时使用。

六、引产方法

（1）缩宫素静脉点滴引产方法。

（2）人工破膜术引产适用于宫颈成熟者。不适用于头浮的孕妇。

（3）人工破膜术加缩宫素静脉滴注方法。

第四节　胎膜早破

胎膜破裂发生于产程正式开始前称为胎膜早破。胎膜早破的影响因素有：创伤，宫颈内口松弛，生殖道病原微生物上行性感染，支原体感染，羊膜腔压力增高，胎儿先露部与骨盆人衔接不好，胎膜发育不良，孕妇缺乏铜、锌等微量元素，此外有羊膜腔侵入性医疗操作等，不同的影响因素对胎膜早破的发生时间有一定影响。孕龄 < 37 孕周的胎膜早破又称为早产（未足月）胎膜早破。

一、诊断标准

（一）临床表现

（1）孕妇突感较多液体自阴道流出，继而有少量间断性或持续性的阴道流液。

（2）腹压增加时，如咳嗽、负重时阴道流出较多液体。

（3）有些病例并无明显的阴道流液突增感，仅为持续的少量阴道流液主诉。

（4）检查可见阴道口有液体流出，或阴道窥视见宫颈口有液体流出。

（5）感染时阴道排液可有臭味。

（6）存在相关诱发因素的临床表现。

（二）辅助检查

（1）阴道检查见阴道流液，或见阴道后穹窿有羊水池，或见宫颈口有液体流出：必要时将胎先露部上推或增加腹压如咳嗽等。

（2）阴道液酸碱度检查 pH 值≥ 7.0，胎膜早破可能性极大。注意排除血液、尿液、精液及感染因素影响。

（3）阴道液涂片检查阴道液干燥片检查有羊齿状结晶为羊水；涂片用 0.5% 美蓝染色，可见淡蓝色或不着色的胎儿上皮及毳毛；用苏丹Ⅲ染色可见橘黄色脂肪小粒：用 0.5% 硫酸尼罗蓝染色可见橘黄色胎儿上皮细胞等可确定为羊水。

（4）B 超检查羊水减少，必要时动态观察。

（5）羊膜镜检查可以直视胎先露部，看不到前羊膜囊，即可确诊胎膜早破。

二、治疗原则

（1）足月胎膜早破收入院。臀位等胎位异常按相应处理原则。有剖宫产指征则行剖宫产。

（2）足月妊娠伴胎膜早破者 80% ~ 90% 在破膜 24 小时内临产。

（3）监测 T、P、R、BP 等。

（4）监测伴发影响因素的相关指标，例如监测感染指标；如感染存在，原则是尽快结束分娩。

（5）胎儿电子监护基线率、加速、减速及宫缩情况。

（6）卧床休息，尤指胎头高浮者。

（7）破膜后 12 小时应用抗生素预防感染。

（8）宫颈条件成熟，12 小时无宫缩者引产。

（9）宫颈条件未成熟者，促宫颈成熟后引产。

（10）引产过程中及产程中注意严密观察产程进展及母胎监测。

（11）破膜时间长，建议产后行宫腔内容物细菌培养，胎盘送病理检查，小儿出生后做咽或耳拭子细菌培养。

（12）注意预防产后出血及产后感染。

第八章　妊娠滋养细胞疾病的护理

第一节　葡萄胎

葡萄胎又称水泡状胎块，是指妊娠后胎盘绒毛滋养细胞增生变性，终末绒毛转变成大小不一的水泡，水泡间相连成串，形如葡萄。葡萄胎可发生于生育期的任何年龄，好发于大于35岁或小于20岁的女性。研究发现葡萄胎的发生与患者营养状况、年龄、孕卵异常、细胞遗传异常等因素有关。

葡萄胎分完全性葡萄胎和部分性葡萄胎两类，前者多见。

一、病理

（一）完全性葡萄胎

大体检查宫腔内充满水泡状物，无胎儿及其附属物或胎儿痕迹。镜下见滋养细胞增生，间质水肿，未见胎源性血管。

（二）部分性葡萄胎

大体检查仅部分绒毛变为水泡，常合并胚胎或发育畸形的胎儿或已死亡的胎儿。镜下见绒毛水肿，轮廓不规则，滋养细胞增生程度轻，间质内可见胎源性血管。

由于滋养细胞的过度增生，产生大量绒毛膜促性腺激素（HCG），刺激卵巢产生过度黄素化反应，形成黄素囊肿，多为双侧，在葡萄胎排出数周或数月后自然消失。

二、临床表现

（一）症状

（1）停经后阴道不规则流血：最常见，常在停经 8 ~ 12 周出现，有时可在血液中发现水泡状物。大出血可导致休克。若流血时间长又未及时治疗，可致贫血及感染。

（2）妊娠呕吐：多发生在子宫异常增大和 HCG 水平异常增高者，呕吐出现时间一般较正常妊娠早，症状严重且持续时间长。不及时纠正可发生水、电解质紊乱。

（3）腹痛：因葡萄胎增长迅速致子宫过度膨胀，多为阵发性下腹部隐痛，一般发生在阴道流血前。若发生卵巢黄素囊肿急性扭转，则为急性腹痛。

（4）妊娠期高血压病征象：多发生在子宫异常增大和HCG水平异常增高者。出现时间较正常妊娠早，持续时间长，可在妊娠20周前出现高血压、蛋白尿和水肿。症状严重，容易发展为子痫前期，但子痫罕见。

（二）体征

（1）子宫异常增大、变软：大多数患者的子宫大于停经月份，质地极软。由于大量水泡形成或宫腔内积血所致。但也有少数患者子宫大小与停经月份相符或小于停经月份，其原因可能与水泡退行性变有关。

（2）卵巢黄素囊肿：多为双侧卵巢囊性增大，大小不等，表面光滑，偶可发生扭转。

三、治疗原则

一经确诊，应迅速清除宫腔内容物。对下列高危病例须行预防性化疗：①年龄超过40岁；② HCG > 100 000 U/L；③子宫明显大于相应孕周；④卵巢黄素囊肿直径超过6 cm；⑤无条件随访者。

卵巢黄素囊肿一般不须处理，但卵巢黄素囊肿扭转且卵巢血运发生障碍时应手术切除一侧卵巢。

四、护理评估

（一）病史

了解患者年龄、营养状况，有无滋养细胞疾病史，询问月经史、生育史、本次妊娠的反应、有无剧吐、阴道流血，是否有水泡状物排出。

（二）身体评估

（1）症状了解患者有无不规则阴道流血、水泡状物排出、腹痛、胎动情况。

（2）体征检查有无血压升高伴水肿，腹部检查是否扪及胎体，妇科检查可了解子宫是否大于孕龄、变软，双附件有无触及囊性包块等。

（3）辅助检查

① B型超声检查：B型超声检查是诊断葡萄胎的重要辅助检查方法，可见增大的子宫腔内充满“落雪状”回声，未见胎体影像。

②绒毛膜促性腺激素（HCG）测定：HCG水平超过正常，常超过100 000 U/L，且持续不降。

（三）心理－社会评估

评估患者对疾病的心理承受能力，患者及家属常担忧此次妊娠的结局及今后是否能生育正常孩子，并表现出对清宫手术的焦虑和恐惧。

五、护理问题

（一）焦虑

与担心清宫术及预后有关。

（二）有感染的危险

与长期阴道流血、贫血造成机体抵抗力下降有关。

（三）知识缺乏

缺乏葡萄胎的治疗及随访知识。

六、护理措施

（一）一般护理

加强营养，指导进食高蛋白、高热量、高维生素饮食，注意休息，利于手术后恢复。保持外阴清洁，用温开水擦洗外阴 1 ~ 2 次 / 日，勤换会阴垫。

（二）心理护理

通过护理活动与患者建立良好的护患关系，鼓励其说出内心感受，向患者及家属解释疾病的性质、治疗、预后等知识，说明尽快行清宫术的必要性。向患者介绍已康复的病例，以增强治疗信心，消除恐惧感。

（三）观察病情

密切观察阴道流血情况，留意阴道排出物内有无水泡状物并保留会阴垫，以便准确估计出血量，水泡状物送病理检查。阴道流血量多时，应密切监测生命体征，尤其注意体温、血常规变化；注意血压情况，重视患者头痛、眼花、恶心、呕吐等症状，警惕子痫前期发生。发现大出血时，应立即报告医生，并做好清宫术准备。

（四）医护配合

1. 清宫术的护理

告知患者清宫术的重要性，术前应配血备用，建立静脉通道，备齐抢救药物和物品；

做好手术中配合，同时密切观察患者的面色、呼吸、腹痛情况，发现子宫收缩不良、出血过多，遵医嘱在宫颈口扩张后应用缩宫素静脉滴注，以加强子宫收缩减少失血。子宫大于妊娠 12 周者，一般吸刮 2 次，1 周后行第 2 次刮宫，每次刮出物选取靠近宫壁的组织送病理检查，并做好术后护理。

2. 化疗护理

高危病例行预防性化疗。

七、健康教育

（一）指导随访

向患者家属宣传定期随访的重要意义、内容、时间及注意事项，以便及早发现滋养细胞肿瘤并及时治疗。

（1）随访意义：葡萄胎的恶变率较高，为 10% ~ 25%，通过随访可及早发现恶变，及早治疗。

（2）随访时间：葡萄胎清宫术后应每周随访 1 次，直至连续 3 次正常后改为每个月 1 次，持续至少半年，此后可每半年 1 次，共 2 年。

（3）随访内容：①血 HCG、尿 HCG 定量测定。②注意月经是否规则，有无异常阴道流血、咳嗽、咯血及其他转移灶症状。③妇科检查：注意有无阴道流血、阴道壁紫蓝色转移结节、子宫大小、卵巢黄素囊肿是否缩小或消失。④定期或必要时做盆腔 B 型超声、X 线胸片或 CT 检查。

（二）指导避孕

随访期间应坚持避孕。最好采用避孕套，不宜使用宫内节育器（避免引起子宫穿孔或混淆子宫出血的原因）及避孕药。

（三）其他

手术后加强营养、休息，保持外阴清洁。

第二节　妊娠滋养细胞肿瘤

妊娠滋养细胞肿瘤包括侵蚀性葡萄胎、绒毛膜癌与胎盘部位滋养细胞肿瘤。本节主要叙述前两者。

侵蚀性葡萄胎是指葡萄胎组织侵入子宫肌层或转移至子宫以外，继发于良性葡萄胎，多数在葡萄胎清除术后 6 个月内发生，病理检查可在子宫肌层或转移的组织内见到水泡状物或血块，镜检可见绒毛结构。侵蚀性葡萄胎恶性程度不高，多数只造成局部侵犯，远处转移仅 4%，预后较好。

绒毛膜癌简称绒癌，早期即可发生血行转移，破坏组织或器官，是一种高度恶性的肿瘤，其恶性程度远高于侵蚀性葡萄胎。其中 60% 继发于葡萄胎（多在葡萄胎排空后 1 年以上），30% 继发于流产，10% 继发于足月产或异位妊娠。病理可见肿瘤组织侵犯宫壁、突入宫腔或突出于浆膜层，但也有未发现子宫内原发病灶而出现转移者，显微镜下找不到绒毛结构，可见高度异型增生、排列紊乱的滋养细胞，侵犯子宫肌层和血管，造成出血坏死。

一、临床表现

（一）无转移妊娠滋养细胞肿瘤

可表现为阴道不规则流血、子宫复旧不全或不均匀增大、卵巢黄素囊肿等。

（二）转移性妊娠滋养细胞肿瘤

多为绒毛膜癌，血行播散是其主要的转移途径，因此转移发生早且广泛，最常见的转移部位是肺（80%），其次是阴道（30%）、盆腔（20%）、肝（10%）和脑（10%）等。其临床表现根据不同转移灶有不同的症状与体征。

（1）肺转移：咳嗽、咯血、胸痛、呼吸困难。

（2）阴道转移：阴道前壁见紫蓝色结节，破溃时引起不规则阴道流血，甚至大出血等。

（3）脑转移：为死亡的主要原因。先后出现一过性脑缺血症状（如暂时性失语、失明，突然跌倒等）、头痛、呕吐、抽搐及昏迷，甚至死亡。

二、治疗原则

化疗为主，手术为辅。

三、护理评估

（一）病史

询问患者有无葡萄胎病史，重点收集葡萄胎清宫术后随访资料；了解有无肺、阴道、脑等转移症状的主诉，有无预防性化疗及化疗的时间、药物、剂量、疗程、疗效、用药后的机体反应情况等。

（二）身体评估

1. 症状

了解患者有无不规则阴道流血、有无转移灶症状（咳嗽、咯血、头痛、呕吐、抽搐、偏瘫、昏迷等）。

2. 体征

通过妇科检查评估阴道、宫颈局部有无紫蓝色结节；子宫大小、质地，有无卵巢黄素囊肿等。

3. 辅助检查

（1）血 β-HCG 测定：在葡萄胎清除术后 8 周，血 β-HCG 仍持续高水平或一度下降至正常又迅速升高，可结合发病时间、必要时行组织学检查，诊断为侵蚀性葡萄胎或绒毛膜癌。在足月产、流产、异位妊娠后，血 β-HCG 仍持续高值并有上升，应诊断为绒毛膜癌。

（2）影像学检查：B 型超声检查可见宫壁有局灶性或弥漫性强光点或光团与暗区相间的蜂窝样病灶。X 线胸片作为肺转移的常规检查，最初可见肺纹理增粗，很快出现小结节状阴影，典型表现为棉球状、团块状阴影。CT 可用于诊断肺部较小病灶和脑等部位的转移灶。MRI 主要用于脑、肝和盆腔病灶的诊断。

（3）组织学检查：侵蚀性葡萄胎与绒毛膜癌的区别在于有无绒毛结构。

（三）心理－社会评估

患者长期阴道不规则流血，一直处于焦虑、紧张状态，疾病确诊后，开始会极力否认自己的病情甚至愤怒，随之感到极度的恐惧。应评估患者及其家属对疾病、医疗费用的反应，能否承受多次化疗及其副反应，是否担心疾病预后不佳或对化疗感到无助与担忧。

四、护理措施

（一）一般护理

病房应空气流通、清洁、安静舒适，帮助患者保持外阴清洁，每天用温开水擦洗外阴1 ~ 2次，勤换消毒会阴垫。卧床休息，鼓励患者进高蛋白、高维生素、易消化食物，对不能进食或进食不足者，应遵医嘱静脉补充营养。足够营养、休息和睡眠是保证治疗效果的前提。

（二）心理护理

护士应主动与患者交流，鼓励其说出内心恐惧与悲哀，给予理解、同情、关爱。告知患者及其家属有关的化疗药物、副反应及护理措施，介绍妊娠滋养细胞肿瘤是目前化疗效果最好的疾病，以增强患者战胜疾病的信心，鼓励患者积极配合治疗。

（三）观察病情

严密观察腹痛与阴道流血情况，记录出血量，注意转移灶症状的出现和变化，一旦发现阴道破溃，大量出血时，应密切监测生命体征，及时通知医生并配合处理。

（四）医护配合

1. 化疗护理

首选治疗措施。目前常用的一线药物有甲氨蝶呤（MTX）、氟尿嘧啶（5-FU）、放线菌素 -D（Act-D）或国产更生霉素（KSM）、长春新碱（VCR）等，低危患者首选单一药物化疗，高危患者首选联合化疗。

2. 手术护理

无生育要求、病变在子宫、化疗无效者可切除子宫。做好相应术前准备和手术后护理。

3. 转移灶的护理

（1）肺转移：①卧床休息，遵医嘱积极化疗。②呼吸困难者予半卧位并吸氧。③大咯血者取头低侧卧位以保持呼吸道畅通，叩击患者背部，排出积血，防止窒息。

（2）阴道转移：①密切观察阴道有无破溃出血，避免不必要的阴道检查，以防损伤结节表面黏膜。②病灶破溃出血时，用无菌长纱条填塞阴道压迫止血，纱条须在24 ~ 48小时内取出。出血量多时，密切观察生命体征，做好输血、输液准备，配合医生积极抢救。③限制走动。

（3）脑转移：①严密观察生命体征与病情变化，记录液体出入量，预防各种并发症的发生。②昏迷、偏瘫者按相应的护理常规进行护理。③配合医生实施各项诊疗措施。

五、健康教育

（1）出院后严密随访，警惕复发。出院后 3 个月第 1 次随访，之后每 6 个月随访 1 次直至 3 年,3 年后每年随访 1 次直至 5 年,5 年后可每 2 年随访 1 次。随访内容同葡萄胎。

（2）告知患者随访期间应坚持避孕，应于化疗停止时间超过 12 个月方可妊娠。

（3）加强营养，摄入高蛋白、高维生素、易消化食物，足够休息，注意外阴清洁。

第三节　化疗的护理

通过化学药物治疗（简称“化疗”）已使许多恶性肿瘤患者的症状得以缓解或基本根治。尤其是妊娠滋养细胞肿瘤，化疗几乎已完全替代了手术治疗。鉴于化疗药物对癌细胞和人体正常细胞的选择性差别不大，对应用过程中广泛而严重的不良反应，应予以高度重视，加强护理。常见不良反应有骨髓抑制、免疫抑制、消化道黏膜损害、脱发及肝肾损害等。

一、护理评估

（一）病史

采集患者的发病时间、治疗方法及效果，目前身体状况。详细询问患者既往用药史，尤其是化疗史及药物过敏史。询问患者有无造血系统、消化系统及肝肾疾病史。

（二）身体评估

观察患者一般情况，尤其是营养状况，测量生命体征，准确测量并记录体重，检查皮肤、黏膜、淋巴结有无异常，检查心肺功能状况及肝脾是否肿大。询问患者饮食、睡眠情况，大小便是否正常。评估原发肿瘤的症状、体征，有无转移征象，以便给护理活动提供依据。

辅助检查：血常规检查、尿常规检查、肝肾功能检查、X 线胸片及心电图检查等。了解各脏器功能情况，判断能否实施化疗并为化疗做好准备。

（三）心理 - 社会评估

患者对化疗有恐惧感，因治疗时间长、医疗费用大而产生抑郁或烦躁不安，因严重的副反应及担心疾病预后不佳，而产生焦虑、悲观情绪。

二、护理问题

（一）营养低下

与恶性肿瘤慢性消耗、化疗副反应有关。

（二）体液不足

与化疗后引起的恶心、呕吐有关。

（三）有感染的危险

与化疗导致机体免疫功能降低、抵抗力下降有关。

（四）自我形象紊乱

与化疗所致的脱发有关。

三、护理措施

（一）一般护理

（1）指导进高蛋白、高维生素、易消化饮食，以低脂、软质、稀薄的食品为宜，避免油腻、高糖、辛辣刺激食物。鼓励少量多餐。对不能进食或进食不足者，应遵医嘱静脉补充营养或输血。

（2）注意休息，保证充足睡眠以减少消耗。

（3）病室内定时通风，保持空气清新，病室及患者用物定期消毒。

（二）心理护理

与患者建立良好的护患关系，主动与之交谈，鼓励其表达身心感受，从生活各方面提供帮助。解释化疗前各项检查的目的和意义，说明化疗的作用及可能出现的副反应，鼓励克服化疗不良反应，鼓励患者适当的化妆和修饰，维持自尊。列举治疗成功病例，树立治疗信心。

（三）观察病情

（1）密切注意有无凝血功能障碍，如牙龈出血、鼻出血、皮下瘀斑等，定期检查白细胞计数及血小板计数，及早发现异常。

（2）注意有无继发感染迹象，观察体温变化。

（3）观察有无肝肾功能损害的症状和体征，如上腹疼痛、恶心、呕吐、食欲减退、黄疸、尿频、血尿等表现。

（4）严密观察腹痛、腹泻的情况，尤其大便的次数及性状，正确收集大便标本，以避免发生伪膜性肠炎。

（5）观察患者有无肢体麻木、肌张力降低、偏瘫等神经系统副反应及脱发等现象。

（四）用药护理

（1）准确测量体重。通常在每个疗程的用药前和疗程过半时各称体重1次，根据体重计算和调整剂量。

（2）用药前做好“三查七对”工作。化疗药物做到现配现用，常温下不超过1小时，对须避光的药物，使用时要用避光罩或黑布包好。

（3）注意保护静脉血管。从远端开始有计划地穿刺；用药前，先注入少量生理盐水，确保针头在静脉后再注药。如发现药物外渗应立即停止注射，用生理盐水皮下注射加以稀释，并局部冷敷，以后用金黄散或25%硫酸镁溶液外敷，防止局部疼痛、肿胀、坏死。

（4）腹腔化疗者应让其经常变动体位，以保证疗效。

（5）动脉插管者应绝对卧床休息，保持通畅并控制滴速，拔管后用沙袋压迫24～28小时，防止穿刺部位出血。

（五）药物副反应的护理

1. 消化道反应

最常见的症状是恶心、呕吐，呕吐明显者遵医嘱给予止吐剂，必要时静脉补液。出现腹痛、腹泻症状时，须密切观察大便次数、性质和量，并及时检查大便常规，并记录24小时液体出入量，注意有无脱水或电解质紊乱，同时遵医嘱给药。口腔溃疡者，应加强口腔护理，每日晨、晚间用软毛刷刷牙，进食前后用消毒液漱口，避免刺激性食物，可于进食前15分钟局部用地卡因溶液涂敷溃疡面以减轻疼痛。

2. 造血功能障碍

主要表现为白细胞、血小板减少，易发生继发感染和出血倾向，可危及生命。应采取预防感染的措施，严格无菌操作；每日监测血常规，血白细胞计数低于$3.0\times10^9/L$时提醒医生停药。如血白细胞计数低于$1.0\times10^9/L$者要进行保护性隔离，减少探视，禁止带菌者入室，净化空气，遵医嘱使用抗生素、输入新鲜血液和使用升白细胞药物。

3. 脱发的护理

解释脱发的原因，说明化疗停止后头发能再生，消除患者的顾虑。

四、健康教育

（1）鼓励进食，注意休息，身体允许时可适量到室外散步，以逐步增强抵抗力。

（2）告诉患者化疗的相关副作用，出现异常时嘱患者及时就诊。

第九章　胎儿发育异常的护理

第一节　多胎妊娠

一次妊娠子宫腔内同时有两个或两个以上胎儿，称为多胎妊娠。多胎妊娠的发生率与种族、年龄及遗传等因素有关。近年来，由于促排卵药物及辅助生育技术的广泛应用，多胎妊娠的发生率明显上升。多胎妊娠中以双胎妊娠最多见。双胎妊娠分为双卵双胎(70%)和单卵双胎（30%）。

一、双胎妊娠分类及特点

（一）双卵双胎

由两个卵子分别受精形成两个受精卵，两个受精卵往往着床在子宫蜕膜不同部位，可形成自己独立的胎盘，胎儿面见两个羊膜腔，中隔由两层羊膜及绒毛膜组成；有时两个胎盘紧邻融合在一起，但胎盘血液循环互不相通。双卵双胎与遗传、应用促排卵药物及多胚胎宫腔内移植有关。如果两个卵子在短期内不同时间受精而形成的双卵双胎称为同期复孕。

（二）单卵双胎

由一个受精卵分裂而成两个胎儿，单卵双胎的发生不受年龄、遗传、种族、胎次的影响。单卵双胎由于受精卵分裂的时间不同有四种形式：

1. 双绒毛膜及双羊膜囊

若分裂发生在受精后72小时内（桑葚期），内细胞团形成而囊胚层绒毛膜未形成前即分裂成为两个胚胎。有两层绒毛膜及两层羊膜，胎盘为两个或一个，占单卵双胎的18% ~ 36%。

2. 单绒毛膜双羊膜囊

若分裂发生在受精后72小时至8天内（囊胚期）分裂为双胎，内细胞团及绒毛膜已分化形成之后，而羊膜囊尚未出现前形成的双胎，在单卵双胎中占70%。共同拥有一个胎盘及绒毛膜，其中隔有两层羊膜。

3. 单绒毛膜单羊膜囊

在受精后 8 ~ 13 天，羊膜腔形成后分裂为双胎。两个胎儿共用一个胎盘，并共存于同一个羊膜腔内。占单卵双胎的 1% ~ 2%，围生儿死亡率甚高。

4. 连体双胎

分裂若发生在受精后的 13 天以后，可导致不同程度、不同形式的连体双胎。

二、诊断标准

（一）病史及临床表现

（1）双胎妊娠多有家族史。

（2）孕前有应用促排卵药物史或体外受精多个胚胎移植史。

（3）早孕反应往往较重，持续时间较长。

（4）子宫体积明显大于单胎妊娠。

（5）妊娠晚期，因过度增大的子宫，使横膈升高，呼吸困难，胃部饱满，行走不便，下肢静脉曲张和水肿等压迫症状。

（二）产科检查

如有以下情况应考虑双胎：

（1）子宫大于孕周且明显比同孕周单胎妊娠大，羊水量也较多。

（2）在妊娠晚期腹部触及多个肢体及两个胎头或三个胎极。

（3）子宫较大，胎头较小，不成比例。

（4）在不同部位听到两个很强、不同频率的胎心，或两个胎心音间有音区相隔，或同时计数 1 分钟同时听胎心频率不一致。

（三）辅助检查

（1）B 超检查在妊娠早期可以见到两个胎囊；妊娠中晚期依据胎儿颅骨及脊柱等声像图，B 超诊断符合率达 100%。

（2）双胎妊娠卵膜性诊断主要依靠早孕期 B 超检查，最佳诊断时间为 10 ~ 14 孕周。早孕期妊娠囊分开很远，如果在各自的妊娠囊中各有 1 个羊膜腔，则是双绒毛膜双羊膜双胎；如果在胎膜相接部位有“lambda”或“双峰”征的为双绒毛膜。在 1 个妊娠囊中观察到 2 个羊膜腔，则为单绒毛膜双羊膜双胎。如果在 1 个绒毛膜腔中同时显示 2 个卵黄囊，则为单绒毛膜双羊膜双胎，如仅显示 1 个卵黄囊，则为单绒毛膜单羊膜双胎。中孕期胎儿性别不同双胎是双绒毛膜（双卵双胎）。

三、双胎妊娠并发症

（一）母体并发症

贫血，早产，先兆子痫，羊水过多 / 过少，胎膜早破及脐带脱垂，子宫收缩乏力，产程延长；胎位异常；胎盘早剥；胎头交锁；梗阻性难产；产后出血等。

（二）胎儿并发症

胎儿宫内生长受限（包括 2 胎或 2 胎之一）；胎儿畸形；脐带异常；单绒毛膜双胎特有并发症。

（1）双胎输血综合征：①Ⅰ期受血胎儿羊水过多，供血胎儿羊水过少，胎儿膀胱内可以见到尿液；②Ⅱ期受血胎儿羊水过多，供血胎儿羊水过少，胎儿膀胱内看不见尿液；③Ⅲ期两胎分别呈羊水过多和羊水过少，同时伴有不正常的脐血流；④Ⅳ期供血或受血胎儿中有腹水；⑤Ⅴ期任何一个胎儿死亡。

（2）双胎中一胎死亡。在早孕期如双胎的一胎发生胎死宫内尚未发现其对幸存者有任何影响，在中孕的早期仍然如此。在中孕的晚期如果发生一胎胎死宫内，则有导致晚期流产发生的可能性。而且在胎儿死亡 4 周还有可能发生凝血功能异常。存活胎儿预后与双胎类型、胎儿死亡原因、孕周及胎儿死亡距存活胎儿分娩时间长短等因素有关。在双绒毛膜双胎中，幸存者的预后主要受孕周的影响。单绒毛膜双胎一胎死亡，另一胎也有死亡风险（大约占 20%）或脑伤风险（大约占 25%）。

（3）双胎逆转动脉灌流（无心畸形 TRAP）。

（4）双胎生长不一致（选择性 IMGR）指两胎儿间体重差异 > 20%（25%）。可能与胎盘因素（胎盘发育异常，如过小等）、染色体异常及双胎输血综合征等有关。

（5）双胎中一胎畸形。

（三）完全葡萄胎和共存胎儿

一个是伴有一个胎儿的正常胎盘，而另一个则是完全性葡萄胎。大约 60% 的完全性葡萄胎与正常胎儿共存的双胎妊娠者将会因持续性滋养细胞肿瘤而需要化疗。目前尚无理想处理方法，但应监测孕妇血清 HCG 及呼吸道症状。

四、双胎妊娠产前诊断

（1）双胎妊娠胎儿先天性畸形的发生率是单胎妊娠的 2 倍。

（2）产前血清学筛查（单胎风险值计算）目前尚不适宜推广应用于双胎妊娠。

（3）早孕期 10 ~ 14 周 B 超胎儿颈后透明层（NT）测量对发生胎儿染色体异常风险较高的孕妇有重要价值。

（4）产前诊断指征同单胎。羊膜腔穿刺抽吸羊水进行染色体分析，可以提高双胎妊娠染色体异常诊断率。对双卵双胎妊娠需要注意羊水样本来源之羊膜囊，分别提取两样本。单卵双胎提取 1 个样本，若单卵单绒毛膜双羊膜囊双胎之一畸形须提取 2 个样本。

（5）绒毛活检对双胎妊娠不适宜，很难确定两个胎盘都取到样本，尤其是当两者很靠近时。

五、多胎妊娠产科处理

（一）妊娠期

（1）定期产前检查，尽早确诊双胎妊娠。

（2）在妊娠早期尽早利用 B 超确定卵膜性质；单绒毛膜双胎妊娠在妊娠 16 周始每 2 周 B 超检查；双绒毛膜双胎妊娠每 4 周 B 超检查，包括胎儿生长发育、脐血流、羊水、宫颈等。

（3）加强营养，注意补充足够的蛋白质、铁剂、维生素、叶酸、钙剂等，避免过度劳累。

（4）预防并发症。

（5）预防早产。

（6）如果胎儿之一在妊娠早期死亡，可被活胎压缩变平而成纸样儿，两者均不需要处理；妊娠晚期死亡，一般不造成母体损害，但如有少量凝血活酶向母体释放，应监测母体凝血功能。

（7）若发现双胎输血综合征、双胎生长不一致、双胎逆转动脉灌流、双胎中一胎畸形应及早转诊；在有条件和资质医疗机构可以采取多次反复抽取受血儿羊水过多侧羊水、选择性减胎术、脐带血管凝固或结扎、胎儿镜下胎盘血管交通支激光凝固术、羊膜隔造口术、在 B 超引导下经胎儿腹壁穿刺胎儿腹腔或脐静脉输血等医疗干预措施。

（二）分娩期处理

双胎妊娠多能经阴道分娩，须做好输血、输液及抢救孕妇的应急设备，并熟练掌握新生儿抢救和复苏的技术。

（1）终止妊娠指征合并急性羊水过多，引起压迫症状；母体合并严重并发症，如子痫前期或子痫，不允许继续妊娠时；胎儿畸形；已达预产期（38 周）尚未临产，胎盘功能逐渐减退或羊水减少者。

（2）分娩方式选择结合孕妇年龄、胎次、孕龄、胎先露、不孕史及产科合并症等因素综合考虑，原则上适当放宽剖宫产指征。①阴道试产选择双胎均为头先露或第一胎儿为头位，第二胎儿为臀位。②剖宫产分娩指征异常胎先露如第一胎儿为肩先露、臀先露；宫缩乏力导致产程延长，经处理无改善；胎儿窘迫短时间不能经阴道分娩者；严重并发症需要立即终止妊娠者，如子痫前期、胎盘早剥或脐带脱垂者；连体畸形无法经阴道分娩者。

（三）产程中和产后处理

（1）严密母胎安危监测。

（2）产程中注意宫缩及产程进展，宫缩乏力，可以给予低浓度缩宫素缓慢滴注。

（3）第一个胎儿娩出后，但绒毛膜双胎妊娠注意小儿所置的高低水平位置，并立即钳夹脐带，防第二胎儿失血。

（4）第一个胎儿娩出后，固定第二胎儿成纵位，监测胎心。

（5）第一个胎儿娩出后，若无阴道出血，第二胎儿胎心正常，等待自然分娩，一般在 20 分钟左右第二胎儿可以娩出。若等待 10 分钟仍无宫缩，可以给予人工破膜或给予低浓度缩宫素滴注促进子宫收缩。

（6）第一个胎儿娩出后，若发现脐带脱垂或可疑胎盘早剥或胎心异常，立即用产钳或臀牵引，尽快娩出第二个胎儿。

预防产后出血产程中开放静脉通道，做好输液及输血准备；第二胎儿娩出后立即给予缩宫素促进子宫收缩；产后严密观察子宫收缩及阴道出血量，尤其注意产后出血多发生在产后 2 小时内。必要时应用抗生素预防感染。

第二节　胎儿窘迫

胎儿窘迫是指胎儿在子宫内因急性或慢性缺氧和酸中毒所致的一系列病理状态，严重者危及其健康和生命或发生胎死宫内。胎儿窘迫可分急性及慢性两种，急性常发生在分娩期，慢性发生在妊娠晚期，但可延续至分娩期并加重。

一、诊断标准

（一）病史

（1）慢性胎儿窘迫常伴有妊娠期高血压疾病、妊娠合并慢性肾炎、过期妊娠、妊娠期肝内胆汁瘀积症、糖尿病、羊水过少、胎儿宫内生长受限、严重贫血等病史。

（2）急性胎儿窘迫常伴有脐带脱垂或脐带受压、前置胎盘大出血、帆状血管前置。胎盘早期剥离、急产、催产素静脉滴注引产或加速产程，或产程中有严重头盆不称等病史。

（二）临床表现

（1）胎动减少，每 12 小时内少于 10 次，甚至消失。

（2）破膜后，羊水持续绿色或由清变为绿色，浑浊、稠厚、量少。

（3）无宫缩时，胎心率持续在 160 次 / 分以上或在 110 次 / 分以下。

（三）辅助检查

（1）NST 表现为无反应型，OCT 及 CST 有频繁的变异减速及晚期减速。

（2）B超羊水少，特别是动态观察羊水量变化更有意义；B超检测脐动脉血流S/D比值。

（3）胎儿血气测定 pH 值 < 7.20（正常值 7.25 ~ 7.35），PO_2 < 10mmHg（正常值 15 ~ 30mmHg），PCO_2 > 60mmHg（正常值 35 ~ 55mmHg）。

二、治疗原则

（一）急性胎儿窘迫

（1）立即改变体位，可纠正仰卧位的低血压，也可缓解脐带受压。

（2）应积极寻找原因并立即给予治疗，如宫缩过强而出现心率显著变化，如在滴注催产素者应立即停用宫缩剂，必要时使用宫缩抑制剂，若入量不足要纠正电解质紊乱及酸中毒等。

（3）给母亲吸氧，最好采用面罩高流量纯氧间断给氧。

（4）尽快终止妊娠对多次宫缩中反复出现变异减速或晚期减速而宫口未开全者，宜以剖宫产终止妊娠，如宫已开全而头位较低者，可行产钳助产；宫口未开全者，可以剖宫产终止妊娠。

（二）慢性胎儿窘迫

（1）查明有无妊娠并发症或合并症及严重程度，将母体情况及胎儿窘迫程度做全盘考虑，作出处理决定。

（2）定期做产前检查，估计胎儿大小及其情况，嘱孕妇卧床休息，取左侧卧位，定时低流量吸氧，每日 2 ~ 3 次，每次 30 分钟。积极治疗妊娠合并症及并发症。

（3）对孕龄小于 34 周有合并症或并发症者，可用地塞米松使胎儿成熟，以备及早终止妊娠。

（4）终止妊娠，妊娠接近足月胎动已减少，NST 表现为无反应型，B 超羊水量已逐步减少者，OCT 出现晚期减速等不必顾及宫颈成熟度，应考虑及时终止妊娠，以剖宫产为宜。

（5）凡距离预产期越远，胎儿娩出后存活可能性越小，预产越差，须根据条件尽量采取保守治疗，以期延长孕龄，同时促胎肺成熟，应向家属说明情况。

第三节　胎儿生长受限

胎儿生长受限（FGR）是胎儿在子宫内生长发育受到遗传、营养、环境、疾病等因素的影响未能达到其潜在所应有的生长速率，表现为足月胎儿出生体重＜ 2500g；或胎儿体重低于同孕龄平均体重的 2 个标准差；或低于同孕龄正常体重的 10%。

一、诊断标准

（一）病史

（1）孕妇及丈夫身高、体重的影响如身材短、体重低者易发生胎儿生长受限。

（2）营养：如孕妇在孕前或妊娠时有严重营养不良，其摄入热量明显减少者，偏食，可发生胎儿生长受限。

（3）高原地区：海拔 3000 ～ 3500m 地区因氧分压低，胎儿生长受限发生率高。

（4）双胎与多胎：在双胎及多胎中，胎儿平均体重明显低于同胎龄单胎，FGR 发生率亦显著增高。

（5）孕妇有长期大量吸烟、饮酒，甚至毒瘾史者。

（6）胎儿因素：①染色体异常如 21- 三体、18- 三体及 13- 三体等胎儿生长受限发生率高。②感染已肯定风疹病毒及巨细胞病毒感染，可引胎儿生长受限。

（7）母体妊娠并发症或合并症：如妊娠高血压疾病、妊娠合并慢性高血压、妊娠合并慢性肾炎、妊娠合并伴有血管病变的糖尿病，均可影响子宫血流量，子宫—胎盘血流量降低，营养的传递及氧供减少，导致胎儿生长受限。

（8）胎盘病变：胎盘小或伴有滋养细胞增生，血管合体膜增厚及广泛梗死，可发生胎儿生长受限。另外，胎盘血管瘤，脐带病变如脐带帆状附着及单脐动脉均可导致胎儿生长受限。

（二）临床指标

（1）准确判断孕周：核实预产期。根据末次月经、早孕反应、初感胎动日期、初次产前检查时子宫大小及 B 超情况核实预产期。

（2）产前检查：①测量子宫底高度（耻骨联合中点至宫底的腹壁弧度实长）若小于平均宫底高度 3cm，或连续 2 次在妊娠同上位于第 10 百分位数或以下提示胎儿生长受限。②测孕妇体重妊娠晚期体重增加缓慢，明显低于平均水平，＜ 0.3kg/ 周，应考虑胎儿生长受限。

（三）B 超检查

（1）测双顶径、头围、腹围、股骨长度等项目，按计算式预测胎儿体重。如估计胎儿体重在同孕周平均体重的第 10 百分位数或以下注意动态观察变化情况。

（2）仔细检查胎儿有无畸形。

（3）测羊水量与胎盘成熟度。

（4）测子宫动脉血流及脐动脉血流 S/D、脉搏指数（PI）、阻力指数（RI）。

（5）胎儿生物物理评分。

（6）胎盘成熟度及胎盘功能检查。

（四）实验室检查

（1）孕早、中期发现胎儿生长受限，可考虑做羊水细胞培养以除外染色体异常的可能。

（2）血液黏稠，血细胞比容高。

（3）胎儿胎盘功能监测。

二、治疗原则

（一）一般治疗

（1）纠正不良生活习惯，加强营养，注意营养均衡。

（2）卧床休息，取左侧卧位改善子宫胎盘血液循环。

（3）给予面罩低流量吸氧，每日 2 ～ 3 次，每次 30 分钟。

（4）胎儿安危状况监测 NST、胎儿生物物理评分、胎盘功能监测等。

（二）合并症

积极治疗妊娠合并症及并发症。

（三）宫内治疗

（1）给予葡萄糖，复方氨基酸、ATP、脂肪乳、复合维生素。

（2）补充锌、铁、钙、维生素 E 及叶酸。

（3）改善子宫血流 β－肾上腺素受体激动剂、低分子肝素、阿司匹林。

（4）预计 34 周前分娩的胎儿，应促胎肺成熟治疗。

（四）产科处理

（1）产前诊断明确有染色体异常或严重先天畸形者，征得患者同意后，终止妊娠。

（2）对胎盘功能不良者，经治疗有效，胎儿宫内情况良好，可在严密监护下继续朝待至足月，不宜超过预产期。

（3）出现下列情况者，应终止妊娠：①一般治疗效果差，孕龄超过34周；②胎儿窘迫，胎盘功能减退或胎儿停止生长3周以上；③妊娠合并症或并发症加重，继续妊娠对母儿均不利，应尽快终止妊娠；④孕龄小于34周，已用地塞米松以促肺成熟2～3日，并做好新生儿复苏准备。

（4）终止妊娠方式选择根据有无胎儿畸形、孕妇合并症及并发症严重情况，胎儿宫内状况综合分析决定分娩方式，适当放宽剖宫产指征。

①阴道产，胎儿情况良好，NST及脐动脉血流正常，胎儿成熟，宫颈条件较好，无其他并发症，密切观察产程，胎心监护下，可经阴道分娩。

②合并胎盘功能不良，发现羊水有胎粪污染或胎心有重度变异减速、晚期减速，立即行剖宫产。

分娩时应有新生儿科医师在旁，并做好新生儿窒息抢救准备，并做认真查体。

第四节　死胎

妊娠20周后胎儿在宫内死亡者称死胎，胎儿在分娩过程中死亡称为死产，亦是死胎的一种。

死胎在宫内滞留过久，因坏死的蜕膜及变性绒毛所释放的组织凝血活酶进入母体，可引起母体凝血功能障碍。一般胎儿死亡后，母血中纤维蛋白原以每周0.2～0.85g/L（20～85mg/dl）的速度递减，当血中纤维蛋白原浓度降至1g/L（100mg/dl）以下时可发生凝血功能障碍，故胎儿死亡时间在3周以上，有可能发生因凝血功能障碍所致的产后出血。

一、诊断标准

（一）临床表现

（1）孕妇自觉胎动消失。

（2）孕妇自觉腹部不再增大，反而缩小。

（3）子宫较应有的妊娠月份为小，腹围缩小，乳房亦缩小。

（4）听不到胎心。

（二）辅助检查

B超示胎心消失，胎体变形包括颅骨重叠、脊柱成角等。

二、治疗原则

（1）确诊胎儿已死亡，应尽早引产，死亡不久的可直接采取羊膜腔内注射药物或前列腺素引产终止妊娠。

（2）胎儿死亡后超过3周尚未排出者，应做凝血功能检查，除血小板计数、凝血时间、凝血酶原及凝血酶时间检查外，重点检查纤维蛋白原，如 $< 1.5g/L$，血小板 $< 100 \times 10^9/L$ 时，应给予治疗，同时监测血纤维蛋白原水平，恢复至2g/L时再行引产。应预防产后出血，准备好治疗DIC的物品。

（3）应用抗生素预防感染。

（4）排出的胎盘、脐带、胎膜及胎儿均做病理检查，以寻找死亡原因。

（5）疑有宫内感染者，应对产妇、胎儿及胎盘做各种血的特殊测定及特殊的病理检查。

第十章　妊娠合并疾病的护理

第一节　妊娠合并心脏病

妊娠合并心脏病是严重的妊娠合并症。在我国孕产妇死因顺位中，妊娠合并心脏病高居第 2 位。只有加强孕期保健，才能降低心脏病孕产妇死亡率。

一、妊娠与分娩对心脏病的影响

（一）妊娠期

妊娠时血容量增加 30% ～ 45%，心率加快，心排出量增加，心肌耗氧量加大，血容量至 32 ～ 34 周达高峰，此时心脏负担最重。此外，妊娠晚期子宫增大、膈肌上升使心脏向左向上移位，出入心脏的大血管扭曲，机械性地增加心脏负担，更易发生心力衰竭。

（二）分娩期

分娩期心脏负担的增加更明显，第一产程每次宫缩时，增加了周围血管的阻力和回心血量。第二产程除宫缩外，腹壁肌及骨骼肌亦收缩，周围循环阻力增加，加上产时用力屏气，肺循环阻力显著增高，同时腹压加大，使内脏血液涌向心脏，心脏负担此时最重。胎儿胎盘娩出后，胎盘循环停止。子宫血窦内大量血液突然进入全身循环，同时腹压骤减，血液向内脏回流，回心血量急剧减少，病变心脏易在此时发生心力衰竭。

（三）产褥期

产后 3 日内仍是心脏负担较重的时期。除子宫缩小使一部分血液进入体循环以外，孕期组织间潴留的液体也开始回到体循环，血容量暂时性增加，仍存在心力衰竭的可能。

由于上述原因，妊娠 32 ～ 34 周及以后、分娩期及产后 3 日内心脏负担最重，易发生心力衰竭。

二、心脏病对胎儿的影响

心脏病对胎儿的影响与病情严重程度及心功能代偿状态有关。病情较轻，代偿状态良好者，胎儿相对安全，如发生心力衰竭，可因子宫瘀血及缺氧，易引起流产、早产、死胎、胎儿生长受限、胎儿窘迫及新生儿窒息。此外，某些治疗心脏病的药物对胎儿存在潜在的毒性反应，如地高辛可以通过胎盘到达胎儿体内。胎儿先天性心脏病的发生也与遗传因素有关。双亲中任何一方尤其是母亲患有先天性心脏病，其后代患先天性心脏病及其他畸形的发生机会较对照组增加 5 倍，如室缺、肥厚性心肌病、马凡综合征等均有较高的遗传性。

三、妊娠合并心脏病的种类

妊娠合并先天性心脏病已跃居首位，合并风湿性心脏病患者退居第二位。此外，妊高征性心脏病、围产期心肌病、心肌炎、各种心律失常、贫血性心肌病等也占有一定的比例，而二尖瓣脱垂、高血压性心脏病、甲状腺功能亢进性心脏病等较少见。

（一）先天性心脏病

分为无紫绀型和紫绀型两类。无紫绀型以房间隔缺损、室间隔缺损和动脉导管未闭合并妊娠者多见，大多数能耐受妊娠、分娩和产褥期的血流动力学变化。少部分患者伴有肺动脉高压，第二产程产妇在屏气用力时，肺动脉压力进一步升高以及产后出血体循环压力下降可发生血液从右向左分流，出现紫绀而诱发心衰。此类患者对妊娠期血容量的增加和血流动力学改变的耐受力很差，一旦妊娠，母体和胎儿死亡率可达 35% ~ 50%，因此不宜妊娠，若已妊娠应尽早终止。

（二）风湿性心脏病

以单纯性二尖瓣狭窄最多见，占 2/3 ~ 3/4，部分为二尖瓣狭窄合并关闭不全，主动脉瓣病变者少见。

1. 二尖瓣狭窄

妊娠期心排出量增大，心率加快，左室充盈时间缩短，导致左房压力不断升高，可诱发急性肺水肿及充血性心力衰竭。若并发心房扑动或颤动以及分娩时子宫收缩，屏气用力，胸腔压力增高，更易诱发心力衰竭。

2. 二尖瓣关闭不全

单纯二尖瓣关闭不全多能耐受妊娠及分娩，较少发生肺水肿和心力衰竭。

3. 主动脉瓣狭窄

主动脉瓣狭窄常伴主动脉瓣关闭不全及二尖瓣病变。轻型孕妇常能安全度过妊娠、分娩及产褥期。重型也可发生充血性心力衰竭，甚至猝死。

4. 主动脉瓣关闭不全

除个别重症外，主动脉瓣关闭不全孕妇多能耐受妊娠与分娩所带来的血流动力学变化。

（三）妊高征心脏病

妊高征心脏病是指以往无心脏病史及体征的妊高征孕妇，突然发生以左心脏衰竭为主的全心衰竭。原因是妊高征时冠状动脉痉挛，心肌缺血，周围小动脉阻力增加，水、钠潴留及血黏度增加等，加重了心脏负担而诱发急性心力衰竭。经过积极治疗，常能度过妊娠及分娩，产后病情会逐渐缓解，多不遗留器质性心脏病变。

（四）围产期心肌病

发生于妊娠期最后三个月至产后 6 个月，呈扩张型心肌病表现，病因不明。可能与病毒感染、营养不良、冠脉病变、激素及遗传免疫等因素有关。主要表现为全心衰竭和心脏肥大，可伴有各种心律失常。本病患者一部分可因心衰、肺梗死或心律失常而死亡。生存者再次妊娠可能复发。曾患围产期心肌病心力衰竭且遗留心脏扩大者，应避免再次妊娠。

（五）心肌炎

近年病毒性心肌炎呈增多趋势，心肌炎及其后遗症合并妊娠的比率也在增加。急慢性心肌炎个体表现差异较大，临床诊断较为困难。主要表现为既往无心脏病史，在病毒感染后 1 ~ 3 周内出现乏力、心悸、呼吸困难和心前区不适。检查可见心脏扩大，出现与发热不相称的持续性心动过速、室性早搏、房室传导阻滞和 ST 段及 T 波异常改变等。病原学检查和心肌酶谱可协助诊断。一部分患者呈慢性病程，表现为扩张型心肌病。患有心肌炎及扩张型心肌病者一旦妊娠，发生心力衰竭的危险性很大，一般不宜妊娠。急性心肌炎病情控制良好者，可在密切监护下妊娠。

四、处理原则

心脏病孕产妇的主要死亡原因是心力衰竭和继发感染。对有心脏病的育龄妇女，一定要求其做到孕前咨询，以明确心脏病的类型、程度、心功能状态，并确定能否妊娠。允许妊娠者一定要尽早定期进行产前检查。

（一）妊娠期

1. 终止妊娠

凡不宜妊娠的心脏病孕妇应在孕 12 周前行人工流产。妊娠 12 周以上者可行钳刮术或中期引产。若已发生心衰，须在心衰控制后再终止妊娠。妊娠已达28周以上者，引产的危险不亚于继续妊娠，不宜施行引产。对顽固性心衰病例，为减轻心脏负荷，应与内科医生配合，在严密监护下行剖宫产术，常能改善预后。

2. 心力衰竭的预防

预防心力衰竭是改善母儿预后的关键所在。

（1）定期产前检查，及早发现心衰的早期征象。在妊娠20周以前，应每2周行产前检查1次。20周以后，尤其是32周以后，产前检查应每周1次。发现早期心衰征象应住院治疗，紫绀型先天性心脏病孕妇应于预产期前3周住院待产。二尖瓣狭窄的孕妇，即使未出现此症状，亦应于预产期前2周住院待产。

（2）应避免过劳及情绪激动，保证有充分的休息时间，每日至少保证10小时睡眠。

（3）高蛋白、高维生素、低盐、低脂肪饮食。孕期应适当控制体重，整个孕期体重增加不宜超过10kg，以免加重心脏负担。孕16周以后，每日食盐量不超过4.5g。

（4）积极预防和尽早纠正各种损害心功能的因素，如贫血、维生素B族缺乏、心律失常、妊娠高血报综合征等。预防各种感染，尤其是上呼吸道感染。

（5）不主张预防性应用洋地黄。对有早期心衰表现的孕妇，常选用作用和排泄较快的地高辛0.25mg，每日2次口服，2 ~ 3日后可根据临床效果改为每日1次，不要求达到饱和量，以备发生病情变化时能有加大剂量的余地。不主张长期应用维持剂量，病情好转后应停药。

3. 急性左心衰竭的紧急处理

处理原则是减少肺循环血量和静脉回心血量、改善肺气体交换、增加心肌收缩力和减轻心脏前后负荷。取半卧位或坐位；高流量（6 ~ 8L/min）面罩或加压供氧；给呋塞米40mg或依他尼酸50mg以25%葡萄糖液稀释后静注，可快速减少血容量（但血容量不足或主动脉狭窄者慎用）；适当应用血管扩张剂，如硝酸甘油0.3mg或硝酸异山梨醇5 ~ 10mg置于舌下含服，可降低肺毛细血管楔压或左房压，缓解症状；氨茶碱0.25g稀释后缓慢静注，可解除支气管痉挛，减轻呼吸困难，增强心肌收缩力；速效洋地黄制剂毛花苷丙0.4mg稀释后缓慢静注，以增强心肌收缩力和减慢心率；急性肺水肿时，可用吗啡3 ~ 5mg静脉注射（或5 ~ 10mg皮下注射），可减少烦躁不安和呼吸困难，并能减少回心血量而起静脉泻血作用；地塞米松10 ~ 20mg静脉注射可降低外周血管阻力，减少回心血景和解除支气管痉挛。

于妊娠晚期心衰的患者，原则是待心衰控制后再行产科处理，应放宽剖宫产指征。如为严重心衰，实施内科各种措施均未能奏效，也可在控制心衰的同时行急症剖宫产，取出胎儿，减轻心脏负担，以挽救孕产妇的生命。

（二）分娩期

1. 分娩方式的选择

妊娠晚期应提前选择好适宜的分娩方式。

（1）阴道分娩：心功能Ⅰ～Ⅲ级，胎儿不大，胎位正常，宫颈条件良好者，可考虑在严密监护下经阴道分娩。

（2）剖宫产：胎儿偏大，产道条件不佳及心功能在Ⅲ级以上者，均应择期剖宫产。剖宫产可减少产妇因长时间宫缩所引起的血流动力学改变，减轻心脏负担。麻醉以连续硬膜外阻滞麻醉为好，麻醉剂中不应加肾上腺素，麻醉平面不宜过高。为防止仰卧位低血压综合征，可采取左侧卧位 15°，上半身抬高 30°。术中、术后应严格限制输液量。不宜再妊娠者，应同时行输卵管结扎术。

2. 分娩期处理

（1）第一产程：安慰及鼓励产妇，消除紧张情绪。适当使用地西泮、哌替啶等镇静剂。对母亲和胎儿进行电子监护。产程开始后即应给予抗生素以预防感染。

（2）第二产程：要避免屏气加腹压，应行会阴侧切术、胎头吸引或产钳助产术，尽可能缩短第二产程。

（3）第三产程：胎儿娩出后，于产妇腹部放置沙袋，以防腹压骤降而诱发心衰。要防止产后出血过多导致加重心衰，可静注或肌注缩宫素 10～20IU，禁用麦角新碱，以防静脉压增高。输血、输液须注意输液速度。

（三）产褥期

产后 3 日内尤其 24 小时内仍是发生心衰的危险时期，须密切监护。应用广谱抗生素以预防感染，直至产后 1 周左右。心功能在Ⅲ级以上者，不宜哺乳。不宜再妊娠者，可在产后 1 周行绝育术。

（四）心脏手术的指征

一般不主张在孕期进行手术，尽可能在幼年、孕前或延至分娩后再行心脏手术。若妊娠早期出现循环障碍症状，孕妇不愿做人工流产，内科治疗效果不佳，手术操作不复杂，可考虑手术治疗。手术宜在妊娠 12 周以前进行，在手术前应注意保胎及预防感染。

五、护理评估

（一）健康史

（1）孕妇在初诊时应了解有无心脏病史，如先天性心脏病、风湿性心脏病及风湿热病史，以往的诊疗情况及心功能状态等。

（2）了解有无诱发心力衰竭的潜在因素，如感染、重度贫血、妊娠高血压综合征、产后发热、过度疲劳等。

（二）身体状况

（1）评估心功能分级。

（2）评估有无心力衰竭的表现。

（3）评估胎儿健康状况。

从胎儿增长情况、胎心率、胎动计数等了解胎儿在宫内的健康状况。

（三）心理社会状况

有些孕妇认为因自身疾病影响了胎儿健康，而产生自卑感或愧疚感。多数孕妇担心自己和胎儿的健康状况，不知是否能顺利度过妊娠期、分娩期、产褥期，会出现焦虑、恐惧的心理。

（四）辅助检查

1. 心电图

提示异常改变。

2. 超声心动图

提示心脏结构及瓣膜异常情况。

3. 胎心电子监护仪

提示胎儿在宫内的健康状况。

六、常见的护理诊断

（一）活动无耐力

与妊娠合并心脏病心功能不良有关。

（二）潜在并发症

心力衰竭、感染、胎儿宫内窘迫。

（三）自理能力缺陷

与心脏病活动受限及卧床休息有关。

（四）焦虑

与担心不能胜任分娩及胎儿异常有关。

七、护理目标

1. 病人潜在并发症能及时被发现和做出处理。
2. 病人能顺利度过妊娠期、分娩期、产褥期，日常生活基本能自理。
3. 孕妇能保持稳定的情绪，一般情况良好。

八、护理措施

（一）非孕期

根据心脏代偿功能、病因、病情等考虑能否妊娠。对不宜妊娠者，应指导其采取有效的避孕措施。

（二）妊娠期

1. 早期终止妊娠

对不宜生育者，应在妊娠 12 周前做人工流产术，如已发生心力衰竭者，必须控制心力衰竭后再终止妊娠。

2. 对能继续妊娠者，应做好以下护理

（1）定期产前检查。适当增加产前检查的次数，每次检查要有产科医生和内科医生分别检查，相互配合。妊娠 36 ~ 38 周时应提前住院待产。

（2）防止心力衰竭的发生。

①合理地安排休息与活动：告知患有心脏病的孕妇，应安排更多的休息，以减轻心脏负担。睡眠时间至少每天 10 小时，每餐后要休息半小时。休息时采取左侧卧位。根据心功能的情况，限制体力活动，避免过度紧张。

②合理营养：应高热量、高蛋白、高维生素、低盐、低脂饮食，多进食富含钙、铁等矿物质的食物，少量多餐。多吃水果及蔬菜，预防便秘，从妊娠 16 周起，限制食盐摄入量。

③预防并积极治疗各种引起心力衰竭的诱因：叮嘱孕妇注意保暖，预防上呼吸道感染；每日擦洗外阴，保持清洁，预防泌尿系统感染；治疗贫血及提高机体抵抗力；定期测血压、观察下肢水肿及体重增加情况，及早发现并治疗妊娠高血压综合征。

3. 心理护理

向孕妇及家属提供妊娠合并心脏病的相关信息，告知预防心力衰竭的有效措施，帮助

患者识别早期心力衰竭的症状和体征，减轻孕妇及家属的焦虑和恐惧心理，增加安全感。

（三）分娩期

1. 提供心理支持

分娩期最好有专人陪伴，以解除病人的紧张情绪。

2. 减轻不适

宫缩时可指导病人深呼吸或按摩腹部，减轻因宫缩引起的腹部不适。

3. 观察胎儿情况

严密观察产妇的血压、脉搏、呼吸等生命体征变化，每 15min 测 1 次。监测胎儿在宫内的情况。

4. 观察产程的进展情况

如果产程异常或心功能进一步恶化，须尽快做好剖宫产术的准备。

5. 缩短产程

尽快缩短第二产程，或行阴道助产术。

6. 做好抢救

做好新生儿抢救的准备工作。

7. 预防心力衰竭

（1）胎儿娩出后，立即于腹部放置 1 ~ 2kg 重的沙袋持续 24 小时，预防腹压骤降。
（2）产妇产后静脉注射或肌肉注射缩宫素 10 ~ 20U，预防产后出血。产后遵医嘱输血、输液，应注意输液速度不可过快。

（四）产褥期的护理

1. 预防心力衰竭的发生，严密观察产妇的生命体征和心功能变化情况。
2. 保证充足的休息，病情轻者，24 小时后根据心功能情况适当下床活动。
3. 预防便秘：合理膳食，多吃蔬菜和水果。
4. 预防感染：注意外阴部清洁卫生，预防性使用抗生素。
5. 选择合适的喂养方式，建议适宜的避孕措施，定期进行产后复查。

（五）急性左心衰竭的抢救措施

1. 体位：病人取坐位，双腿下垂。
2. 吸氧：高流量面罩或加压给氧，可用 50% 酒精放入湿化瓶中，随氧气吸入。
3. 遵医嘱使用强心药、镇静剂、利尿剂、血管扩张剂，缓解症状。

九、护理评价

第一，孕产妇能顺利度过妊娠期、分娩期、产褥期，母儿健康状况良好。
第二，孕产妇和家属与医务人员配合良好。

第二节 妊娠合并糖尿病

妊娠合并糖尿病包括两种情况，即妊娠前已有糖尿病和妊娠后才发生或者首次发现的糖尿病，后者又称为妊娠期糖尿病（GDM）。糖尿病孕妇中 80% 以上为妊娠期糖尿病，糖尿病合并妊娠者不足 20%。妊娠期糖尿病患者产后糖代谢能恢复正常，但将来患糖尿病的概率增加。妊娠合并糖尿病对母婴都有很大的危害，属高危妊娠。国内报道 GDM 发生率为 1% ~ 5%。妊娠中晚期，孕妇体内抗胰岛素样物质增加，使孕妇对胰岛素的敏感性随孕周增加而下降，为维持正常糖代谢水平，胰岛素需求量必须增加。对胰岛素分泌受限的孕妇，妊娠期不能代偿这一生理变化而使血糖升高，使原有糖尿病加重或出现 GDM。

妊娠对糖尿病的影响：①空腹血糖偏低；②胰岛素需要量增加和糖耐量降低；③糖尿病的发生增加或加重；④低血糖、酮症酸中毒；⑤肾糖阈下降；⑥视网膜病变进展风险增大。

糖尿病对妊娠的影响：①对孕妇的影响：受孕率降低，妊娠期高血压疾病患病率增加，羊水过多、感染、酮症酸中毒发生率增加，产程延长、剖宫产和产伤概率增加。②对胎儿、新生儿的影响：易发生流产和早产，巨大胎儿、胎儿畸形、胎儿宫内生长受限、高胰岛素血症发生率高。新生儿易发生缺氧、酸中毒、红细胞增多症、肺透明膜病、低血糖。围生儿死亡率增高。

一、临床表现

（一）症状

妊娠期有多饮、多食、多尿或反复发作的外阴阴道念珠菌感染症状。

（二）体征

孕妇体重超过 90kg，本次妊娠伴有羊水过多或巨大儿。

二、辅助检查

（一）尿常规检查

尿糖阳性，尿酮体阳性。

（二）血糖测定

2 次空腹血糖 > 5.8mmol/L 者，即可诊断为妊娠期糖尿病。

（三）糖筛查试验

孕妇应在妊娠 24 ～ 28 周进行筛查，将 50g 葡萄糖粉溶于 200mL 水中，5min 内服完。从开始服糖水计时间，1h 抽静脉血测血糖值，若血糖值 > 7.8mmol/L 为 50g 葡萄糖筛查阳性，应进一步做口服糖耐量试验。

（四）口服葡萄糖耐量试验

糖筛查阳性者，行 75g 糖耐量试验。禁食 12h 后，口服葡萄糖 75g，测空腹及服糖后 1h、2h、3h 四个点的血糖值，正常值上限为 5.6mmol/L、10.3mmol/L、8.6mmol/L、6.7mmol/L。其中有任何 2 次以上血糖值超过正常，即可诊断为妊娠期糖尿病。

三、治疗原则

对器质性病变较轻或病情控制较好者，可以继续妊娠，但应在内科与产科医生严密监护下，尽可能将孕妇的血糖控制在正常或接近正常的范围内。

第一，饮食控制是糖尿病治疗的基础。

第二，药物治疗：根据孕妇血糖的情况，应用胰岛素来调节血糖水平。

第三，加强胎儿监护，定期进行产前检查，及时了解胎儿宫内情况、胎儿成熟度检查和胎儿、胎盘功能情况，防止死胎的发生。

第四，适时终止妊娠。

四、护理

（一）护理评估

（1）病史：询问过去有无糖尿病史及糖尿病家庭史，生育史中有无不良孕史、有否无原因反复自然流产史、巨大儿、死胎、死产、足月新生儿肺透明膜病分娩史，胎儿畸形史等。

（2）身心状况

①妊娠期：了解孕妇是否有多饮、多食、多尿、体形肥胖的现象，以及皮肤、外阴瘙痒、视物模糊、酮症酸中毒症状，了解孕妇及家属的心理状况。

②分娩期：主要评估产妇有无低血糖和酮症酸中毒症状，如面色苍白、出汗、心悸、颤抖、饥饿感，甚至昏迷等。评估有无妊娠高血压疾病、羊水过多、胎膜早破和感染等。评估胎儿宫内健康状况，测量宫高，询问胎动情况。评估产妇和家属焦虑、恐惧的程度。

③产褥期：评估产妇及新生儿有无低血糖或高血糖症状，监测血糖。评估产妇是否出现感染征象；产妇是否清楚糖尿病的控制及自我保健方法；是否掌握低血糖的观察及自我监测尿糖的方法。

（二）护理要点与措施

（1）妊娠期护理

①加强妊娠期糖尿病知识的健康宣教：教会患者及家属有关糖尿病治疗的知识、技能，并给予心理支持，使其能主动参与和配合治疗。

②合理饮食：指导孕妇按医嘱要求进食。既要保证充足热量和蛋白质摄入，避免胎儿营养不良或发生酮症酸中毒而危害胎儿，又要避免餐后血糖过高。一般建议将热量分配于三餐及三次点心中，早餐及早点摄取 25% 的热量，午餐及午点摄取 30% 的热量，晚餐占 30%，睡前占 15%，睡前点心应包括蛋白质及糖类，预防夜间低血糖。同时每日给予维生素、叶酸、铁剂和钙剂，提倡多食绿叶蔬菜、豆类、粗谷物、低糖水果，适当限制食盐的摄入。部分 GDM 孕妇通过饮食调节即可使血糖控制在正常范围。

③指导运动：运动方式以有氧运动最好，至少每日 1 次，在餐后 1h 进行，持续 20 ~ 40min。适当的运动可降低血糖，提高对胰岛素的敏感性，并保持体重增加不至于过高，有利于血糖的控制，增加正常分娩的概率。

④胎儿监护：妊娠晚期胎儿宫内情况的监测，可采用以下方法：a. 自我计数胎动。b. 胎心监护，自孕 32 周开始每周 1 ~ 2 次行 NST，了解胎儿宫内储备功能。若 NST 结果可疑，应进一步行缩宫素激惹试验（OCT），如缩宫素激惹试验为阳性提示胎儿宫内情况不佳。孕周 < 34 周者，终止妊娠前，应按医嘱使用地塞米松，减少新生儿肺透明膜病的发生。

（2）分娩期护理

①产程观察：密切观察产程进展情况和胎心变化，避免产程延长，一般应在 12h 内结束分娩，产程 > 16h 易发生酮症酸中毒，GDM 的产妇巨大儿发生率高，如出现产程进展缓慢或胎儿宫内窘迫，应及时行剖宫产术。

②新生儿的处理：母亲患糖尿病的新生儿，抵抗力弱，肺发育较正常新生儿差，所以无论出生时孕周大小，均按早产儿处理。新生儿出生时应留脐血检查血糖、胰岛素及 C 肽等。密切观察新生儿有无低血糖，肺透明膜病，高胆红素血症及其他并发症的发生。为防

止新生儿低血糖，出生后 30min 开始定时喂 25% 葡萄糖溶液。

（3）产褥期护理

①预防低血糖：分娩后 24h 内的胰岛素用量要减少至原用量的 1/2，至 48h 减少到原用量的 1/3，有的患者须停用胰岛素，以防发生低血糖。

②预防感染：产后可遵医嘱应用广谱抗生素预防切口感染，保持腹部、会阴部切口以及皮肤清洁。切口拆线时间可适当延迟。

（三）健康教育

（1）疾病知识指导：向孕妇讲解妊娠合并糖尿病的特点及危害，提高其配合治疗的积极性。

（2）饮食、运动指导：强调饮食与运动对控制血糖的意义，为产妇制订明确的运动方案，确保产妇掌握饮食与运动的具体方法。

（3）自我监测指导：教会产妇自我监测血糖的方法，掌握各时段血糖的正常值，发现异常要及时与医生取得联系。教会孕妇数胎动，3/d，每次 1h，将三次的胎动计数相加再乘以 4，即为 12h 胎动数，若胎动数 > 30 次为正常胎动数 < 10 次，或胎动数减少超过原来胎动数的 50% 而不能恢复时，表示胎儿有宫内缺氧风险，应及时就诊。

（4）用药指导：对需要使用胰岛素的孕妇，要教会孕妇正确使用和保存胰岛素的方法。

（5）卫生指导：保持个人卫生，尤其是口腔、皮肤、会阴部卫生，勤换内衣裤，如有皮肤瘙痒，勿抓挠，以免感染。注意保暖，避免上呼吸道感染。

（6）出院指导：产妇定期接受产科及内科复查，产后 1 周复查空腹血糖，最迟不应超过 6 周，如为异常，则应诊断为孕前糖尿病。如空腹正常，应在产后 6 ~ 12 周进行口服葡萄糖耐量试验，异常则为漏诊的孕前糖尿病，正常者应 1 ~ 3 年检测 1 次血糖，以尽早发现非胰岛素依赖型糖尿病。鼓励母乳喂养，产后坚持长期避孕，但不宜用药物及宫内避孕器。产后 42d 常规复查。

第三节　妊娠合并急性病毒性肝炎

病毒性肝炎在孕妇中较常见，是肝病和黄疸的最常见原因，国内报道，孕妇病毒性肝炎的发病率约为非孕妇的 6 倍，而重症肝炎的发病率为非孕妇的 66 倍，占孕产妇间接死因的第 2 位。病原体主要有甲、乙、丙、丁、戊型五种肝炎病毒，其中以乙型病毒性肝炎最为常见。

一、妊娠期肝脏的生理变化

妊娠期肝组织结构无明显改变，大小形态亦无改变，肝血流量不增多，肝糖原稍有增加。孕晚期肝功能检查：因血液稀释，约50%孕妇的血清总蛋白值低于60g/L。白蛋白降低，球蛋白轻度升高，白蛋白与球蛋白的比例下降。球蛋白增多系网状内皮系统功能亢进所致。血清丙氨酸转氨酶（ALT）和门冬氨酸转氨酶（AST）多在正常范围内，少数在妊娠晚期略有升高。碱性磷酸酶（ALP）升高，可能主要来自胎盘。血浆纤维蛋白原及部分凝血因子增加，凝血酶原时间正常。妊娠期雌激素水平升高，部分孕妇出现“肝掌”“蜘蛛痣”，并随妊娠进展加重，分娩后4～6周消失。

二、妊娠对病毒性肝炎的影响

妊娠加重肝脏负担，使孕妇易感染病毒性肝炎，也易使原有的肝炎病情加重，主要与以下因素有关：①妊娠期新陈代谢率增高，营养物质消耗增多，肝内糖原储备降低，不利于疾病恢复；②妊娠期产生的大量雌激素需要在肝内灭活而且妨碍肝对脂肪的转运和胆汁的排泄；③胎儿代谢产物须在母体肝内解毒；④并发妊娠期高血压疾病时常使肝脏受损，易发生急性肝坏死；⑤分娩时体力消耗、缺氧、酸性代谢产物增加，加重肝脏损害。

三、病毒性肝炎对妊娠的影响

（一）对母体的影响

妊娠早期合并病毒性肝炎，可使妊娠反应加重、流产、胎儿畸形发生率约高两倍。发生于妊娠晚期，则妊娠期高血压疾病的发病率明显增高，可能与肝炎时醛固酮的灭活能力下降有关。分娩时，因肝功能受损，凝血因子合成障碍，产后出血的发生率增高。若为重症肝炎，常并发DIC，直接威胁母婴的生命。有资料报道病毒性肝炎孕妇的死亡率为18.3%，明显高于非孕妇。

（二）对胎儿及新生儿的影响

妊娠早期患病毒性肝炎，胎儿畸形发生率增加。流产、早产、死胎、死产和新生儿死亡率也显著增高。有资料报道，肝功能异常的孕产妇，其围生儿死亡率可高达46%。

（三）母婴传播

其传播情况因病毒类型不同而有所不同。

1. 甲型肝炎病毒（HAV）

由甲型肝炎病毒（HAV）引起，经粪—口途径传播，不会通过胎盘或其他途径传给胎儿。但妊娠晚期患甲型肝炎，在分娩过程中接触母体血液或粪便可使新生儿感染。

2. 乙型肝炎病毒（HBV）

母婴传播是HBV传播的主要途径之一，其方式有以下三种：

（1）宫内传播：病毒通过胎盘传播给胎儿，近年研究资料证明，HBV 宫内感染率为 9.1% ~ 36.7%。影响宫内传播的因素有：①妊娠后期患急性肝炎易传播给胎儿；② HBeAg 阳性者母婴宫内传播的危险性大；③羊水中存在 HBsAg 时，其新生儿感染率高。

（2）产时传播：是 HBV 母婴传播的主要途径，占 40% ~ 60%。分娩时新生儿吞咽含 HBsAg 的母血、羊水、阴道分泌物，或在分娩过程中子宫收缩使胎盘绒毛破裂，母血进入胎儿血循环而使胎儿感染。只要有 10 ~ 8mL 母血进入胎儿体内即可使胎儿感染。

（3）产后传播：与接触母亲唾液及母乳喂养有关。当母血 HBsAg、HBeAg、抗 HBC 均阳性时，母乳 HBV-DNA 出现率为 100%。

3. 丙型肝炎病毒（HCV）

属 RNA 病毒，已证实存在母婴传播，晚期妊娠患丙型肝炎时约 2/3 发生母婴传播，受感染者约 1/3 将来发展为慢性肝病。

4. 丁型肝炎病毒（HDV）

是一种缺陷性负链 RNA 病毒。必须同时有 HBV 感染，随 HBV 引起肝炎。传播途径与 HBV 相同。母婴间传播少见。

5. 戊型肝炎病毒（HEV）

为 RNA 病毒，传播途径及临床表现与中型肝炎类似，但孕妇较易感染且易发展为重症肝炎，死亡率较高。目前已有母婴传播的病例报道。

6. 输血传播病毒引起的肝炎

也称乙型肝炎，主要经输血传播。

7. 庚型肝炎（HGV）

可发生母婴传播，但有人认为，HGV 母婴传播虽较常见，但婴儿感染 HGV 后并不导致肝功能紊乱。慢性乙、丙型肝炎患者易发生 HGV 感染。

四、临床表现

（一）症状

常出现消化系统症状，如食欲缺乏、恶心、呕吐、腹胀、肝区痛等，不能用妊娠反应或其他原因加以解释；继而出现乏力、畏寒、发热，部分患者有皮肤黄染、尿色深黄。

（二）体征

可触及肝大，肝区有叩击痛。妊娠晚期受增大子宫影响肝脏极少被触及，如能触及应考虑为异常。

五、诊断检查

血清 ALT 增高。病原学检查，相应肝炎病毒血清学抗原抗体检测出现阳性。血清总胆红素在 17μmol/L（1 mg/dL）以上，尿胆红素检测阳性。

六、治疗原则

（一）妊娠期病毒性肝炎的处理

治疗与非孕患者相同。主要措施包括：①注意休息，加强营养，给予高维生素、高蛋白、足量糖类、低脂肪饮食；②积极保肝治疗，避免应用可能损害肝脏的药物；③注意预防感染，产时严格消毒，并用广谱抗生素，以防感染诱发肝性脑病；④有黄疸者应立即住院，按重症肝炎处理。

（二）重症肝炎的处理要点

1. 保护肝脏

高血糖素—胰岛素—葡萄糖联合应用，能改善氨基酸及氨的异常代谢，有防止肝细胞坏死和促进肝细胞再生的作用。人血白蛋白静脉滴注能促进肝细胞再生。新鲜血浆输入能促进肝细胞再生和补充凝血因子。

2. 预防及治疗肝性脑病

限制蛋白质摄入，每日应 < 0.5g/kg，增加糖类，使每日热量维持在 7431.2kJ（1800kcal）以上。保持大便通畅，以减少氨及毒素的吸收。口服新霉素抑制大肠埃希菌，减少游离氨及其他毒素的形成。应用保肝药物。六合氨基酸可调整血清氨基酸比值，促使肝性脑病苏醒。谷氨酸钠（钾）能降低血氨，可改善脑功能。

3. 预防及治疗 DIC

进行凝血功能检查，有异常时补充凝血因子，如输新鲜血、凝血酶原复合物、纤维蛋白原、抗凝血酶Ⅲ和维生素 K 等。伴 DIC 者可在凝血功能监测下，酌情应用肝素治疗。产前 4h 至产后 12h 内不宜应用肝素，以免发生产后出血。

4. 预防肾衰竭

避免应用损害肾脏的药物，有肾功能异常者给予保肾治疗。

（三）产科处理

1. 妊娠期

妊娠早期患急性肝炎如为轻症，应积极治疗，可继续妊娠。慢性活动性肝炎，妊娠后对母儿威胁较大，应经适当治疗后终止妊娠。妊娠中晚期，应尽量避免手术、药物对肝脏的影响，加强胎儿监护，防治妊娠期高血压疾病。

2. 分娩期

分娩前准备新鲜血液，宫口开全后可行胎头吸引术助产，以缩短第二产程。防止产道损伤和胎盘残留。胎肩娩出后立即静脉注入缩宫素以减少产后出血。对重症肝炎，经积极控制 24h 后应迅速终止妊娠。因母儿耐受能力较差，体力消耗的可加重肝脏负担，宜选择剖宫产。

3. 产褥期

选用对肝脏损害较小的广谱抗生素预防感染，可用头孢素或氨苄西林等。注意监测肝功能，予以对症治疗。对产后哺乳问题尚有争议，现主张 HBeAg 阳性产妇和初乳中 HBV-DNA 阳性者不宜哺乳，其他情况下在新生儿接受免疫预防后可以哺乳。

七、护理问题

（一）营养失调

低于机体需要量，与摄入不足和呕吐有关。

（二）知识缺乏

与不了解肝炎的感染途径、对妊娠的影响及防治措施有关。

（三）预感性悲哀

与肝炎对母儿造成的严重危害有关。

（四）潜在并发症

产后出血，与重度肝炎造成凝血功能障碍有关。

八、护理措施

第一，加强卫生宣教，普及防病知识。重视围婚期保健，提倡生殖健康。已患肝炎的育龄妇女应避孕。患急性肝炎应于痊愈后半年，最好 2 年后在医师指导下妊娠。

第二，妊娠合并轻型肝炎者的护理与非孕期肝炎病人相同，更须注意增加休息，避免体力劳动。加强营养，增加优质蛋白、高维生素、富含糖类、低脂肪食物的摄入。保持大便通畅。定期产前检查，防止交叉感染。阻断乙型肝炎的母婴传播，孕妇于妊娠 28 周起每 4 周肌内注射 1 次乙型肝炎免疫球蛋白（HBIG）200U，直至分娩。

第三，妊娠合并重症肝炎者须保护肝脏，积极防治肝性脑病。保持大便通畅，并严禁肥皂水灌肠。严密观察有无性格改变，行为异常，扑翼样震颤等肝性脑病的前驱症状。并严密监测生命体征，记出入量。注意观察有无出血倾向。预防产后出血，产前 4h 及产后 12h 内不宜使用肝素治疗。

第四，分娩期密切观察产程进展，避免各种不良刺激，防止并发症发生。并监测凝血功能。于临产前一周开始服用维生素 K、维生素 C，临产后备新鲜血。阴道助产缩短第二产程，严格执行操作程序。胎儿娩出后，正确应用缩宫素、止血药，预防产后出血。严格执行消毒隔离制度，应用广谱抗生素预防其他感染性疾病的发生。

第五，产褥期观察子宫收缩及阴道出血，加强基础护理，并继续遵医嘱给予对肝脏损害较小的抗生素预防感染。指导母乳喂养时注意，目前认为如乳汁中 HBV-DNA 阳性不宜哺乳，母血 HBsAg、HBeAg 及抗 -HBc 三项阳性及后二项阳性产妇均不宜哺乳。对新生儿接受免疫，母亲为携带者（仅 HBsAg 阳性），建议母乳喂养。对不宜哺乳者，应回乳，注意不宜使用雌激素。新生儿出生后 6h 和 1 个月时各肌内注射 1mL 的 HBIG，出生后 24h 内、生后 1 个月、6 个月分别注射乙型肝炎疫苗。继续保肝治疗，加强休息和营养，指导避孕措施。

第四节　妊娠合并贫血

贫血是妊娠期常见的合并症，我国确定妊娠期贫血的标准为血红蛋白 $< 100g/L$、红细胞计数 $< 3.5 \times 10^{12}/L$、红细胞比积 < 0.30。妊娠期血容量增加，并且血浆增加多于红细胞增加，导致血液稀释，易造成生理性贫血。孕妇贫血以缺铁性贫血最常见，巨幼红细胞性贫血较少见，再生障碍性贫血更少见。

一、缺铁性贫血

（一）发生机制

铁是血红蛋白的主要原料，妊娠妇女对铁的需要量明显增加，尤其在妊娠后半期，如孕妇对铁摄取不足或吸收不良，易发生缺铁性贫血，严重贫血可以引起围产儿及孕产妇的死亡。

（二）贫血对妊娠的影响

1. 对孕妇的影响

严重贫血时引起贫血性心脏病；易发生妊娠高血压综合征或妊娠高血压综合征性心脏病；对失血耐受性降低，易发生失血性休克；降低产妇抵抗力，易并发产褥感染，危及生命。但轻度贫血影响不大。

2. 对胎儿的影响

由于母体铁元素优先供应胎儿组织，一般情况下，胎儿缺铁程度不会太重。但当孕妇患重症贫血时（Hb < 60g/L），会因胎盘供氧和营养不足，引起胎儿生长受限、胎儿窘迫、早产或死胎。

（三）临床表现

轻者无明显症状，重者可有乏力、头晕、心悸、气短、食欲不振、腹胀腹泻、皮肤黏膜苍白、皮肤毛发干燥、指甲脆薄以及口腔炎、舌炎等。

实验室检查：①外周血象示小细胞低血红蛋白性贫血，其中血红蛋白 < 100g/L，红细胞 < 3.5×10^{12}/L，红细胞比积 < 0.30，而白细胞计数及血小板计数均正常。②孕妇血清铁 < 6.5mmol/L（35μg/dL），可诊断为缺铁性贫血。③诊断困难时应进行骨髓穿刺检查，骨髓象为红细胞系增生，中幼红细胞增多，晚幼红细胞相对减少，铁颗粒减少。

（四）处理原则

1. 补充铁剂

当血红蛋白 < 100g/L 时应口服铁剂。口服硫酸亚铁 0.3g，每日三次，同时服维生素 C 0.3g 或 10% 稀盐酸 0.5 ~ 2mL 促进铁的吸收，也可选用 10% 枸橼酸铁铵 10 ~ 20mL，每日三次口服，同时服稀盐酸。不能日服铁剂时可用右旋糖酐铁 50mg 进行深部肌注，若无副反应，可增至 100mg，每日 1 次肌注。

2. 输血

当血红蛋白 < 60g/L、接近预产期或短期内须行剖宫产术者，应少量多次输血，警惕发生急性左心衰竭。有条件的医院可输浓缩红细胞。

3. 预防产时并发症

临产后备血，酌情给予维生素 K_1、卡巴克络、维生素 C 等。严密监护产程，防止产程延长，阴道助产以缩短第二产程。当胎儿前肩娩出后，肌注或静注宫缩剂（缩宫素 10IU 或麦角新碱 0.2 mg），或当胎儿娩出后阴道或肛塞卡前列甲酯栓 1 mg，以防止产后出血。出血多时应及时输血，产后使用广谱抗生素以预防感染。

二、巨幼红细胞性贫血

巨幼红细胞性贫血并不少见，几乎均为叶酸缺乏。维生素 B_{12} 缺乏少见。

（一）妊娠期叶酸缺乏的原因

妊娠期造成叶酸缺乏的原因包括：

1. 需要量增加

孕妇每日需要量 50 ~ 100μg，多胎孕妇需要量更多。

2. 吸收减少

孕妇胃酸分泌减少，肠蠕动减弱，影响叶酸吸收，若新鲜蔬菜及动物蛋白摄入不足，叶酸更易缺乏。

3. 排泄增加

孕妇肾血流量增加，叶酸在肾内廓清加速，肾小管再吸收减少，叶酸从尿中排泄增多。

（二）妊娠期维生素 B_{12} 缺乏的原因

妊娠期维生素 B_{12} 缺乏少见，主要是胃黏膜壁细胞分泌内因子减少，导致维生素 B_{12} 吸收障碍，加之胎儿大量需要，导致发生维生素 B_{12} 缺乏性的巨幼红细胞性贫血。

（三）巨幼红细胞性贫血对孕妇及胎儿的影响

对妊娠的影响与缺铁性贫血相似。严重贫血时，对胎儿的影响主要有导致畸形胎儿（以神经管缺损最常见）、胎儿生长受限、死胎等。

（四）临床表现

本病多发生于妊娠后半期，贫血程度严重。维生素 B_{12} 缺乏时，因周围神经变性导致肢端麻木、针刺、冰冷等感觉异常以及行走困难等神经系统症状。

实验室检查：①外周血象为大细胞正常血红蛋白性贫血，红细胞平均体积（MCV）>

94fL，红细胞平均血红蛋白（MCH）> 32Pg，中性粒细胞分叶过多，网织红细胞正常，即可做出诊断。②骨髓血片呈巨幼红细胞增多，红细胞体积较大，核染色质疏松。③血清叶酸值 < 6.8mmol/L（3ng/mL）、红细胞叶酸值 < 227mmoL（100ng/mL），则提示叶酸缺乏。④若叶酸值正常，则应测孕妇血清维生素B_{12}值，若该值 < 90pg/mL，提示维生素B_{12}缺乏。

（五）处理原则

加强孕期营养指导，多食新鲜蔬菜、水果、瓜豆类、肉类、动物肝及肾等食物。妊娠后半期每日给予叶酸 5mg 口服，或给予叶酸 10 ~ 30mg，每日 1 次肌注，直至症状消失、贫血得到纠正。若治疗效果不显著，应检查有无缺铁，可同时补给铁剂。维生素 B_{12} 100μg 肌注，每日 1 次，共 2 周，以后改为每周 2 次，直至血红蛋白恢复正常。有神经系统症状者，单独用叶酸有可能使神经系统症状加重，应引起注意。血红蛋白 < 60g/L 时，可少量间断输新鲜血或浓缩红细胞。分娩时避免产程延长。预防产后出血和感染。

三、再生障碍性贫血

妊娠合并再生障碍性贫血（简称“再障”）少见，是因骨髓造血组织明显减少，导致造血功能衰竭，引起外周全血细胞（红细胞、白细胞、血小板）减少的贫血。

（一）再障与妊娠的相互影响

目前认为妊娠不是再障的原因，但妊娠可能使病情加剧，易发生贫血性心肌病、妊娠高血压综合征、继发感染和败血症。再障孕产妇多死于颅内出血、心力衰竭及严重的呼吸道、泌尿道感染或败血症。

一般认为，孕期血红蛋白 > 60g/L 对胎儿影响不大。分娩后能存活的新生儿，一般血象正常，极少发生再障。血红蛋白≤ 60g/L 者可导致流产、早产、胎儿生长受限、死胎及死产。

（二）处理原则

对妊娠合并再障孕妇，应由产科医生及血液科医生共同管理。

1. 妊娠期

（1）在妊娠早期应做好输血准备，行人工流产。妊娠中晚期的患者，因终止妊娠已有较大危险，应加强支持治疗，在严密监护下继续妊娠直至足月分娩。

（2）支持疗法：注意休息，左侧卧位，加强营养，间断吸氧，少量、间断、多次输入新鲜血，或间断成分输血，提高全血细胞。

（3）有明显出血倾向者给予肾上腺皮质激素治疗，如泼尼松 10mg，每日三次口服，但皮质激素抑制免疫功能，易致感染，不宜久用。也可用蛋白合成激素，如羟甲烯龙 5mg，每日三次口服，有刺激红细胞生成作用。

（4）预防感染，选用对胎儿无影响的广谱抗生素。

2. 分娩期

尽量经阴道分娩，缩短第二产程，防止第二产程用力过度，造成脑等重要脏器出血或胎儿颅内出血。可适当助产，防止产伤，产后应注意防治产后出血。有产科手术指征者行剖宫产手术时，可同时行子宫切除手术，以防止产后出血。

3. 产褥期

继续支持疗法；应用宫缩剂加强宫缩，预防产后出血；应用广谱抗生素预防感染。

四、护理评估

（一）健康史

询问孕妇的饮食习惯、每餐食量及有无慢性腹泻、慢性出血性疾病，如慢性结肠炎、消化道慢性出血、月经过多、钩虫病等。

（二）身体状况

1. 症状

轻者无明显症状，有的孕妇自诉面色显苍白，重者可有头晕、头痛、乏力、易疲倦、心悸、食欲不振、腹胀、腹泻等症状。易患感染性疾病。严重者可引起贫血性心脏病甚至有心力衰竭的表现。

2. 体征

皮肤黏膜苍白、毛发干燥、脱发、指甲扁平无光泽，可伴有口腔炎、舌炎等，部分病人肝脾轻度肿大。也会导致胎儿在宫内生长迟缓、早产、胎死宫内、胎儿窘迫、围生儿死亡率高等。

（三）心理社会状况

孕妇在努力地改变自己不良的饮食习惯、服药治疗等，尽力纠正贫血状况，如不理想，易产生烦躁、焦虑的情绪。

（四）辅助检查

1. 血常规检查

见典型的小红细胞、低血色素的外周血象。如妊娠期血红蛋白在 100 ~ 110g/L，则为生理性贫血。血红蛋白低于 100g/L，即为妊娠期贫血。

2. 血清铁测定

如血清铁低于 6.5 μ mol/L（35 μ g/dl），可诊断为缺铁性贫血。

五、常见的护理诊断

（一）疲乏

与孕产妇重度贫血有关。

（二）知识缺乏

缺乏有关使用铁剂方面的知识。

（三）有受伤的危险

与贫血引起的头晕有关。

（四）有感染的危险

与贫血导致机体抵抗力低下有关。

六、护理目标

1. 妊娠期、分娩期母婴维持最佳的身心状态，无并发症产生。
2. 孕产妇及家属了解有关妊娠合并贫血的有关知识，积极配合治疗。

七、护理措施

（一）预防措施

1. 预防孕前贫血

遵医嘱积极治疗引起贫血的疾病或改变偏食的不良习惯。适当增加营养，必要时按医嘱补充铁剂。

2. 定期做产前检查

及时发现及治疗并发症。

3. 预防产后出血

胎肩娩出后，遵医嘱注射宫缩剂（缩宫素 10IU 或麦角新碱 0.2mg），防止宫缩乏力导致产后出血。

4. 预防感染

在协助分娩中要严格执行无菌操作，并遵医嘱使用抗生素。

（二）病情监测

1. 及时发现病情

初次产前检查常规检查血红蛋白、红细胞总数，及时诊断与治疗，产时要复查，测定贫血程度。

2. 观察产后出血情况

观察子宫收缩、出血量。

（三）遵医嘱使用药物，配合医生做好分娩期的护理

1. 正确使用铁剂

从妊娠四个月起至产后期，首选口服铁剂，如遵医嘱服用硫酸亚铁、琥珀酸亚铁等，200 ~ 600mg/ 日，同时服 10% 稀盐酸 1mL 或维生素 C 300mg，三次 / 日，促进铁的吸收。铁剂对胃黏膜有刺激性，常见有恶心、呕吐等副反应，宜饭后服用。并应向孕妇解释服用后大便呈黑色是正常现象。如口服疗效差、不能耐受或病情较重时，可遵医嘱行深部肌内注射铁剂。

2. 临产前对症处理

遵医嘱给予卡巴克络（安络血）及维生素 C 对症治疗，并配新鲜血备用。

3. 及时配合医师

缩短第二产程，减少产妇的体力消耗。

（四）心理护理

通过创设良好的进餐环境，注意菜式的多样化及色、香、味等帮助孕妇改变偏食、厌食的不良习惯。对孕妇在治疗配合上的进步给予赞扬，增强其对治疗的信心。

（五）一般护理

1. 妊娠期

（1）饮食指导：选择多样化的高铁、高蛋白、高维生素 C 食物，纠正偏食习惯，如进食动物肝脏、瘦肉、家禽、蛋类、胡萝卜等。食物中如蔬菜、谷类、茶叶的磷酸盐、植酸、单宁酸等可影响铁的吸收，因此，应注意食物的搭配，避免影响机体对铁的吸收。

（2）充分休息：贫血孕妇应注意充分休息。血红蛋白在 70g/L 以下者应全休，减少机体消耗。行动要注意安全，避免疲乏、头晕而发生意外。

2. 产褥期

（1）哺乳方式：劝导严重贫血的产妇不宜哺乳，要退奶，应注意避免用对肝有损害的雌激素退奶。同时教会产妇及家人人工喂养的方法。

（2）充分休息：避免劳累，并注意避孕。

（六）健康教育

告知孕产妇要与医务人员配合，积极查找贫血的原因，坚持对因与对症治疗，如治疗引起贫血的疾病、养成良好的饮食习惯等。并遵医嘱定期复查治疗效果。

八、护理评价

第一，母婴维持最佳的身心状态无并发症发生。

第二，孕产妇及家属了解有关妊娠合并贫血的有关知识，积极配合治疗。

第五节　妊娠合并特发性血小板减少性紫癜护理

妊娠合并特发性血小板减少性紫癜（ITP），也称妊娠合并原发性血小板减少性紫癜，是一种常见的免疫性血小板减少性紫癜。由脾产生的抗体（IgG）使血小板在脾内被破坏，少数由肝和骨髓的巨噬细胞破坏，结果使血小板减少。由于巨核细胞有与血小板相同的抗原，因而血小板相关抗体（PAIg）也可以结合到巨核细胞上，抑制其成熟，使血小板的生成也减少。血小板相关免疫球蛋白（PA-IgG、PA-IgM、PA-C3）产生机制目前还不清楚，无法预防，通常被认为是自身抗体，妊娠合并血小板减少者多属此种。

妊娠对血小板减少性紫癜的影响：妊娠一般不影响血小板减少性紫癜的病程及预后，但妊娠可使稳定型的 ITP 复发或使活动型的 ITP 加重，使 ITP 妇女出血机会增多。

血小板减少性紫癜对妊娠的影响：①对母体的影响：ITP 使血小板迅速被破坏，因此孕妇可有出血倾向，可发生流产、胎盘早剥。尤其是血小板 $< 50 \times 10^9/L$ 的孕妇，在分娩过程中，孕妇用力屏气可诱发颅内出血、产道裂伤出血及血肿形成，产后出血、手术切口出血，严重时可有内脏出血而危及生命；产后恶露增多，可延长到 40 ~ 90d。②对胎儿及新生儿的影响：可导致胎死宫内、新生儿血小板减少，严重者有颅内出血的危险。

一、临床表现

皮肤黏膜出血和贫血，轻者仅有四肢及躯干皮肤的出血点、紫癜及瘀斑、鼻出血、牙龈出血；严重者可出现消化道、生殖道、视网膜及颅内出血。脾不大或轻度增大。

二、辅助检查

血常规：血小板低于 $100 \times 10^9/L$。骨髓检查：巨核细胞正常或增多，成熟型血小板减少。血小板抗体测定大部分为阳性。

三、治疗原则

一般不必终止妊娠，只有当严重血小板减少未获缓解者在妊娠 12 周前须用肾上腺皮质激素治疗者，可考虑终止妊娠。用药尽可能减少对胎儿的不利影响，除支持疗法、纠正贫血外，可根据病情选择使用肾上腺皮质激素、输入丙种球蛋白、脾切除、输血小板等治疗措施。分娩方式原则上以选择阴道分娩为主。

四、护理

（一）护理评估

（1）病史：了解孕产妇是否有皮肤出血点、瘀斑、鼻出血、牙龈出血史。

（2）身心状况：评估孕产妇皮肤出血点和瘀斑的面积，鼻和牙龈出血的发生频率，出血持续时间，是否有贫血，以及对疾病的认识程度，是否掌握病情自我监护要点、预防及应急处理出血的方法。评估孕妇的心理特征和焦虑程度。

（二）护理要点与措施

（1）严密观察出血倾向：注意观察尿便颜色、性状、皮肤紫癜、瘀斑情况，出现头痛、视物模糊、喷射性呕吐等立即报告医生，警惕颅内出血。

（2）严密监护胎儿宫内情况：嘱产妇按时产检，教会自数胎动的方法，孕 32 周后，至少每周 1 次 NST，住院后，建议每日 1 ~ 2 次 NST，必要时行缩宫素激惹试验，以便及时了解胎儿宫内情况。

（3）心理护理：安慰患者，做好心理疏导，教会孕妇预防外伤的措施以及如何配合治疗护理，减轻孕妇的恐惧和焦虑心理。

（4）分娩期护理

①分娩方式的选择：原则上以阴道分娩为主。特发性血小板减少性紫癜产妇的最大危险是分娩时出血。若行剖宫产，手术创面大，增加出血危险。胎儿可能有血小板减少，经阴道分娩有发生颅内出血的危险，如有以下剖宫产指征时要做好术前准备：a. 产妇血小板 $< 50 \times 10^9/L$，有出血倾向；b. 胎儿头皮血或胎儿脐血证实胎儿血小板 $< 50 \times 10^9/L$；c. 有脾切除史。

②分娩时护理：当血小板 $< 50 \times 10^9/L$，应静脉滴注新鲜血或血小板悬液。在分娩进入活跃期后宫口颈开全时或剖宫产术中可输入。可遵医嘱采取联合用药，即单次冲击用泼尼松 500mg，丙种球蛋白 400mg/kg，输入新鲜冷冻血浆及血小板或新鲜全血，可使血液中血小板增加，减少出血。阴道分娩应避免滞产及阴道助产，如胎头吸引、产钳助产等，仔细缝合伤口，防止血肿形成。积极防治产后出血。

（5）新生儿护理：新生儿出生后常规留脐血检查血小板、血小板抗体及血常规。观察新生儿有无出血倾向，并动态观察新生儿血小板是否减少。ITP不是母乳喂养的禁忌证，但母乳中含有抗血小板抗体，是否母乳喂养应视母亲病情及新生儿血小板计数而定。

（三）健康教育

（1）饮食指导：鼓励进食富含维生素、蛋白质的食物，饮食宜清淡、易消化、少刺激、无渣，勿食用粗糙及需要费力咀嚼的食物，以免引起口腔黏膜及胃肠道出血，在消化道出血时应禁食。

（2）活动与休息指导：保证适当休息，不做剧烈的运动，避免过度劳累。急性发作时卧床休息，保证充足及良好的睡眠，出血严重时绝对卧床休息。

（3）疾病知识指导：向患者及家属介绍本病的病因与特征；正确认识出血表现；消除诱发因素，如粗硬食物、病毒感染、过度疲劳、突然外伤等。教会孕妇和家属处理突发出血的应急方法，以及如何与医疗机构取得联系。

（4）复诊指导：建议产后到内科进一步随诊、治疗，产后 42d 到医院复查。

第六节　妊娠合并性传播疾病

一、妊娠合并性传播疾病一般护理

（一）产前护理

（1）加强孕妇及胎儿监护。

（2）严格遵医嘱及时、足量、规范给药，并注意观察药物疗效。

（3）协助医师正确留取各种标本，并及时送检。

（4）指导孕妇及家属注意手、衣物及用品的消毒。

（5）有条件者入住单间病房，无条件者实行床边隔离，防止医院内感染。

（6）关心、尊重孕妇，增加沟通，注意保护隐私。

（二）分娩期护理

（1）应隔离待产、分娩，按消毒隔离技术规范护理和助产，所有物品严格按照消毒隔离技术和灭菌要求处理。

（2）所分娩胎盘按照《传染病防治法》和《医疗废物管理条例》的有关规定进行处置。

（3）严格终末消毒处理。

（4）产程中加强母婴监测，尽量减少新生儿接触母体血液、体液。

（三）产褥期护理

（1）患病母婴均应及时与正常母婴隔离，患者接触过的生活用品严格消毒。

（2）指导患病产妇注意手的消毒及恶露的处理。

（3）晨晚间护理及会阴护理均应放在最后进行，护理人员应注意自身防护。

（4）遵医嘱使用抗生素。

（四）新生儿护理

患病母亲所生新生儿的治疗、晨间护理应单独进行，有条件者新生儿沐浴应在单独浴室进行，无条件者应将此工作安排在最后，使用专用浴盆、覆盖一次性防渗漏薄膜，沐浴设施用毕应严格消毒，婴儿用物，应一婴一用。

（五）出院指导

做好出院指导及终末消毒工作。

（六）健康教育

（1）患有性传播疾病的妇女，应告知在疾病痊愈后再妊娠。

（2）告知孕产妇及家属性传播疾病的病因、传播途径、预防措施，并与他们讨论适用于个人、家庭的防治措施，并鼓励其使用。

（3）告知患病产妇在治疗期间应禁止性生活，配偶也应同时治疗。

（4）指导患病产妇注意手的消毒及恶露的处理。

（5）患病产妇接触过的生活用品应严格消毒。

（6）指导产妇及家属有关新生儿的护理知识，新生儿用品、浴具应专用。

（7）为患病孕产妇提供有关休息、饮食、活动、服药的指导，并告知复查的时间。

二、淋病

淋病是指由淋病奈瑟菌（简称“淋菌”）引起的以泌尿生殖系统化脓性感染为主要表现的性传播疾病。

（一）临床表现

1. 妊娠早期淋菌性宫颈管炎，可导致感染性流产及人工流产后感染。
2. 妊娠晚期易发生胎膜早破，时间长可导致绒毛膜羊膜炎。
3. 分娩后易发生淋菌播散，引起子宫内膜炎、输卵管炎，严重者可致播散性淋病。
4. 早产和胎儿宫内感染，胎儿生长受限、胎儿窘迫，甚至死胎、死产。
5. 新生儿淋菌性结膜炎、肺炎，甚至淋菌败血症。

（二）护理要点

1. 妊娠期护理

（1）淋病孕妇应及时治疗。

（2）指导孕妇保持外阴清洁，勤更换内衣裤。

（3）妊娠晚期易发生胎膜早破，指导孕妇避免增加腹压的动作。

（4）若胎膜破裂应观察羊水性状、颜色和气味等。

（5）注意监测胎心，指导孕妇计数胎动，发现异常及时处理。

2. 产前、分娩期及产褥期执行《妊娠合并性传播疾病一般护理常规》。

3. 新生儿护理

执行《妊娠合并性传播疾病一般护理常规》，同时执行以下护理常规：

（1）注意新生儿眼部护理，新生儿娩出后应遵医嘱使用1%硝酸银液滴眼，预防淋菌性眼炎及播散性淋病。

（2）注意观察新生儿反应，注意新生儿淋菌性关节炎、淋菌性脑膜炎、淋菌性败血症等的发生。

（3）遵医嘱预防性使用头孢曲松25 ~ 50mg/kg肌内注射或静脉注射，单次给药。

4.健康教育

执行《妊娠合并性传播疾病一般护理常规》，同时执行以下护理常规：

（1）在药物治疗的同时进行卫生宣教，说明淋病的传播途径及对胎儿、新生儿、孕产妇及家属的危害，强调在急性期彻底治疗与隔离的必要性。

（2）治疗期间严禁性生活，指导治愈后随访，一般治疗后7日取宫颈管分泌物做涂片及细菌培养，连续三次均为阴性为治愈。

三、梅毒

梅毒是指由苍白螺旋体引起的生殖器、所属淋巴结及全身病变的性传播疾病。

（一）临床表现

1.患梅毒孕妇早期表现为皮肤黏膜损害，晚期侵犯心血管系统、神经系统等重要系统，造成劳动力丧失甚至死亡。

2.患梅毒孕妇能通过胎盘将螺旋体传给胎儿引起晚期流产、早产、死产或分娩先天梅毒儿。

3.先天梅毒儿（也称为胎传梅毒儿）

（1）早期表现为皮肤大疱、皮疹、鼻炎及鼻塞、肝脾大、淋巴结增大。

（2）晚期先天梅毒多出现在2岁以后，表现为楔状齿、鞍鼻、间质性角膜炎、骨膜炎、神经性耳聋等。

（二）护理要点

1.妊娠期须行梅毒血清学检查。

2.指导患梅毒孕妇规范治疗

（1）早期和晚期梅毒孕妇，首选青霉素治疗，若对青霉素过敏，改用红霉素或多西环素，禁用四环素类药物，注意观察药物疗效及药物反应，有异常及时报告医师。

（2）做好随访指导工作。

3. 产前、分娩期及产褥期护理执行《妊娠合并性传播疾病一般护理常规》。

4. 新生儿监护与隔离

（1）常规行梅毒血清检查，遵医嘱用药。

（2）注意观察新生儿体温、体重、尿量、睡眠时间及精神状况，注射部位有无硬块，如有异常做相应处理。

（3）新生儿沐浴与治疗安排在最后进行，仔细观察全身皮肤情况。

（4）母亲乳头如有破损，不宜母乳喂养。

5. 健康教育

执行《妊娠合并性传播疾病一般护理常规》，同时执行以下护理常规：

（1）治疗期间严禁性生活，性伴侣同时进行检查和治疗，治疗后进行随访。

（2）教会梅毒孕产妇患者可行的消毒隔离方法。

（3）告知患梅毒孕产妇，抗梅毒治疗 2 年内，梅毒血清学试验由阳性转为阴性，脑脊液检查阴性，为血清学治愈。

（4）第 1 年每三个月随访 1 次，以后每半年随访 1 次，应随访 2 ～ 3 年。

（5）对三个月内接触过传染性梅毒的性伴侣应追踪检查和治疗。

四、尖锐湿疣

尖锐湿疣是由人乳头瘤病毒（HPV）感染引起鳞状上皮疣状增生病变的性传播疾病。常与多种性传播疾病同时存在。

（一）临床表现

1. 典型症状是初起为微小散在的乳头状疣，柔软，散在或呈簇状，粉色或白色，病灶逐渐增大、增多，互相融合成鸡冠状或菜花状，顶端存角化或感染溃烂。病变多发生在性交时易受损的部位，如阴唇后联合、小阴唇内侧、阴道前庭尿道口等部位。

2. 妊娠期发病率高，生长明显加快，堵塞阴道口，引起产道梗阻、产后出血；分娩后缩小或消失；可致羊膜炎、胎盘炎症；产后会阴切口感染率增加。

3. 新生儿通过软产道感染，在幼儿期有发生喉乳头瘤的可能。

（二）护理要点

1. 妊娠期护理

（1）注意外阴清洁卫生。
（2）妊娠期应规范治疗。

2. 产前、分娩期执行《性传播疾病一般护理常规》。

3. 产褥期执行《性传播疾病一般护理常规》，同时执行以下护理常规：

（1）严密观察病灶变化，保持外阴清洁；阴道病变分娩后应加强阴道出血的观察，注意肛门周围有无病变。
（2）做好皮肤护理，预防压力伤及其他合并症。

4. 新生儿护理执行《性传播疾病一般护理常规》。

5. 健康教育

执行《妊娠合并性传播疾病一般护理常规》，同时执行以下护理常规：
（1）尖锐湿疣治愈标准为疣体消失。对反复发生的尖锐湿疣，应排除恶变可能。
（2）忌食刺激性食物。
（3）保证生活规律、充足睡眠，增强机体抵抗力。
（4）注意消毒隔离，污染物、内衣裤和浴巾等应煮沸消毒或暴晒消毒。
（5）禁止与婴儿同床、同浴，浴具等严格分开使用。
（6）治疗期间禁止性生活，配偶同时治疗。
（7）注意外阴清洁卫生，固定性伴侣。

第十一章　妊娠特有疾病的护理

第一节　妊娠剧吐

少数孕妇早孕反应严重，恶心、呕吐频繁，不能进食，以至于发生体液失衡及新陈代谢障碍，甚至威胁孕妇生命，称妊娠剧吐，发生率为0.35%～0.47%。至今病因尚不明确，妊娠剧吐可能与HCG水平升高有关；临床观察发现精神过度紧张、焦虑、忧虑及生活环境和社会地位较差的孕妇易发生妊娠剧吐，提示此病可能与精神、社会因素有关。

一、临床表现

妊娠剧吐多见于年轻初孕妇，初为早孕反应，逐渐加重，直至呕吐频繁不能进食，呕吐物中有胆汁或咖啡渣样物。呕吐严重者引起机体脱水及电解质紊乱，动用体内脂肪，其中间产物丙酮聚集，引发代谢性酸中毒。患者明显消瘦，极度疲乏，皮肤、黏膜干燥，脉搏增快，体温轻度升高，甚至出现血压下降，血液浓缩，肝、肾功能损害。病情继续发展，患者可能出现意识模糊及昏睡状态。

二、处理原则

妊娠剧吐孕妇主要治疗原则为稳定孕妇情绪，控制呕吐，改善脱水，维持电解质平衡及提供营养。

通常应住院治疗，禁食24～48h；使用镇静、镇吐药物，止吐后试进清淡、富含营养的流质食物，少量多餐。根据化验结果，明确脱水量及电解质紊乱情况，酌情补充水和电解质，每日补液量不少于3000mL，尿量维持在1000mL以上，输液中应加入氯化钾、维生素C及维生素B_6，并给予维生素肌内注射。用碳酸氢钠或乳酸钠纠正酸中毒，营养不良者，静脉补充必需的氨基酸、脂肪乳注射剂。如经治疗无效或病情恶化，应及时终止妊娠。

三、护理

（一）护理评估

（1）病史：仔细询问有无停经史，停经时间长短，首先须确定是否妊娠，并排除葡萄胎引起剧吐的可能。

（2）身体状况：评估恶心呕吐的程度、次数及呕吐物的量、性质及其特征；评估出入量；评估患者有无明显消瘦、极度疲乏、皮肤黏膜干燥、脉搏增快、体温升高、血压下降、意识模糊等严重脱水症状。必要时应行眼底检查及神经系统检查。

（3）心理评估：妊娠剧吐的孕妇往往因首次确定妊娠，短时间内心理上不能适应，造成激动、忧郁和压力大等精神心理改变，随着病情进展，孕妇又会出现焦虑、恐惧等情绪变化。要评估孕妇的心理状态和家属成员的支持情况。

（二）护理要点与措施

（1）心理护理：多与患者交谈，认同病人的心理感受，有针对性地对患者进行心理疏导，提供积极的心理支持，使其能主动配合治疗。

（2)保证充足的休息：保持病室整洁、舒适，消除环境中一切可能引起呕吐的因素，嘱患者卧床休息，做好各项生活护理。病情好转后，鼓励其下床适当活动。

（3）饮食护理：轻症患者，鼓励其少量多餐，避免食用易引起呕吐的油腻或异味食物。重症患者，应先禁食，呕吐好转后，进少量流质食物。

（4）病情观察，密切观察呕吐物的量、颜色和性状。定时测量生命体征，观察巩膜和皮肤，发现异常情况及时汇报医生。

（5）用药护理：严重脱水病人补液，应先快速输入平衡液或生理盐水 1000 ~ 1500mL，再补葡萄糖类液体，氯化钾应加入葡萄糖液中缓慢滴入，并应严格遵循补钾原则。给口服药物时，宜磨碎后服用，可加快食道及胃黏膜的吸收速度，减少因呕吐造成的药物浪费。

（三）健康教育

（1）疾病知识指导：向孕妇讲解妊娠剧吐的基本知识和疾病转归过程。

（2）心理指导：告诉孕妇和家属了解本病可能与精神、社会因素有关，建议丈夫多陪伴孕妇，引导孕妇积极调整心理状态，增强战胜疾病的信心。

（3）饮食指导：建议孕妇少食多餐，宜用清淡、易消化饮食，补充含钾多的水果，如橙子、香蕉等。

（4）活动指导：病情较重者，须卧床休息。症状较轻时，可适当活动，有利于分散精力，增加食欲。

第二节　妊娠期高血压综合征

妊娠高血压综合征（简称“妊高征”）是妊娠期特有的疾病，是导致孕产妇死亡的主要原因之一。

一、病因

妊高征的病因虽经多年研究，但仍不明确。妊高征好发因素与主要病因学说简述如下：

（一）妊高征的好发因素

根据流行病学调查，妊高征发病可能与以下因素有关：①精神紧张或受刺激使中枢神经系统功能紊乱者。②寒冷季节或气温变化过大，特别是气压升高时。③高龄初孕妇。④有血管病变者如慢性高血压、慢性肾炎、糖尿病的孕妇。⑤营养不良的孕妇。⑥肥胖的孕妇，即体重指数大于 0.24。⑦子宫张力过高，如双胎妊娠、羊水过多、葡萄胎者。⑧家族中有高血压史，尤其是孕妇之母有重度妊高征病史者。

（二）病因学说

1. 免疫学说

妊娠是一种半同种移植现象，其成功有赖于妊娠母体的免疫耐受，这种耐受一旦被打破，则导致病理妊娠，如流产、妊高征等。妊高征与免疫相关的有力证据是患者螺旋小动脉出现急性粥样硬化病变和纤维素样坏死及血管周围可见淋巴细胞浸润，此病理表现与肾移植患者急性排斥反应所出现的急性血管炎相似。另外，患者的血管壁上可见明显的免疫球蛋白（IgM）和补体（C3）沉积。

2. 子宫—胎盘缺血缺氧学说

临床上认为多胎妊娠、羊水过多导致子宫张力过大使子宫血供障碍，造成胎盘缺血缺氧导致妊高征。目前比较公认的看法是，子宫缺血的实质是胎盘或滋养细胞缺血，其原因在于子宫螺旋形小动脉生理重铸过程障碍，表现为螺旋小动脉重铸的数量明显减少，并且重铸的深度大部分仅限于蜕膜段螺旋小动脉，因此，这些病理现象也称为“胎盘浅着床”。因而，妊高征患者在胚胎着床和胎盘发育早期即存在滋养细胞缺血缺氧。

3. 氧化应激学说

氧化应激是指体内氧化与抗氧化作用失衡，倾向于氧化。其毒性效应最终可导致中性粒细胞炎性浸润和释放多种蛋白酶，产生大量氧化中间产物与膜和 DNA 结合产生脂质过氧化反应而导致细胞损伤。若在正常妊娠期，氧化和抗氧化作用保持相对平衡，则不会产生氧化应激。妊高征时过氧化的底物增加，先兆子痫患者血浆中甘油三酯和游离脂肪酸水平相当于正常妊娠时的两倍，且还伴有较小的、密度较高的低密度脂蛋白颗粒的增多，这种颗粒更易被氧化。妊高征时参与氧化应激的某些酶，如黄嘌呤氧化酶及其前体黄嘌呤脱氢酶活性也增强，并存在抗氧化作用减弱，抗氧化剂减少或活性下降。氧化应激是最终导致血管内皮损伤的重要原因，血管内皮损伤引起缩血管物质与舒血管物质平衡失调而发生妊高征。

4. 遗传学说

妊高征存在家族遗传的倾向，主要表现为母系遗传。根据家系分析发现，妊高征患者一级亲属的发病率比无家族史的孕妇高 5 倍，二级亲属的发病率仍高出 2 倍，表明孕妇对妊高征有遗传易感性，其遗传规律尚有争议，目前倾向于多基因遗传。近年来寻找妊高征的易感基因已成为妊高征病因研究的又一新热点，目前研究较多的易感基因有线粒体基因、凝血因子（凝血因子 V、凝血酶原）基因、肿瘤坏死因子 α 基因、亚甲基四氢叶酸还原酶基因、内皮型一氧化氮合成酶基因、内皮素基因、血管紧张素原基因、HLA-DR4 基因等。

二、病理生理

本病的基本病理生理变化是全身小动脉痉挛。由于血管痉挛血管壁紧张，血压上升，血管壁内皮细胞损伤，血管中凝血物质沉积，周围阻力更大，血压升高更加明显。

上述变化对不同器官有不同表现。脑部主要是小动脉痉挛导致脑组织点状或局限性斑状出血。患者可有头晕、头痛等中枢缺血症状，严重时产生局部或全身抽搐，昏迷，脑水肿，脑出血。心脏主要表现为心肌间质水肿，或心内膜点状出血，偶有毛细血管内栓塞。重症患者肾小球血管内皮细胞肿胀，体积增大，血流阻滞；肾小球可有梗死，肾血管通透性增加，在正常情况下不能被滤过的血浆蛋白得以通过，出现蛋白尿。视网膜血管痉挛可使视网膜水肿，视力模糊，严重者出现视网膜出血、剥离等，大多数可在产后恢复。

三、临床表现

（一）血压升高

孕妇在未孕前或妊娠 20 周前，血压不高，而至妊娠 20 周后血压升高。于不同日多次测量血压，收缩压≥ 140mmHg 和 / 或舒张压≥ 90mmHg。如初测血压升高，应休息半小时后复测。对血压在正常范围者，但与基础血压比较，较原收缩压超过 30mmHg，舒张压超过 15mmHg，也应视为高血压。高血压的发展速度和程度与病情发展明显相关，舒张压的变化较收缩压更为重要。

（二）水肿

水肿多由踝部开始，经卧床休息仍不缓解，逐渐延至小腿、大腿、外阴部、腹部，按之凹陷，称为凹陷性水肿。有些孕妇并不表现明显水肿，但体重异常增加，每周超过 0.5kg，称为隐性水肿。水肿严重程度与妊高征病情并不平行。按水肿的范围，可分为 4 级："+"水肿局限于足踝小腿，不超越膝关节；"++"水肿涉及整个下肢；"+++"水肿涉及下肢、下腹部和外阴；"++++"出现全身水肿，可伴有腹水。

（三）蛋白尿

蛋白尿的出现在血压升高与水肿之后。轻度妊高征时可为微量蛋白尿，随病情的加重，尿蛋白增多；中度妊高征时，24 小时尿蛋白可增至 0.5g 以上；重度妊高征尿蛋白可达到或超过 5g/24h。测量尿蛋白时应取中段尿，避免混入白带及血液。

（四）自觉症状

重度妊高征时可出现头痛、眼花、胸闷、恶心及呕吐等症状，为病情恶化的表现，常预示即将发生抽搐。

（五）抽搐与昏迷

抽搐时病人神志丧失，眼球固定，瞳孔散大，面部及颈部肌肉强直，头扭向一侧，口角及面部肌肉抽动；继而两臂蜷曲，全身肌肉痉挛性抽搐，强烈震颤；牙关紧闭，呼吸暂停，面色青紫；数秒至 1 分钟左右抽搐停止，肌肉松弛，呼吸恢复，病人进入昏睡状态抽搐次数少及间隔长者，抽搐后短期即可苏醒；抽搐频繁持续时间较长者，往往陷入深度昏迷。在抽搐过程中易发生创伤，如唇舌咬伤、摔伤甚至骨折，昏迷中呕吐可造成窒息或吸入性肺炎。

四、处理原则

（一）妊娠期高血压

应密切观察病情，适当增加孕期检查次数，以防止发展为重症。

1. 休息

减轻工作量，保证充足睡眠，无须卧床休息，不提倡住院治疗。

2. 左侧卧位

可以纠正由子宫右旋引起的下腔静脉受压，改善胎盘血供。

3. 饮食

应注意摄入足量的蛋白质、蔬菜，足量的铁和钙，食盐量不必严格限制。但应避免摄入过多腌制食品。

4. 药物

可给予镇静剂，以保证休息。多数病例经上述处理后，症状和体征可望缓解，少数病例病情可继续发展，甚至迅速恶化。

5. 终止妊娠

妊娠达 37 周，估计胎儿成熟，可考虑终止妊娠。

（二）子痫前期

应住院治疗，防止子痫发作，并评估胎盘功能及胎儿状况，预防严重并发症的发生。治疗原则为：解痉、镇静、降压、合理扩容及必要时利尿，适时终止妊娠。

1. 解痉药物

（1）硫酸镁：是最有效的解痉药物，静脉或肌注硫酸镁均有预防和控制子痫发作的作用，适用于中、重症病例。镁离子可减慢神经肌肉间的传导，抑制中枢神经系统的兴奋性，使骨骼肌松弛，预防和控制子痫发作，但其降压作用不明显。临床使用硫酸镁对宫缩和胎儿都尤明显影响。

用法：首次负荷剂量用 25% 硫酸镁 4 ～ 6g 加入 25% 葡萄糖液 10mL 中，缓慢（不少于 5 分钟）静脉注射，或加入 25% 葡萄糖液 100mL 中，半小时之内滴完；继以 25% 硫酸镁 60mL 溶于 5% 葡萄糖液 1000mL 静脉滴注，以每小时 lg 为宜，最快不超过 2g，晚间睡前可停止静脉滴注，给予 25% 硫酸镁 10mL 加 2% 普鲁卡因 2mL 做深部臀肌注射，次日不用负荷剂量，仅用静脉滴注及臀肌注射，如此数日。

毒性反应：硫酸镁的治疗剂量和中毒剂量较接近，应用时应注意药物的毒性反应。使用硫酸镁过量会引起呼吸和心脏抑制，甚至死亡。每次用药前应做有关检查：膝反射必须存在；每分钟呼吸不少于 16 次；尿量每小时不少于 25mL；须备有解毒药物钙剂，如 10% 葡萄糖酸钙 10mL 针剂，发现有中毒情况应立即静脉注射。

（2）其他药物：还有一些药物包括安密妥钠，抗胆碱药物，如东莨菪碱、654–2，β_2– 肾上腺素能受体兴奋剂，如羟苄羟麻黄碱、舒喘灵等。

2. 镇静药物

适用于对硫酸镁有禁忌或疗效不明显时，这些药物可通过胎盘对胎儿有抑制作用，故在接近分娩时应限制应用。常用冬眠合剂，为氯丙嗪 50mg、异丙嗪 50mg、杜冷丁 100mg 合用，称为全量冬眠合剂。根据情况可使用 1/3 量、半量、2/3 量或全量。

3. 降压药物

适用于血压≥ 160/110mmHg 或平均动脉压≥ 140mmHg 时，为防止孕妇发生脑血管意外及胎盘早剥时使用，血压应控制在 140 ~ 150/90 ~ 100mmHg 为宜，轻、中度妊高征时使用降压药对母胎无益。降压药物有肼苯达嗪、甲基多巴等，以肼苯达嗪为首选。

（1）肼苯达嗪：可使周围小动脉扩张，外周阻力降低，血压下降，但不减少心排出及肾血流量和子宫胎盘血流量，而且降压作用快。用法：以 25 ~ 40mg 溶于 5% 葡萄糖 500mL 中静脉滴注，使舒张压维持在 90 ~ 100mmHg 为妥。此药一般不宜静脉推注，以免血压骤降危及胎儿。副作用有心动过速、呕吐、低血压休克等。

（2）硝苯地平：又名心痛定。为钙离子拮抗剂，能扩张全身小动脉及冠状动脉。常用剂量为每次 10mg 口服，不主张舌下含化，每日 3 ~ 4 次，24 小时总用量不超过 60mg。

（3）硝普钠：为强有力的速效降压药，能同时减轻心脏前后负荷，且不影响子宫收缩，停药后 5 分钟降压作用即消失。但其代谢产物对胎儿有毒性作用，妊娠期不宜使用，适用于产后血压过高，其他降压药物无效时。用法为 60mg 加于 10% 葡萄糖 1000mL 中静脉缓慢滴注，用药不宜超过 72 小时。

（4）立其丁（酚妥拉明）：强效 α – 受体阻滞剂，有解除血管痉挛和舒张血管的作用。一般用 10 ~ 20mg 溶于 5% 葡萄糖液 250mL 中静脉滴注，或用 10 ~ 20mg 溶于 5% 葡萄糖液 50mL中用微量泵推注。先以 0.04 ~ 0.1mg/min速度输入。用药过程中应严密观察血压，根据血压调节滴速。

4. 利尿药物

只用于全身水肿、脑水肿、肺水肿、血容量过高或有心力衰竭者。常用药物有速尿、甘露醇。

5. 扩容

重度妊高征常伴有血容量减少和血液浓缩，对这些病人主张用扩容治疗。扩容指征为：红细胞压积≥ 0.33，全血黏度比值≥ 3.6，血浆黏度比值≥ 1.6，尿比重 > 1.020。扩容药物有白蛋白、全血、平衡液或低分子右旋糖酐等。禁忌对无血液浓缩的病例盲目扩容。有指征扩容时应与解痉药物同时使用，防止肺水肿和心力衰竭发生。

6. 终止妊娠

妊高征是孕妇特有的疾病，终止妊娠后病情可自行好转，故适时终止妊娠对母婴有利。对重症病例积极治疗24 ~ 48小时后，仍不满意者，先兆子痫患者胎龄超过36周者，应及时终止妊娠。对36周前终止妊娠的指征为：先兆子痫患者胎盘功能减退，估计胎儿成熟，或经治疗后孕妇病情继续恶化。如胎儿不成熟应促胎肺成熟后终止妊娠。子痫控制后6 ~ 12小时也应考虑终止妊娠。

终止妊娠的方法有引产及剖宫产。引产适用于宫颈成熟，无经阴分娩禁忌证，母胎状况较好者，分娩时应避免产程延长，争取12 ~ 16小时内完成分娩，防止发生抽搐。第一产程应注意保持安静，加强胎儿监护，及早发现胎儿窘迫；第二产程应适当缩短，可手术助产，做好新生儿复苏准备；第三产程应注意防止产后出血。剖宫产适用于有产科指征、病情危重、胎盘功能严重减退、宫颈不成熟、引产失败及子痫抽搐控制后6小时仍未临产者。

（三）子痫

一旦发生子痫，母儿的死亡率明显升高，应予注意。一旦发生抽搐，应立即取侧卧位，应用开口器，防止舌咬伤，保持呼吸道通畅；控制抽搐首选硫酸镁，10mL稀释后静脉缓注，然后按中重度妊高征治疗方案给予硫酸镁静脉滴注；严密监护生命体征，减少刺激，防止受伤；根据血压情况选用降压药；有脑水肿时可用速尿或甘露醇静脉滴注；抽搐控制6 ~ 12小时内及时终止妊娠。

五、护理评估

（一）健康史

评估患者有无本病的高危因素，是否属于妊高征的高危人群，是否出现了相关的症状。

（二）身体状况

除评估孕妇的一般健康状况外，护士应重点在以下几个方面做好评估：

1. 血压

初测血压有升高时，须休息1小时以后再测，才能正确反映血压情况。同时不要忽略将测得的血压与基础血压进行比较。

2. 尿蛋白

留取24小时尿标本进行尿蛋白定量检查。凡24小时尿蛋白定量≥0.5g者为异常。由于蛋白尿的出现及量的多少反映了肾脏功能受损的程度，所以护士应高度重视。

3. 水肿

妊娠期由于下腔静脉受压使血液回流受阻、低蛋白血症、贫血等也可以引起水肿，所以水肿不一定完全是由妊高征造成的，水肿的轻重也不能作为反映病情严重程度的一个指标。

4. 自觉症状

孕妇出现头痛、眼花、胸闷、恶心、呕吐等自觉症状时提示病情进一步发展，即进入重度妊高征阶段，护士应高度重视。

5. 抽搐与昏迷

抽搐与昏迷是最严重的表现，护士应评估发作状态、频率、持续时间、间隔时间、神志情况以及有无外伤及并发症发生。

（三）心理社会状况

妊高征孕妇随着病情的发展，当病情加重时，其焦虑、恐惧的心理会加重。

（四）辅助检查

1. 血液检查

测定血常规、血细胞比容、血浆黏度、全血黏度了解血液浓缩的程度；重症患者应测定血小板计数、出凝血时间、凝血酶原时间、纤维蛋白原等检查了解有无凝血功能异常。测定血电解质和二氧化碳结合力，了解有无电解质紊乱及酸中毒。

2. 尿液检查

尿蛋白定性、定量检查，尿比重测定。

3. 肝肾功能检查

可作谷丙转氨酶、尿素氮、肌酐及尿酸测定。

4. 眼底检查

正常眼底动静脉之比为 2 ： 3，当重度妊高征时可变为 1 ： 2，甚至 1 ： 4 时，会出现视网膜水肿、渗出、出血，甚至视网膜剥离，一时性失明。

5. 其他检查

胎儿心电监护、胎儿成熟度、心电图等，可根据需要进行检查。

六、常见的护理诊断

（一）体液过多

与水钠潴留存关。

（二）有受伤的危险（母亲）

与子痫抽搐、昏迷有关。

（三）有受伤的危险（胎儿）

与胎盘血流量减少导致胎儿宫内缺氧有关。

（四）潜在并发症

胎盘早剥、凝血功能障碍。

七、护理目标

第一，轻度妊高征孕妇病情缓解，未发展为中重度。
第二，中重度妊高征孕妇病情控制良好，未发生子痫及并发症。
第三，妊高征孕妇明确保健的重要性，积极配合检查和治疗。

八、护理措施

（一）妊娠期高血压

1. 休息

叮嘱孕妇多卧床休息，以左侧卧位为宜，每日睡眠不少于 10 小时。

2. 镇静

一般不需要药物治疗，对精神紧张、焦虑或睡眠欠佳者，遵医嘱给予少量镇静剂。

3. 饮食

指导孕妇进食富含蛋白质、维生素、铁、钙及微量元素的饮食，除全身水肿外，一般不限食盐量。

4. 增加产前检查的次数

叮嘱患者每日测体重及血压，每 2 周复查 1 次尿蛋白。密切观察病情变化。

5. 定期监测

定期监测血液、胎儿发育情况及肝肾功能。

6. 间断吸氧

间断吸氧以增加血氧含量。

（二）子痫前期

1. 病情监测

（1）监测生命体征：每 4 小时测血压 1 次，并随时询问孕妇有无头痛、头晕、眼花等自觉症状。

（2）注意并发症的发生。

①询问有无腹痛、阴道出血等症状，观察胎心、胎动及子宫紧张度，以便早期发现胎盘早剥。避免腹外伤及长时间仰卧位休息，防止子宫静脉压力升高，引起胎盘早剥。

②定期检查凝血功能，注意有无鼻出血、牙龈出血、皮肤黏膜出血等出血倾向。

③观察有无头痛、恶心、呕吐、视物模糊、意识障碍等脑水肿表现。

④记录 24 小时尿量，监测肾功能。

⑤抽血查肝肾功能。

2. 用药护理

应用硫酸镁解痉时应注意监测其毒性反应，备好解毒药品。

（三）子痫患者的护理

1. 观察记录抽搐频率、次数和昏迷时间、持续时间。

2. 子痫病人应安排单人暗室，避免声光刺激。保持室内空气新鲜，护理操作应集中进行，要轻柔，以防止诱发抽搐。

3. 床头备好抢救物品，如开口器、舌钳、压舌板、电动吸痰器等。

4. 加用床档，防止抽搐、昏迷时发生坠床事故。

5. 专人护理，严密监测生命体征并记录，记录 24 小时出入量。
6. 保持呼吸道通畅，病人昏迷或未清醒时，将头偏向一侧，防止发生吸入性肺炎。
7. 抽搐发作时，首选硫酸镁静脉注射或静脉滴注，必要时加用镇静剂。
8. 纠正缺氧和酸中毒，间断吸氧。

（四）心理护理

妊娠期指导孕妇保持心情愉快，告知坚持治疗的重要性，减轻其紧张、忧虑的情绪，增强信心，使之积极配合治疗。

（五）健康教育

1. 给予产褥期宣教，叮嘱患者出院后，也要定期检查血压、尿蛋白情况，若发现异常要及时就诊。
2. 指导孕妇及家属理解妊娠期高血压的危害。如本次妊娠失败，叮嘱患者在血压正常后 1 ~ 2 年再妊娠，妊娠早期到高危门诊就诊，接受严格的检查及孕期保健指导。

九、护理评价

1. 孕妇住院期间血压稳定，病情得到控制。
2. 孕妇生命体征稳定，没有并发症的发生。
3. 治疗期间无药物不良反应。
4. 母婴健康状况良好。

第三节　妊娠期肝内胆汁淤积症

妊娠期肝内胆汁淤积症（ICP）是妊娠中晚期特有的并发症，临床上以皮肤瘙痒和黄疸为特征，主要危害胎儿。本病具有复发性，本次分娩后可迅速消失，再次妊娠或口服雌激素避孕药时常会复发。ICP 发病率为 0.8% ~ 12.0%。

一、病因

目前尚不清楚，可能与女性激素、遗传及环境等因素有关。

（一）激素作用

妊娠期胎盘合成雌激素，孕妇体内雌激素水平大幅增加，雌激素可使 Na^{+}-K^{+}-ATP 酶活性下降，能量提供减少，导致胆酸代谢障碍；雌激素使肝细胞膜中胆固醇与磷脂比例上升，流动性降低，影响对胆酸的通透性，使胆汁流出受阻；雌激素作用于肝细胞表面的雌激素受体，改变肝细胞蛋白质合成，导致胆汁回流增加。上述因素综合作用可导致 ICP 的发生。

（二）遗传和环境因素

流行病学研究发现，ICP 发病率与季节有关，冬季高于夏季。在母亲或姐妹中有 ICP 病史的妇女中，ICP 的发生率明显增高，其完全外显及母婴垂直传播的特性符合孟德尔优势遗传规律。

（三）药物

一些减少胆小管转运胆汁的药物，如肾移植后服用的硫唑嘌呤可引起 ICP。

总之，ICP 可能是由多因素引起的，其中遗传因素决定患者的易患性，而非遗传性因素决定 ICP 的严重程度。

二、对母儿的影响

（一）对孕妇的影响

ICP 患者脂溶性维生素 K 的吸收减少，致使凝血功能异常，导致产后出血，也可发生糖、脂代谢紊乱。

（二）对胎 / 婴儿的影响

胆汁酸毒性作用使围生儿发病率和病死率明显升高。还可发生胎膜早破、胎儿宫内窘迫、自发性早产或孕期羊水胎粪污染。此外，尚有胎儿生长受限、不能预测的胎儿突然死亡、新生儿颅内出血、新生儿神经系统后遗症等。

三、临床表现

（一）瘙痒

几乎所有患者的首发症状为孕晚期发生无皮肤损伤性的瘙痒，约 80% 的患者在 30 周后出现，有的更早。瘙痒程度不一，常呈持续性，白昼轻，夜间加剧。一般从手掌和脚掌开始，逐渐向肢体近端延伸甚至可到面部，但极少侵及黏膜。瘙痒症状常在实验室检查异常结果之前，平均约 3 周，于分娩后数小时或数日内迅速消失。

（二）其他症状

严重瘙痒可引起失眠和疲劳、恶心、呕吐、食欲缺乏及脂肪痢。

（三）体征

四肢皮肤可见抓痕。20% ~ 50% 的患者在瘙痒发生数日或数周内出现轻度黄疸，部分病例黄疸与瘙痒同时发生者，于分娩后数日内消退，同时伴尿色加深等高胆红素血症表现。

四、诊断

（一）血清胆酸测定

胆汁中的胆酸主要是甘胆酸（CG）及牛磺酸，ICP 患者血 CG 浓度在 30 周时突然升高至 2 ~ 2.5mmol/L，可达正常水平 100 倍左右，并持续至产后下降，5 ~ 8 周恢复正常。血清胆酸升高是 ICP 最主要的特异性实验室证据，在瘙痒症状出现或转氨酶升高前胎儿周血清胆酸就已升高，其水平越高，病情越重，出现瘙痒时间越早。因此测定母血胆酸是早期诊断 ICP 最敏感的方法。

（二）肝功能测定

大多数 ICP 患者的门冬氨酸转氨酶（AST）、丙氨酸转氨酶（ALT）轻至中度升高，为正常水平的 2 ~ 10 倍，ALT 较 AST 更敏感。部分患者血清胆红素轻、中度升高，其中直接胆红素占 50% 以上。

（三）病理检查

ICP 患者肝组织活检见肝细胞无明显炎症或变性表现，仅肝小叶中央区胆红素轻度淤积，毛细胆管胆汁淤积及胆栓形成。电镜切片发现毛细胆管扩张合并微绒毛水肿或消失。

五、治疗原则

（一）一般处理

适当卧床休息，取左侧卧位以增加胎盘血流量，给予吸氧、高渗葡萄糖、维生素类及能量。定期复检肝功能、血胆酸了解病情。

（二）药物治疗

减轻孕妇临床症状，改善胆汁淤积的生化指标和围生儿预后。常用药物有：①腺苷蛋氨酸。为治疗 ICP 的首选药物。该药对雌激素代谢物起灭活作用，防止雌激素升高所引起的胆汁淤积，保护肝脏，改善症状，延缓病情发展。②熊去氧胆酸。抑制肠道对疏水性胆酸重吸收，降低胆酸，改善胎儿环境从而延长胎龄。③地塞米松。可减少胎儿肾上腺脱氢表雄酮的分泌，降低雌激素的产生减轻胆汁淤积。能促进胎肺成熟，避免早产儿发生呼吸窘迫综合征，可使瘙痒症状缓解甚至消失。④苯巴比妥。增加胆汁流量，改善瘙痒症状，但生化参数变化不明显。

（三）产科处理

（1）产前监护：从孕34周开始每周行无激惹试验（NST），必要时行胎儿生物物理评分，以便及早发现隐性胎儿缺氧。NST基线胎心率变异消失可作为预测ICP胎儿缺氧的指标。

（2）适时终止妊娠：孕妇出现黄疸，胎龄已达36周；无黄疸、妊娠已足月或胎肺已成熟者；有胎盘功能明显减退或胎儿窘迫者应及时行剖宫产终止妊娠。

六、护理措施

（一）心理护理

焦虑是ICP患者首先出现的心理问题。经常性的瘙痒干扰孕妇的睡眠，使之产生焦虑。可以边做好解释工作，告知孕妇此症状一般于产后1周内消失，边通过药物治疗和配合物理疗法减轻症状，消除孕妇的焦虑心理。此外，诸多孕妇会自责自己饮食不当心，担心是否患肝炎、是否会传染给下一代或亲友等，护士应向患者解释该病是妊娠肝损，无传染性，产后该病自然会缓解，消除不必要自责和自卑，增强其自信心。

（二）积极主动的母胎监护

护士应指导孕妇自测胎动情况，及时监测，正确留取血尿标本，了解雌三醇浓度，掌握胎盘变化情况，协助孕妇完成胎儿监护，B超和生物物理五项指标等监测，了解胎儿、胎盘情况。同时注意患者胆酸浓度变化，一旦异常升高变化，迅速配合医师终止妊娠，防止胎死宫内。对准备阴道分娩的ICP患者应加强动态观察和持续的母儿监测，一则观察产程进展、破膜情况和羊水颜色变化；二则加强胎心变化监测，防止发生胎儿窘迫，以便及时处理。

（三）回乳护理

对产后需回乳者，应采用大剂量维生素B_6口服或麦芽煎茶饮，配合皮硝外敷乳房1次/d，或根据具体情况增加外敷次数，但禁用苯甲酸雌二醇等雌激素类针剂注射回乳，因应用大剂量的雌激素可造成并加重可逆性胆汁淤积。

第十二章　妇产科疾病的护理

第一节　外阴炎患者的护理

一、外阴炎

（一）概述

外阴部皮肤或前庭部黏膜发炎，称为外阴炎。由于外阴部位暴露于外，又与尿道、肛门、阴道邻近，因此外阴较易发生炎症。外阴炎可发生于任何年龄的女性，多发生于大、小阴唇。外阴炎以非特异性外阴炎多见。

（二）病因

（1）外阴与尿道、肛门临近，经常受到经血、阴道分泌物、尿液、粪便的刺激，若不注意皮肤清洁易引起外阴炎。

（2）糖尿病患者糖尿的刺激、粪瘘患者粪便的刺激以及尿瘘患者尿液的长期浸渍等。

（3）穿紧身化纤内裤，导致局部通透性差，局部潮湿以及经期使用卫生巾的刺激，均可引起非特异性外阴炎。

（4）营养不良可使皮肤抵抗力低下，易受细菌的侵袭，也可发生本病。

（三）护理评估

1. 健康史

重点评估患者年龄；平时卫生习惯；内裤材质及松紧度；是否应用抗生素及雌激素治疗；是否患有糖尿病、老年性疾病或慢性病等；育龄妇女应了解其采用的避孕措施及此次疾病症状等。

2. 临床表现

外阴皮肤瘙痒、疼痛、有烧灼感，于活动、性交、排尿、排便时加重。检查见局部充血、肿胀、糜烂，常有抓痕，严重者形成溃疡或湿疹。慢性炎症可使皮肤增厚、粗糙、皲裂，甚至苔藓样变。严重时腹股沟淋巴结肿大且有压痛，体温升高，白细胞数量增多。糖尿病性外阴炎常表现为皮肤变厚，色红或呈棕色，有抓痕，因为尿糖是良好的培养基而常并发假丝酵母菌感染。幼儿性外阴炎还可发生两侧小阴唇粘连，覆盖阴道口甚至尿道口。

3. 辅助检查

取外阴处分泌物做细菌培养，寻找致病菌。

4. 心理－社会评估

评估出现外阴瘙痒症状后对患者生活有无影响，以及影响程度；患者就医的情况及是否为此产生心理负担。

5. 治疗原则

（1）病因治疗：积极寻找病因，若发现糖尿病应积极治疗糖尿病，若有尿瘘、粪瘘，应及时行修补术。

（2）局部治疗：可用 1 ∶ 5000 高锰酸钾液坐浴，每日 2 次，每次 15 ～ 20 分钟。若有破溃涂抗生素软膏或局部涂擦 40% 紫草油。此外，可选用中药苦参、蛇床子、白癣皮、土茯苓、黄－各 15g，川椒 6g，水煎熏洗外阴部，每日 2 次。急性期可选用微波或红外线局部物理治疗。

（四）护理诊断和医护合作性问题

1. 皮肤黏膜完整性受损

与炎症引起的外阴皮肤黏膜充血、破损有关。

2. 舒适的改变

与皮肤瘙痒、烧灼感有关。

3. 知识缺乏

缺乏疾病及其防护知识。

（五）计划与实施

1. 预期目标

（1）患者能正确使用药物，避免皮肤抓伤，皮损范围不增大。

（2）患者症状在最短时间内解除或减轻，舒适感增强。

（3）患者了解疾病有关的知识及防护措施。

2. 护理措施

（1）告知患者坐浴的方法。取高锰酸钾放入清洁容器内加温开水配成 1 ： 5000 的溶液，配制好的溶液呈淡玫瑰红色。每次坐浴 20 分钟，每日 2 次。坐浴时，整个会阴部应全部浸入溶液中，月经期间停止坐浴。

（2）应积极协助医生寻找病因，进行外阴处分泌物检查，必要时进行血糖或尿糖检查。

（3）指导患者遵医嘱正确使用药物，将剂量、使用方法向患者解释清楚。

（4）告知患者按医生要求进行复诊，治疗期间如出现新的症状或症状加重应及时就诊。

3. 健康指导

（1）保持外阴部清洁干燥，严禁穿化纤及过紧内裤，穿纯棉内裤并每日更换。

（2）做好经期、孕期、分娩期及产褥期卫生护理。发现过敏性用物后立即停止使用。

（3）饮食注意勿饮酒或辛辣食物，增加新鲜蔬菜和水果的摄入。

（4）严禁搔抓局部，勿热水烫洗和用刺激性药物或肥皂擦洗外阴。

（5）配制高锰酸钾溶液时，浓度不可过高，防止灼伤局部皮肤。

（六）护理评价

患者在治疗期间能够按医嘱使用药物，症状减轻。患者了解与外阴炎相关的知识及防护措施。

二、前庭大腺炎

（一）概述

前庭大腺炎是病原体侵入前庭大腺引起的炎症。包括前庭大腺脓肿和前庭大腺囊肿。前庭大腺位于两侧大阴唇后 1/3 深部，腺管开口于处女膜与小阴唇之间。因解剖部位的特点，在性交、分娩等其他情况污染外阴部时，病原体容易侵入而引起前庭大腺炎。此病多见于育龄妇女，幼女及绝经后妇女较少见。

（二）病因

主要病原体为内源性及性传播疾病的病原体。内源性病原体有葡萄球菌、大肠杆菌、链球菌、肠球菌等。性传播疾病的病原体常见的是淋病奈瑟菌及沙眼衣原体。

急性炎症发作时，病原体首先侵犯腺管，腺管呈急性化脓性炎症，腺管开口往往因肿胀或渗出物凝聚而阻塞，脓液不能外流、积存而形成脓肿，称前庭大腺脓肿。在急性炎症消退后腺管堵塞，分泌物不能排出，脓液逐渐转为清液而形成囊肿，或由于慢性炎症使腺管堵塞或狭窄，分泌物不能排出或排出不畅，也可形成囊肿。

（三）护理评估

1. 健康史

重点评估患者年龄，平时卫生习惯，近期是否有流产、分娩等特殊情况，育龄妇女应了解其性生活情况，有无不洁性生活史。

2. 临床表现

炎症多发生于一侧，初起时局部肿胀、疼痛、灼热感，行走不便，有时会致大小便困难。检查见局部皮肤红肿、发热、压痛明显。若为淋病奈瑟菌感染，挤压局部可流出稀薄、淡黄色脓汁。当脓肿形成时，可触及波动感，脓肿直径可达 5 ~ 6cm，患者出现发热等全身症状。当脓肿内压力增大时，表面皮肤变薄，脓肿自行破溃，若破孔大，可自行引流，炎症较快消退而痊愈；若破孔小，引流不畅，则炎症持续不消退，并可反复急性发作。慢性期囊肿形成时，患者有外阴部坠胀感，偶有性交不适，检查时局部可触及囊性肿物，常为单侧，大小不等，无压痛。囊肿可存在数年而无症状，有时可反复急性发作。

3. 辅助检查

可取前庭大腺开口处分泌物做细菌培养，确定病原体。

4. 心理 – 社会评估

评估症状出现后对患者生活影响的程度；评估患者就医的情况及有无因害怕疼痛和害羞的心理而使自己的疾病未能得到及时治疗及对疾病的治愈是否有信心等。对性传播疾病的病原体感染的患者，应通过与其交谈、接触了解其心理状态，帮助患者积极就医并采取正确的治疗措施。

5. 治疗原则

根据病原体选用口服或肌注抗生素。在获得培养结果前应使用广谱抗生素治疗。此外，可选用清热、解毒的中药，如蒲公英、紫花地丁、金银花、连翘等，局部热敷或坐浴。脓肿形成后可切开引流并做造口术。单纯切开引流只能暂时缓解症状，切口闭合后，仍可形成囊肿或反复感染，故应行造口术。

（四）护理诊断和医护合作性问题

1. 舒适的改变

与局部皮肤肿胀、疼痛有关。

2. 焦虑

与疾病反复发作有关。

3. 体温升高

与脓肿形成有关。

4. 知识缺乏

缺乏前庭大腺炎的相关知识及预防措施。

（五）计划与实施

1. 预期目标

（1）患者在最短时间内解除或减轻症状，舒适感增强。
（2）患者紧张焦虑的心情恢复平静。
（3）患者及时接受治疗，体温恢复正常。
（4）患者了解前庭大腺炎的相关知识并掌握预防措施。

2. 护理措施

（1）急性炎症发作时，患者须卧床休息，保持外阴部清洁。
（2）局部热敷或用 1 ∶ 5000 高锰酸钾溶液坐浴，每日 2 次。
（3）遵医嘱正确使用抗生素。
（4）引流造口的护理：术前护理人员应备好引流条。术后应局部保持清洁，患者最好取半卧位，以利于引流。每日用 1 ∶ 40 络合碘棉球擦洗外阴 2 次，并更换引流条，直至伤口愈合。以后继续用 1 ∶ 5000 高锰酸钾溶液坐浴，每日 2 次。

3. 健康指导

注意个人卫生，尤其是经期卫生；勤洗澡勤换内裤，外阴处出现局部红、肿、热、痛时及时就诊，以免延误病情。

（六）护理评价

患者接受治疗后，舒适感增加，症状减轻。患者能够了解前庭大腺炎的相关知识并掌握了预防措施，焦虑感减轻，并能保持良好的卫生习惯，主动实施促进健康的行为。

第二节　阴道炎患者的护理

一、滴虫阴道炎

（一）概述

滴虫阴道炎是由阴道毛滴虫感染而引起的阴道炎症，是临床上常见的阴道炎。

（二）病因

阴道毛滴虫适宜在温度为 25 ～ 40℃、pH 值为 5.2 ～ 6.6 的潮湿环境中生长，在 pH 值 5 以下或 7.5 以上的环境中不能生长。滴虫的生活史简单，只有滋养体而无包囊期，滋养体活力较强，能在 3 ～ 5℃的环境中生存 21 日；在 46℃时生存 20 ～ 60 分钟；在半干燥环境中约生存 10 小时；在普通肥皂水中也能生存 45 ～ 120 分钟。阴道毛滴虫呈梨形，后端尖，大小为多核白细胞的 2 ～ 3 倍。虫体顶端有 4 根鞭毛，体部有波动膜，后端有轴柱凸出。活的滴虫透明无色，呈水滴状，诸鞭毛随波动膜的波动而摆动。

滴虫有嗜血及耐碱的特性。隐藏在腺体及阴道皱襞中的滴虫，在月经前、后，阴道 pH 值发生变化时得以繁殖，引起炎症的发作。阴道毛滴虫能消耗或吞噬阴道上皮细胞内的糖原，阻碍乳酸生成，使阴道内 pH 值升高。滴虫不仅寄生于阴道，还常侵入尿道或尿道旁腺，甚至膀胱、肾盂以及男性的包皮皱褶、尿道或前列腺中。

临床上，滴虫阴道炎往往与其他阴道炎并存，多合并细菌性阴道病。

（三）发病机制与传染方式

1. 发病机制

滴虫主要是通过其表面的凝集素及半胱氨酸蛋白酶黏附于阴道上皮细胞，进而经阿米巴样运动的机械损伤以及分泌物的蛋白水解酶、蛋白溶解酶的细胞毒作用，共同损伤上皮细胞，并诱导炎症介质的产生，最后导致上皮细胞溶解、脱落，局部炎症发生。

2. 传染方式

①经性交直接传播：与女性患者有一次非保护性交后，约 70% 男性发生感染，通过性交男性传给女性的概率更高。由于男性感染后常无症状，因此易成为感染源；②经公共浴池、浴盆、浴巾、游泳池、坐式便器、衣物等间接传播；③医源性传播：通过污染的器械及敷料传播。

（四）护理评估

1. 健康史

询问患者的年龄，可能的发病原因。了解患者个人卫生及月经期卫生保健情况，以及症状与月经的关系。了解其性伙伴有无滴虫感染，发病前是否到公共浴池或游泳池等。

2. 临床表现

（1）潜伏期：4 ~ 28 日。

（2）症状：有 25% ~ 50% 的患者在感染初期无症状，其中 1/3 在感染 6 个月内出现症状，症状的轻重取决于局部免疫因素、滴虫数量多少及毒力强弱。滴虫阴道炎的主要症状是阴道分泌物增加及外阴瘙痒，分泌物为稀薄的泡沫状，黄绿色有臭味。瘙痒部位主要为阴道口及外阴，间或有灼热、疼痛、性交痛等。若尿道口有感染，可有尿频、尿痛，有时可见血尿。阴道毛滴虫能吞噬精子，并能阻碍乳酸生成，影响精子在阴道内存活，可致不孕。

（3）体征：检查时见阴道黏膜充血，严重者有散在出血斑点，甚至宫颈有出血点，形成“草莓样”宫颈。后穹窿有大量白带，呈灰黄色、黄白色稀薄液体或黄绿色脓性分泌物，常呈泡沫状。带虫者阴道黏膜常无异常改变。

3. 辅助检查

在阴道分泌物中找到滴虫即可确诊。生理盐水悬滴法是进行阴道毛滴虫检查最简便的方法。具体方法是：在载玻片上加温生理盐水 1 小滴，于阴道后穹窿处取少许分泌物混于生理盐水中，立即在低倍光镜下寻找滴虫。显微镜下可见到波状运动的滴虫及增多的白细胞被推移。此方法敏感性为 60% ~ 70%。对可疑但多次未能发现滴虫的患者，可取阴道分泌物进行培养，其准确率可达 98%。取阴道分泌物送检时应注意及时和保暖，并且在取分泌物前 24 ~ 48 小时避免性交、阴道灌洗及局部用药，取分泌物时应注意不要使用润滑剂等。

目前，检查阴道毛滴虫还可用聚合酶链反应，其敏感性为 90%，特异性为 99.8%。

4. 社会心理评估

评估患者的心理状况，了解患者是否会因害羞不愿到医院就诊。同时评估影响治疗效果的心理压力和反复发作造成的苦恼，以及家属对患者的理解和配合。

5. 治疗原则

由于阴道毛滴虫可同时感染尿道、尿道旁腺、前庭大腺，因此，滴虫阴道炎患者需要全身用药，主要治疗的药物为甲硝唑和替硝唑。

（1）全身用药方法：初次治疗可单次口服甲硝唑 2g 或替硝唑 2g。也可选用甲硝唑 400mg，每日 2 次，7 日为一个疗程；或用替硝唑 500mg，每日 2 次，7 日为一个疗程。女性患者口服药物治疗治愈率为 82% ~ 89%，若性伴侣同时治疗，治愈率可达 95%。患者服药后偶见胃肠道反应，如食欲减退、恶心、呕吐。此外，偶见头痛、皮疹、白细胞数量减少等，一旦发现应停药。

（2）局部用药：不能耐受口服药物治疗的患者可以选用阴道局部用药。但单独阴道用药的效果不如全身用药好。局部可选用甲硝唑阴道泡腾片 200mg，每晚 1 次，连用 7 日。局部用药的有效率低于 50%。局部用药前可先用 1% 乳酸液或 0.1% ~ 0.5% 醋酸液冲洗阴道，改善阴道内环境，以提高疗效。

（五）护理诊断和医护合作性问题

1. 舒适的改变

与阴部瘙痒及白带增多有关。

2. 自我形象紊乱

与阴道分泌物异味有关。

3. 排尿异常

与尿道口感染有关。

4. 性生活形态改变

与炎症引起性交痛，治疗期间禁性生活有关。

（六）计划与实施

1. 预期目标

（1）患者在最短时间内解除或减轻症状，舒适感增强。

（2）经过积极治疗和护理，患者阴道分泌物增多及有异味的症状减轻。

（3）患者能积极配合治疗，相应症状得到缓解。

（4）患者了解治疗期间禁性生活的重要性。

2. 护理措施

（1）指导患者注意个人卫生，保持外阴部清洁、干燥，尽量避免搔抓外阴部，以免局部皮肤损伤加重症状。

（2）向患者讲解易感因素和传播途径，特别是要到正规的浴池和游泳池等场所活动。

（3）治疗期间禁止性生活。服用甲硝唑或替硝唑期间及停药 24 小时内要禁酒，因药物与乙醇结合可出现皮肤潮红、呕吐、腹痛、腹泻等反应。甲硝唑能通过乳汁排泄，因此，哺乳期妇女用药期间及用药后 24 小时内不能哺乳。

（4）性伴侣治疗：滴虫阴道炎主要是由性交传播，性伴侣应同时治疗，治疗期间禁止性生活。

（5）观察用药反应：患者口服甲硝唑后如出现食欲减退、恶心、呕吐，以及头痛、皮疹、白细胞数量减少等，应及时告知医生并停药。

（6）留取阴道分泌物送检时，应注意及时和保暖。告知患者在取分泌物前 24 ~ 48 小时避免性交、阴道灌洗及局部用药，取分泌物时应注意不要使用润滑剂等。

3. 健康指导

（1）预防措施：做好卫生宣传，积极开展普查普治工作，消灭传染源。严格管理制度，应禁止滴虫患者或带虫者进入游泳池。浴盆、浴巾等用具应消毒。医疗单位必须做好消毒隔离，防止交叉感染。

（2）治疗中注意事项：患病期间应每日更换内裤，内裤及洗涤用毛巾应用开水煮沸消毒 5 ~ 10 分钟，以消灭病原体。洗浴用具应注意专人使用，以免交叉感染。

（3）随访：部分滴虫阴道炎治疗后可发生再次感染或与月经后复发，治疗后应随访到症状消失。告知患者如治疗 7 日后症状仍持续存在应及时复诊。

（4）治愈标准：滴虫阴道炎常于月经后复发，应向患者解释检查治疗的重要性，防止复发。复查阴道分泌物时，应选择在月经干净后来院复诊。若经三次检查阴道分泌物为阴性时，为治愈。

（七）护理评价

患者了解滴虫阴道炎的相关知识及预防措施。治疗期间能够按医生的方案坚持用药，并按时复诊，使疾病得到彻底治愈。

二、外阴阴道假丝酵母菌病

（一）概述

外阴阴道假丝酵母菌病（VVC）由假丝酵母菌引起的一种常见的外阴阴道炎，曾被称为外阴阴道念珠菌病。外阴阴道假丝酵母菌病发病率较高，据资料显示，约 75% 的妇女一生中至少患过一次 VVC，其中 40% ~ 50% 的妇女经历过一次复发。

（二）病因

引起外阴阴道假丝酵母菌病的病原体 80% ~ 90% 为白假丝酵母菌，10% ~ 20% 为光滑假丝酵母菌、近平滑假丝酵母菌及热带假丝酵母菌等。该菌对热的抵抗力不强，加热至 60℃ 1 小时即可死亡，但对干燥、日光、紫外线及化学制剂有较强的抵抗力。酸性环境适宜假丝酵母菌的生长，有假丝酵母菌感染的阴道 pH 值多在 4.0 ~ 4.7 之间，通常 < 4.5。

白假丝酵母菌为条件致病菌，10% ~ 20% 的非孕妇女及 30% 孕妇阴道中有此菌寄生，但菌量很少，并不引起症状。但当全身及阴道局部免疫力下降，尤其是局部免疫力下降时，病原体大量繁殖而引发阴道炎。常见的诱发因素有妊娠、糖尿病、大量应用免疫抑制剂及广谱抗生素。妊娠时机体免疫力下降，雌激素水平高，阴道组织内糖原增加，酸度增高，有利于假丝酵母菌生长。此外，雌激素可与假丝酵母菌表面的激素受体结合，促进阴道黏附及假菌丝形成。糖尿病患者机体免疫力下降，阴道内糖原增加，适合假丝酵母菌繁殖。大量应用免疫抑制剂使机体抵抗力降低。长期应用广谱抗生素，改变了阴道内病原体的平衡，尤其是抑制了乳杆菌的生长。其他诱因有胃肠道假丝酵母菌、含高剂量雌激素的避孕药，另外，穿紧身化纤内裤及肥胖会使会阴局部温度及湿度增加，假丝酵母菌因易于繁殖而引起感染发生。

（三）发病机制与传染方式

1. 发病机制

假丝酵母菌在阴道内寄居以致形成炎症，要经过黏附、形成菌丝、释放侵袭性酶类等过程。假丝酵母菌通过菌体表面的糖蛋白与阴道宿主细胞的糖蛋白受体结合，黏附宿主细胞，然后菌体出芽形成芽管和假菌丝，菌丝可穿透阴道鳞状上皮吸收营养，假丝酵母菌进而大量繁殖。假丝酵母菌在生长过程中，分泌多种蛋白水解酶并可激活补体旁路途径，产生补体趋化因子和过敏毒素，导致局部血管扩张、通透性增强和炎性反应。

2. 传染方式

①内源性传染，假丝酵母菌除寄生阴道外，还可寄生于人的口腔、肠道，这三个部位的念珠菌可互相传染，当局部环境条件适合时易发病；②性交传染，少部分患者可通过性交直接传染；③间接传染，极少数患者是接触感染的衣物间接传染。

（四）护理评估

1. 健康史

评估患者有无诱发因素存在，如妊娠、糖尿病、长期应用激素或抗生素或免疫抑制剂等情况，以及发病后的治疗情况，是否为初次发病。

2. 临床表现

主要表现为外阴瘙痒、灼痛，严重时坐卧不宁，异常痛苦，还可伴有尿频、尿痛及性交痛。急性期白带增多，白带特征是白色稠厚呈凝乳或豆渣样。检查见外阴抓痕，小阴唇内侧及阴道黏膜附有白色膜状物，擦除后露出红肿黏膜面，急性期还可能见到糜烂及浅表溃疡。

由于患者的流行情况、临床表现轻重不一，感染的假丝酵母菌菌株、宿主情况不同，对治疗的反应有差别。为利于治疗及比较治疗效果，目前将外阴阴道假丝酵母菌病根据宿主情况、发生频率、临床表现及真菌种类不同分为单纯性外阴阴道假丝酵母菌病和复杂性外阴阴道假丝酵母菌病。

3. 辅助检查

（1）悬滴法检查：将 10% 氢氧化钾或生理盐水 1 滴滴于玻片上，取少许阴道分泌物混于其中，混匀后在显微镜下寻找孢子和假菌丝。由于 10% 氢氧化钾可溶解其他细胞成分，假丝酵母菌检出率高于生理盐水，阳性率为 70% ~ 80%。

（2）培养法检查：若有症状而多次悬滴法检查均为阴性，可用培养法。将阴道分泌物少许放入培养管内培养，结果（+）为确诊。

（3）pH 值测定：若 pH 值 < 4.5，可能为单纯性假丝酵母菌感染，若 pH 值 > 4.5，并且涂片中有大量白细胞，可能存在混合感染。

4. 心理 – 社会评估

外阴阴道假丝酵母菌病患者由于自觉症状较重，严重影响其日常生活和学习，特别是影响患者入睡，多会出现焦虑和烦躁情绪，因此，护理人员应着重评估患者的心理反应，了解其对疾病和治疗有无顾虑，特别是须停用激素和抗生素的患者要做好解释工作，以便积极配合治疗。

5. 治疗原则

（1）消除诱因：若有糖尿病应积极治疗；及时停用广谱抗生素、雌激素、类固醇激素。

（2）局部用药：单纯性 VVC 可选用以下药物进行局部治疗：①咪康唑栓剂，每晚 1 粒（200mg），连用 7 日，或每晚 1 粒（400mg），连用 3 日；②克霉唑栓剂或片剂，每晚 1 粒（150mg）或 1 片（250mg），连用 7 日或每日早晚各 1 粒（150mg），连用 3 日，或 1 粒（500mg），单次用药；③制霉菌素栓剂，每晚 1 粒（10 万 U），连用 10 ~ 14 日。复杂性 VVC 局部用药选择与单纯性 VVC 基本相同，均可适当延长治疗时间。

（3）全身用药：单纯性 VVC 也可选用口服药物：①伊曲康唑每次 200mg，每日 1 次口服，连用3～5日，或用1日疗法，口服400mg，分两次服用；②氟康唑150mg，顿服。复杂性VVC全身用药选择与单纯性VVC基本相同，均可适当延长治疗时间。

（4）复发性VVC的治疗：外阴阴道假丝酵母菌病治疗后容易在月经前复发，故治疗后应在月经前复查白带。VVC治疗后5%～10%可复发。对复发病例应检查原因，如是否有糖尿病、应用抗生素、雌激素或类固醇激素、穿紧身化纤内裤、局部药物的刺激等，消除诱因。性伴侣应进行假丝酵母菌的检查及治疗。由于肠道及阴道深层假丝酵母菌是重复感染的重要来源，抗真菌剂以全身用药为主，可适当加大抗真菌剂的剂量及延长用药时间。

（五）护理诊断及医护合作性问题

1. 睡眠形态改变

与阴部奇痒、烧灼痛有关。

2. 焦虑

与疾病反复发作有关。

3. 知识缺乏

缺乏疾病及防护知识。

4. 皮肤黏膜完整性受损

与炎症引起的阴道黏膜充血、破损有关。

（六）计划与实施

1. 护理目标

（1）患者在最短时间内解除或减轻症状，睡眠恢复正常。
（2）患者紧张焦虑的心情恢复平静。
（3）患者能够掌握有关外阴阴道假丝酵母菌病的防护措施。
（4）患者能正确使用药物，皮肤破损范围不增大。

2. 护理措施

（1）心理护理：VVC患者多数有焦虑及烦躁心理，护理人员应耐心倾听其主诉，并安慰患者，向其讲清该病的治疗效果及效果显现时间，使其焦虑、烦躁情绪得到缓解和释放。还应告知患者按医生用药和方案坚持治疗和按时复诊，不要随意中断，以免影响疗效。

（2）局部用药指导：局部用药前可用 2% ~ 4% 碳酸氢钠液冲洗阴道，改变阴道酸碱度，不利于假丝酵母菌生长，可提高疗效。阴道上药时要尽量将药物放入阴道深处。

（3）保持外阴清洁和干燥，分泌物多时应勤换内裤，用过的内裤、盆及毛巾应用开水烫洗或煮沸消毒 5 ~ 10 分钟。

3. 健康指导

（1）注意个人卫生，勤换内裤，用过的内裤、盆及毛巾均应用开水烫洗，尽量不穿紧身及化纤材质内衣裤。

（2）讲解外阴阴道假丝酵母菌病的易感因素，强调外阴清洁的重要性，洗浴卫生用品专人使用，避免交叉感染，特别注意妊娠期和月经期卫生，出现外阴瘙痒等症状及时就医。

（3）尽量避免长时间应用广谱抗生素，如有糖尿病应及时、积极治疗。

（4）患病及治疗期间应注意休息，避免过度劳累。饮食上增加新鲜蔬菜和水果的摄入，禁食辛辣食物及饮酒。

（七）护理评价

患者了解外阴阴道假丝酵母菌病的相关知识及预防措施。治疗期间能够遵医嘱坚持用药，并按时复诊，使疾病得到彻底治愈。随着病情的恢复，患者焦虑及烦躁心理得到缓解。

三、细菌性阴道病

（一）概述

细菌性阴道病是阴道内正常菌群失调所致的一种混合感染。曾被命名为嗜血杆菌阴道炎、加德尔菌阴道炎、非特异性阴道炎、棒状杆菌阴道炎，目前被命名为细菌性阴道病。细菌性阴道病是临床及病理特征无炎症改变的阴道炎。

（二）病因

细菌性阴道病非单一致病菌所引起，而是多种致病菌共同作用的结果。

（三）病理生理

生理情况下，阴道内有各种厌氧菌及需氧菌，其中以产生过氧化氢的乳杆菌占优势。细菌性阴道病时，阴道内乳杆菌减少而其他细菌大量繁殖，主要有加德纳尔菌、动弯杆菌、类杆菌、消化链球菌等及其他厌氧菌，部分患者合并人型支原体，其中以厌氧菌居多。厌氧菌的浓度可以是正常妇女的 100 ～ 1000 倍。厌氧菌繁殖的代谢产物使阴道分泌物的生化成分发生相应改变，pH 值升高，胺类物质、有机酸和一些酶类增加。胺类物质可使阴道分泌物增多并有臭味。酶和有机酸可破坏宿主的防御机制而引起炎症。

（四）护理评估

1. 健康史

了解患者阴道分泌物的形状，分泌物量是否增多和有臭味。

2. 临床表现

细菌性阴道病多发生在性活跃期妇女。10% ～ 40% 的患者无临床症状，有症状者主要表现为阴道分泌物增多，有鱼腥臭味，于性交后加重。可伴有轻度外阴瘙痒或烧灼感。分泌物呈灰白色、均匀一致，稀薄，常黏附在阴道壁，其黏稠度低，容易将分泌物从阴道壁拭去。阴道黏膜无充血等炎症表现。

3. 辅助检查

细菌性阴道病临床诊断标准为下列检查中有三项阳性即可明确诊断。

（1）阴道分泌物为匀质、稀薄白色。

（2）阴道 pH 值 > 4.5，阴道分泌物 pH 值通常在 4.7 ～ 5.7 之间，多为 5.0 ～ 5.5。

（3）胺臭味试验阳性。取阴道分泌物少许放在玻片上，加入 10% 氢氧化钾 1 ～ 2 滴，产生一种烂鱼肉样腥臭气味即为阳性。

（4）线索细胞阳性：取少许分泌物放在玻片上，加一滴生理盐水混合，置于高倍显微镜下寻找线索细胞。线索细胞即阴道脱落的表层细胞，于细胞边缘黏附大量颗粒状物即各种厌氧菌，尤其是加德纳菌，细胞边缘不清。严重病例，线索细胞可达 20% 以上，但几乎无白细胞。

（5）可参考革兰染色的诊断标准，其标准为每个高倍光镜下，形态典型的乳杆菌 ≤ 5，两种或两种以上其他形态细菌（小的革兰阴性杆菌、弧形杆菌或阳性球菌）≥ 6。

4. 心理 – 社会评估

了解患者对自身疾病的心理反应。一般情况下，患者会因为阴道分泌物的异味而难为情，有一定的心理负担。

5. 治疗原则

细菌性阴道病多选用抗厌氧菌药物，主要有甲硝唑、克林霉素。甲硝唑抑制厌氧菌生长，而不影响乳杆菌生长，是较理想的治疗药物，但对支原体效果差。

6. 全身用药

口服甲硝唑 400mg，每日 2 ~ 3 次，共 7 日或单次口服甲硝唑 2g，必要时 24 ~ 48h 重复给药 1 次。甲硝唑单次口服效果不如连服 7 日效果好。也可选用口服克林霉素 300mg，每日 2 次，连服 7 日。

7. 局部用药

阴道用甲硝唑泡腾片 200mg，每晚 1 次，连用 7 ~ 14 日。2% 克林霉素软膏涂阴道，每晚 1 次，每次 5g，连用 7 日。局部用药与全身用药效果相似，治愈率可达 80%。

（五）护理诊断和医护合作性问题

1. 自我形象紊乱

与阴道分泌物异味有关。

2. 知识缺乏

缺乏疾病及防护知识。

（六）计划与实施

1. 护理目标

（1）帮助患者建立治疗信心，积极接受治疗，使症状及早缓解。
（2）患者能够掌握有关生殖系统炎症的防护措施。

2. 护理措施

（1）心理护理：向患者解释异味产生的原因，告知患者坚持用药和治疗，症状会缓解，使患者心理负担减轻。
（2）用药指导：向患者讲清口服药的用法、用量，阴道用药的方法及注意事项。
（3）协助医生进行阴道分泌物取材，注意取材时应取阴道侧壁的分泌物，不应取宫颈管或后穹窿处分泌物。
（4）阴道局部可用 1% 乳酸溶液或 0.5% 醋酸溶液冲洗，改善阴道内环境以提高疗效。

3. 健康指导

（1）注意个人卫生，勤换内裤。平时尽量不穿紧身及化纤材质内衣裤。清洁会阴部用品要专人专用，避免交叉感染。

（2）阴道用药方法：阴道用药最好选在晚上睡前，先清洗会阴部，然后按医嘱放置药物，药物最好放置在阴道深部，可保证疗效。

（七）护理评价

患者阴道分泌物减少，异味消除，并了解细菌性阴道病的相关知识，掌握全身及局部用药方法。

第三节　功能失调性子宫出血

一、疾病特点

功能失调性子宫出血（dysfunctional uterine bleeding，DUB）简称功血，是由于调节生殖的神经内分泌机制失常，即下丘脑－垂体－卵巢轴功能失调引起的异常子宫出血，属于生殖内分泌疾病，非器质性病变引起。功血分为无排卵性和排卵性两类。

（一）无排卵性功能失调性子宫出血

多见于青春期及绝经过渡期妇女，约占85%。可有各种不同的临床表现，其特点是失去正常周期规律性和出血自限性，最常见的症状是子宫不规则出血。特点是月经周期紊乱，经期长短不一，经量多少不定，出血的类型取决于血清雌激素水平及其下降速度、雌激素对子宫内膜作用时间及内膜厚度，出血期间一般无不适感觉。青春期患者的下丘脑－垂体－卵巢轴激素间反馈调节尚未成熟，特别是对雌激素的正反馈作用存在缺陷，卵泡刺激素呈持续低水平，月经中期无促排卵性黄体生成激素高峰形成，卵巢无成熟卵泡形成，不能排卵；绝经过渡期患者的卵巢功能不断衰退，剩余卵泡对垂体促性腺激素的反应性低下，卵泡在发育过程中因退行性变而不能排卵；内外环境等因素也可引起育龄妇女的无排卵性功血。上述原因引起的无排卵，均使子宫内膜受雌激素持续作用而无孕激素拮抗，出现不同程度的增生改变，发生雌激素突破性出血。无排卵性功血也可因一批卵泡闭锁导致雌激素水平下降，持续增生的子宫内膜失去激素支持而脱落，发生雌激素撤退性出血。此外，无排卵性功血时，异常子宫出血还与子宫内膜自限性机制缺陷有关。无排卵性功血患者的子宫内膜病理改变可分为三类。①子宫内膜增生症：单纯型增生、复杂型增生、不典型增生。②增殖期子宫内膜：特点是在月经周期的后半期，甚至月经期，表现为增殖期形态。③萎缩性子宫内膜：较少见。基础体温呈单相型，经前宫颈黏液检查可见羊齿植物叶状结晶，提示无排卵。

（二）排卵性月经失调

多见于育龄期妇女，占 20% ~ 30%。患者虽有排卵，但黄体功能异常，常见的有黄体功能不足和子宫内膜不规则脱落两类。

1. 黄体功能不足

主要临床表现为月经周期缩短，月经频发，有时虽月经周期正常，但卵泡期延长、黄体期缩短，患者不易受孕或易发生孕早期流产；病理显示子宫分泌期内膜腺体呈分泌不良，间质水肿不明显或腺体与间质发育不同步，内膜活检显示分泌反应落后 2 日；基础体温呈双相型，高温相不足 11 日。

2. 子宫内膜不规则脱落

由于黄体萎缩不全，使内膜持续受孕激素影响而不能如期完全脱落；其临床特点为月经周期正常，经期延长，可达 9 ~ 10 日，经血量多；于月经第 5 ~ 6 日，病理检查仍可见呈分泌反应的子宫内膜，与出血坏死组织及新生子宫内膜混合共存；基础体温为双相型，下降缓慢。

二、治疗原则

无排卵性功能失调性子宫出血和排卵性月经失调患者在出血阶段，均应进行有效止血、纠正贫血和预防感染，血止后应查明病因，针对病因选用合理治疗方案；青春期和生育期无排卵性功血以调整月经周期、促排卵为主，绝经过渡期功血以调整周期、防止子宫内膜病变为主；排卵性月经失调以调节黄体功能为主。

三、护理措施

（一）一般护理

功能失调性子宫出血患者出血量多时，须入院治疗。

1. 生活与安全护理

由于患者体质虚弱，护理人员应协助做好生活和安全护理，协助患者更换干净的内裤与会阴垫，保持局部清洁。嘱其卧床休息，为其提供富含铁、维生素和蛋白质的食物，如动物肝脏、豆角、蛋黄、胡萝卜等，防止其活动时摔倒。

2. 病情观察

测量并记录患者的血压、心率和呼吸；注意观察阴道流血数量、颜色、有无凝血块等，收集出血期间的会阴垫，准确评估并记录出血量。观察用药或刮宫术后患者阴道流血情况，发现异常，及时报告医师。

（二）诊疗配合护理

1. 止血

常采用性激素止血，辅以其他止血药物。急性大出血、性激素治疗无效或存在子宫内膜癌高危因素患者，须手术治疗。

（1）性激素药物：保证患者按医嘱及时、足量服用性激素，保持药物在血中的有效浓度。大量出血患者，要求性激素治疗 8 小时内见效，24 ～ 48 小时内止血，若超过 96 小时仍未能止血，应考虑有其他器质性病变。在医师指导下进行药物减量，原则上在血止后开始减量，每隔 3 日减量 1 次，每次减量不得超过原剂量的 1/3，直至维持剂量，持续用到血止后第 20 日停药。主要应用以下四种激素：

①雌激素：大剂量雌激素促使子宫内膜迅速生长，短时间内修复创面而止血，主要用于青春期功血。选用结合雌激素 2.5mg 口服，每 6 小时 1 次，血止后每 3 日递减 1/3 量，直至维持量 1.25mg/d，从血止日算起第 20 日停药。应用雌激素最后 7 ～ 10 日应加用孕激素，醋酸甲羟孕酮 10mg，每日 1 次，一般在停药后 3 ～ 7 日发生撤药性出血。由于出血量可能较多，护理人员须注意观察。血液高凝状态或有血栓病史的患者，禁用大剂量雌激素。

②孕激素：对无排卵性功血患者，孕激素可使雌激素持续作用下增殖的子宫内膜转为分泌期，取得止血效果。停药后内膜脱落完全，起到药物刮宫的作用。主要用于体内有一定雌激素水平的功血患者。常用的合成孕激素分两类：17- 羟孕酮衍生物（甲羟孕酮，甲地孕酮）和 19- 去甲基睾酮衍生物（炔诺酮等）。绝经过渡期功血患者可选用炔诺酮（妇康片），5mg 口服，每 6 小时 1 次，2 ～ 3 日血止后每 3 日递减 1/3 量，直至维持量 2.5mg/d，从血止日算起第 20 日停药。一般在停药后 3 ～ 7 日发生撤药性出血。对黄体功能不足的排卵性月经失调患者，自排卵后肌注黄体酮，可补充黄体分泌孕酮的不足；对子宫内膜不规则脱落的患者，孕激素可调节下丘脑 - 垂体 - 卵巢轴的负反馈，使黄体及时萎缩，子宫内膜按时完整脱落，达到止血目的。

③雄激素：雄激素能增强子宫平滑肌和血管的张力，减轻盆腔充血而减少出血量。适用于绝经过渡期功血。

④联合用药：联合应用性激素的止血效果，优于单一用药的止血效果。青春期功血患者，应用孕激素同时配伍小剂量雌激素，可减少孕激素用量，防止突破性出血；绝经过渡期功血患者，应用三合激素 2mL，内含黄体酮 12.5mg，雌二醇 1.25mg，睾酮 25mg，肌内注射，每 12 小时 1 次，血止后减至每 3 日 1 次，共 20 日停药。

（2）其他止血药物：非甾体类抗炎药和其他止血药，有减少出血量的作用，但不能赖以止血。

（3）手术：做好围手术期护理，及时准确送检标本。手术治疗包括以下三种方法：①诊断性刮宫：既能迅速止血，又能明确诊断。适用于急性大出血或存在子宫内膜癌高危因素的已婚妇女。②子宫内膜切除术：可减少月经量，甚至达到闭经效果，但由于组织受热效应破坏影响病理诊断。适用于绝经过渡期和经激素治疗无效且无生育要求的妇女。③子宫切除术：经治疗功血的所有可行方法均无效且无生育要求的年长患者，可与家属协商知情选择后，行子宫切除术。

2. 调整月经周期

血止后，应建立正常的月经周期，使青春期和生育期无排卵性功血患者恢复正常的内分泌功能，同时预防绝经过渡期妇女发生子宫内膜增生症。一般 1 个疗程连续用药三个周期，护理人员应告知患者坚持每日用药，随意停服或漏服药物可引起子宫出血。常用的方法有以下三种：

（1）雌、孕激素序贯法：也称人工月经周期。通过模拟自然月经周期中卵巢的内分泌变化，将雌、孕激素序贯应用，引起子宫内膜相应变化并发生周期性脱落。适用于内源性雌激素水平较低的青春期或生育期功血患者。用法：于撤药性出血第 5 日起，每晚 1 次，口服戊酸雌二醇 1mg，连服 21 日，至服药第 11 日，每日口服甲羟孕酮 10mg，停药后 3 ~ 7 日出血。于出血第 5 日起重复用药，连用三个周期。

（2）口服避孕药：属于雌、孕激素联合法，利用孕激素限制雌激素促内膜生长的作用，减少撤药性出血量，同时雌激素可预防治疗期间的孕激素突破性出血。适用于内源性雌激素水平较高的生育期功血或绝经过渡期功血患者。用法：于撤药性出血第 5 日起，每晚口服 1 片，连服 3 周，1 周为撤药性出血间隔。停药后仍未建立正常月经周期者，可重复应用。

（3）后半周期疗法：适用于青春期或绝经过渡期功血患者。于月经后半周期（撤药性出血的第 16 ~ 25 日）每日口服甲羟孕酮 10mg，连用 5 日为 1 个周期。三个周期为 1 个疗程。

3. 促排卵

一般不提倡青春期功血患者应用促排卵药物，对有生育要求的不孕功血患者，可用药物促排卵；对黄体功能不足的排卵性月经失调，应促卵泡发育。主要的药物有以下三种：

（1）枸橼酸克罗米酚：通过抑制内源性雌激素对下丘脑的负反馈，诱导促性腺激素释放而诱发排卵。

（2）绒促性素：有类似 LH 作用，能诱发排卵。一般与其他促排卵药联合应用。

（3）小剂量雌激素：卵泡期应用小剂量雌激素，能协同 FSH 促进卵泡发育。

4. 调节黄体功能

适用于排卵性月经失调患者。

（1）绒促性素：在卵泡成熟时应用 HCG，具有避免黄体过早衰退和提高其分泌孕酮的功能。也可于基础体温上升后开始，隔日肌注绒促性素，延长黄体期。适用于黄体功能不足的功血患者。

（2）黄体酮：自排卵后每日肌注黄体酮 10mg，共 10 ~ 14 日，补充黄体分泌孕酮的不足。

5. 补充血容量

观察并记录患者液体出入量。对严重贫血患者，应遵医嘱做好配血、输血和输液。

6. 预防和控制感染

密切观察与感染有关的征象，若体温升高、下腹部有压痛等，及时报告医师。禁止不必要的阴道检查。对出血时间较长的患者，遵医嘱应用抗生素预防感染。

（三）心理护理

（1）认真倾听患者的陈述，详细解答患者提出的问题。

（2）根据患者不同年龄的心理特点进行对因护理。如育龄期功血患者可能担心疾病对健康、工作及生育的影响等，护理人员应向患者耐心解释病情及提供有关疾病的信息，帮助其树立战胜疾病的信心；青春期功血患者对坚持调整月经周期的疗程会感到焦虑，护理人员应让其清楚调整周期是治疗功血的根本措施，缓解其焦虑心理。

（3）使患者的家属了解疾病的特点，取得其理解与支持。

（四）健康教育

（1）指导患者养成良好的生活与卫生习惯。出血期间注意勤换月经垫，保持外阴清洁，禁止坐浴或盆浴，预防感染；制订合理饮食计划，多进食富含铁、维生素 C 和蛋白质的食物，以加强营养；注意休息，劳逸结合，出血量较多时，应卧床休息。

（2）指导患者正确用药。应用性激素治疗的患者，应严格遵医嘱用药，不得漏服或随意停药，坚持疗程用药。告知患者雌激素、孕激素剂量过大时，可引起乳房胀痛、水肿、色素沉着等，出现异常，应及时就医。

（3）指导患者学会自我监测，并记录基础体温和阴道流血量。若治疗期间出现不规则阴道流血，应嘱患者及时就医。

（4）为患者及其家属提供相关信息，鼓励患者参加有益于身心健康的社区活动，与已康复或正在接受治疗的功血患者进行交流，增强其坚持治疗的信心，缓解心理压力。鼓励家属积极参与治疗，特别是针对绝经过渡期和需要手术治疗的妇女，在情感上理解与同情，在生活上帮助与照顾。

第四节　宫颈肿瘤

一、疾病特点

宫颈肿瘤分为宫颈良性肿瘤、宫颈上皮内瘤变和宫颈癌三种。

（一）宫颈良性肿瘤

较少见。常见的有宫颈息肉和宫颈平滑肌瘤两种。

1. 宫颈息肉

由血管丰富的结缔组织和间质组成，表面覆以单层高柱状上皮，好发于 40 ~ 60 岁的经产妇。一般无临床症状，偶可出现接触性出血。妇科检查可见突出于宫颈外口的 1 个或多个表面光滑、色红、质软、呈舌形的组织，直径约 1cm，有蒂或无蒂，触之易出血，恶变率低于 1%，但易复发。

2. 宫颈平滑肌瘤

常为单发，与宫体肌瘤之比为 1 ： 12，常无临床症状，多于妇科体检时发现。

（二）宫颈上皮内瘤变（CIN）

是一组癌前病变，与宫颈浸润癌密切相关，好发于 25 ~ 35 岁妇女。宫颈上皮内瘤变包括宫颈不典型增生和宫颈原位癌，根据细胞的异型程度及上皮累及范围，将宫颈不典型增生分为轻、中、重 3 级，即：轻度不典型增生（Ⅰ级）、中度不典型增生（Ⅱ级）和重度不典型增生（Ⅲ级）。即 CIN Ⅰ相当于轻度不典型增生、CIN Ⅱ相当于中度不典型增生、CIN Ⅲ相当于重度不典型增生和原位癌。研究较多的是 CIN 与 HPV 感染之间的关系，90% 以上的 CIN 有 HPV 感染。目前，已知 HPV6、HPV11、HPV42、HPV43、HPV44 属低危型，一般不诱发癌变；而 HPV16、HPV18、HPV31、HPV33、HPV35、HPV39、HPV45、HPV51、HPV52、HPV56 或 HPV58 属高危型，可诱发癌变。CIN Ⅰ主要与 HPV6、HPV11、HPV31、HPV35 引起的混合感染有关，CIN Ⅱ和Ⅲ主要与 HPV16、HPV18、HPV33 有关，常为单一亚型 HPV 感染。临床上 CIN 无特殊症状，偶有接触性出血和阴道排液增多；妇科检查无明显体征，部分患者可见宫颈局部红斑、白色上皮或宫颈柱状上皮异位。

（三）宫颈癌

是世界上仅次于乳腺癌、第二常见的妇女恶性肿瘤，好发于35～39岁和60～64岁。近40年由于开展宫颈刮片细胞学筛查，宫颈癌的发病率和病死率均明显下降。

1.病因

尚不明确，有研究资料显示90%以上宫颈癌伴有HPV感染，其中与HPV16和HPV18关系最为密切。

2.病理特点

宫颈移行带为好发部位，主要病理类型为鳞状细胞癌和腺癌。鳞状细胞癌占80%～85%，分为外生型、内生型、溃疡型和颈管型；腺癌占15%～20%，分为宫颈黏液腺癌、宫颈恶性腺瘤和宫颈腺鳞癌。

3.宫颈癌转移

以直接蔓延最常见，其次为淋巴转移，血行转移少见。

4.宫颈癌临床分期

0期：原位癌（浸润前癌）
Ⅰ期：癌灶局限在宫颈（包括累及宫体）
ⅠA：肉眼未见癌灶，仅在显微镜下可见浸润癌
ⅠA_1：间质浸润深度≤3mm，宽度≤7mm
ⅠA_2：间质浸润深度>3～5mm，宽度≤7mm
ⅠB：肉眼可见癌灶局限于宫颈，或显微镜下可见病变>ⅠA_2
ⅠB_1：肉眼可见癌灶最大直径≤4cm
ⅠB_2：肉眼可见癌灶最大直径>4cm
Ⅱ期：癌灶已超出宫颈，但未达盆壁。癌累及阴道，但未达阴道下1/3
ⅡA：无宫旁浸润
ⅡB：有宫旁浸润
Ⅲ期：癌肿扩散到盆壁和（或）累及阴道下1/3，导致肾盂积水或无功能肾
ⅢA：癌累及阴道下1/3，但未达盆腔
ⅢB：癌已达盆壁，或有肾盂积水或无功能肾
ⅣA：癌播散超出真骨盆或癌浸润膀胱黏膜或直肠黏膜
ⅣB：远处转移

5.宫颈癌临床表现

早期宫颈癌常无症状和明显体征，容易漏诊或误诊为宫颈炎症。随着病变进展，早期

出现性交后或妇科检查后接触性出血，晚期为不规则阴道流血。老年患者常表现为绝经后不规则阴道流血，出血量依据病灶大小及侵及血管情况而变化；多数患者出现阴道排液增多，为白色或血性，稀薄如水样或米泔水样，有腥臭味。若癌组织坏死伴感染，可有大量米泔水样或脓性恶臭样排液。晚期患者还可出现不同的继发症状，病灶累及邻近器官和神经时，可出现尿频、尿急、便秘、里急后重、肛门坠胀、下肢肿胀、疼痛等症状，也可发生远处转移，以锁骨上淋巴结转移最为常见。患者可有贫血、恶病质等全身衰竭症状。

6. 妇科检查

早期无明显病灶；随着肿瘤生长，外生型者宫颈可见息肉状或菜花状赘生物，质脆易出血；内生型者可见宫颈肥大，质硬，颈管膨大，癌组织脱落后可见溃疡或空洞，阴道转移时可见阴道壁有赘生物，宫旁组织受累时，三合诊检查可扪及宫旁组织增厚、结节状、质硬或形成冷冻骨盆。

7. 预后

宫颈癌治疗后复发率较高，1 年内为 50%，2 年内为 75% ~ 80%；盆腔内局部复发占 70%，远处转移占 30%。

二、治疗原则

（一）宫颈良性肿瘤

以手术治疗为主。

（二）宫颈上皮内瘤变

应根据细胞学、阴道镜和宫颈活组织检查结果决定治疗方法，总体上对 CIN Ⅰ和 CIN Ⅱ以保守性治疗为主，对 CIN Ⅲ以手术治疗为主。ASC-US 和 ASC-H 患者应做进一步检查，以排除 CIN 或癌；对 CIN Ⅰ（LSIL）患者，可用冷冻、激光切除可见病灶。无明显病灶者，可先按炎症处理，定期随访。对 CIN Ⅱ患者，可用冷冻、激光或宫颈锥形切除病灶；对 CIN Ⅲ患者，有生育要求的可行宫颈锥形切除术，无生育要求的行全子宫切除术。宫颈癌的治疗应根据临床分期、患者年龄和身体状况，采取手术、放疗和化疗相结合的综合治疗。

三、护理措施

（一）一般护理

保持病房安静与清洁，营造家庭般舒适化的环境，保证患者睡眠与休息。评估患者的全身状况，特别注意营养状况与饮食习惯，帮助其选用科学、合理、可口的膳食，保证患者的营养需求。协助患者保持会阴清洁，促进舒适。严密观察病情，记录患者每日排泄情况，宫颈癌患者若出现腰痛、尿频、尿急和排便困难，可能是癌瘤侵犯邻近器官所致，不可滥用止痛剂和灌肠；注意测量患者血压、体温与阴道流血量，发现异常应及时通知医师。宫颈癌晚期可能阴道大流血以致休克，应做好急救准备。协助患者保持个人卫生和外阴卫生，勤换内衣内裤，勤擦身、勤换床单、勤通风；每日会阴冲洗 2 次，预防感染。

（二）心理护理

CIN 患者常担心或害怕疾病发展为浸润性宫颈癌，而宫颈癌患者会对疾病的诊断和预后产生震惊、焦虑、恐惧等心理，特别是有生育要求的年轻患者可能产生绝望和轻生的想法。护理人员应倾听患者的诉说，允许其宣泄内心的恐惧与悲伤，耐心解释有关疾病的医学常识，介绍治疗方案和诊疗过程，与患者一起探讨其所关注的问题，缓解其心理压力，并鼓励家人及亲朋好友与患者沟通，获得家庭与社会支持，使其以最佳的心态接受治疗。术前准备、妇科检查及术中注意保护患者隐私，减少暴露部位，减轻其羞怯感。

（三）手术前、后护理

在围手术期患者护理的基础上，还应做好术前护理和术后护理。

1. 术前护理

（1）窥器检查：以 0.9% 氯化钠溶液为润滑剂，以免影响细胞学检查结果；动作要轻柔，避免碰伤癌瘤引起出血。

（2）宫颈阴道消毒：对拟行子宫切除或宫颈锥切的患者，术前 3 日开始做阴道准备，每日2次用0.2%聚维酮碘进行阴道冲洗，手术当日晨再用0.2%聚维酮碘消毒宫颈及阴道，对局部有活动性出血的患者，应采用无菌纱条填塞止血，认真交接班，按时如数取出或更换阴道内的纱条。

（3）外阴部冲洗：每日行会阴冲洗 2 次，保持外阴部清洁。

（4）清洁灌肠：对拟行经腹或经阴道全子宫切除术的患者，术前夜做好清洁灌肠，保证术野清洁。灌肠时应根据患者的实际情况确定所用的液体数量与压力，避免造成副损伤。

（5）排空膀胱：术前嘱患者排空膀胱，备无菌导尿管术中或术后应用。

2. 术后护理

（1）一般护理：广泛子宫全切除术患者术后以平卧位为宜，降低盆底与阴道张力，促进伤口愈合；注意保持患者外阴部清洁，每日 2 次擦洗外阴，排便后应及时清洁外阴，经常更换床单及内裤，避免感染。对术前评估营养状况欠佳的患者，术后应与营养师协商，安排合理的饮食，保证患者尽早康复。鼓励并帮助患者在病情和机体状况允许情况下尽早下床活动，以增强食欲，促进肠道蠕动，预防发生长期卧床并发症。

（2）病情观察：注意观察患者的生命体征，测量血压、脉搏、心率和体温；观察并记录腹部伤口是否有渗血，阴道是否有活动性流血，导尿管是否通畅，尿量与尿的颜色，拔除导尿管后能否自主排尿，引流管是否通畅、引流液体的数量与颜色，有无腹痛、排便是否困难等，发现异常及时报告医师。

（3）对症护理：对术中失血量较多的患者，应遵医嘱给予输血和输液；按医嘱及时取出阴道内留置的纱布，并核对数量；注意保持留置导尿管通畅，拔除导尿管前训练患者膀胱功能，拔管前 3 日开始间歇夹闭导尿管，每 2 ~ 3 小时开放 1 次。拔管后，嘱患者每 1 ~ 2 小时自主排尿 1 次。若有排尿困难，应采取轻柔按摩、热敷、诱导等方式帮助排尿；对便秘患者，术后第 5 日可给予缓泻药，避免因增加腹压而影响伤口愈合；遵医嘱应用止痛药物，指导患者应用自控镇痛泵，缓解患者术后疼痛。

（四）健康教育

1. 加强预防

开展防癌和性卫生知识的普及教育，提倡晚婚少育。重视异常症状，若已婚妇女有接触性阴道流血、绝经过渡期妇女出现月经异常、绝经后妇女再现阴道流血，应及时就医。积极治疗宫颈疾病和性传播疾病；及时诊断和治疗宫颈上皮内瘤变，阻断浸润性宫颈癌的发生。健全并发挥妇女防癌保健网的作用，开展宫颈癌的普查普治工作，已婚妇女每年应普查 1 次，30 岁以上已婚妇女初诊时，应常规做宫颈刮片细胞学检查，发现异常进一步处理，做到早发现、早诊断和早治疗。

2. 重视随访

向患者与家属解释治疗后随访的重要性，使其明确随访时间，认真核对患者的联系方式与通信地址。不典型鳞状细胞（ASC）患者在排除其他病变的前提下，可在半年或 1 年后复查。CIN Ⅰ和 CIN Ⅱ行宫颈物理治疗后的患者，应于两次月经干净后 3 ~ 7 日复查。宫颈癌患者治疗出院后 1 个月首次复查，以后每 2 ~ 3 个月复查 1 次，共 1 年；出院后第 2 年开始，每 3 ~ 6 个月复查 1 次；出院后第 3 ~ 5 年内，每 6 个月复查 1 次；第 6 年开始，每年复查 1 次。若出现异常症状，应随时就诊。随访内容包括临床检查、胸部 X 线透视与血常规检查。

（五）出院指导

1. 制订合理的出院计划

帮助患者重新评价自我能力，与患者和家属共同制定适合患者实际情况的饮食、体育锻炼、社交、学习或工作、随访等计划，确保患者对计划实施的依从性。

2. 指导患者养成良好的卫生习惯

注意保持外阴部清洁，告知行宫颈物理治疗或宫颈锥切术的患者，术后 2 个月禁止性生活和盆浴；全子宫广泛切除术患者性生活的恢复，须依手术结果及恢复情况而定。

第五节　子宫肿瘤

一、疾病特点

子宫肿瘤包括良性的子宫肌瘤和恶性的子宫内膜癌与子宫肉瘤三种。

（一）子宫肌瘤

为女性生殖器官最常见的良性肿瘤，主要由平滑肌细胞增生而成，含有少量的结缔组织，又称子宫平滑肌瘤。好发于 30 ~ 50 岁妇女，以 40 ~ 50 岁最多见。

1. 病因

尚不明确，可能与女性性激素相关，肌瘤组织局部对雌激素的高敏感性是肌瘤发生的重要因素，有研究表明孕激素可刺激肌瘤细胞核分裂，促进肌瘤生长。

2. 分类

根据肌瘤生长部位分为宫体肌瘤（约占 90%）和宫颈肌瘤（约占 10%）；根据肌瘤与子宫肌壁的关系分为浆膜下肌瘤、肌壁间肌瘤和黏膜下肌瘤。

（1）浆膜下肌瘤：向子宫浆膜方向生长，瘤体突出于子宫表面，表面仅覆盖子宫浆膜层，约占 20%。肌瘤继续生长过程中可形成仅有一蒂与子宫相连，称带蒂浆膜下肌瘤。一旦蒂血供不足，肌瘤可变性坏死；若发生蒂扭转断裂，肌瘤可脱落至腹腔，形成游离性肌瘤；若肌瘤位于宫体侧壁阔韧带两层之间生长，称阔韧带肌瘤。

（2）肌壁间肌瘤：位于子宫肌壁间，周围被肌层包裹，占 60% ~ 70%。

（3）黏膜下肌瘤：向子宫黏膜面生长，突出于宫腔，表面仅覆盖子宫内膜，占 10% ~ 15%。肌瘤易形成蒂，使其在宫腔内犹如异物，引起子宫收缩，将肌瘤挤出宫颈外口，突向阴道内。

3. 病理

子宫肌瘤的病理特点为单个或多个实质性球形包块，质地较硬，压迫周围肌纤维形成假包膜，因肌瘤与假包膜之间有一层疏松网状组织间隙，因此容易剥出。

4. 肌瘤变性

当肌瘤局部供血不足时可发生变性或恶变，常见的有玻璃样变、囊性变、红色样变、肉瘤样变和钙化，其中玻璃样变最常见，变性后的肌瘤失去了原有的典型结构。临床症状与肌瘤部位、有无变性有关。

5. 临床表现

（1）症状：常见的症状有经量增多及经期延长，多见于肌壁间肌瘤和黏膜下肌瘤，系肌瘤使宫腔增大、内膜面积增加、影响子宫收缩等所致；由于内膜腺体分泌增多和盆腔充血，患者可出现白带增多；黏膜下肌瘤伴感染、坏死，可出现血性或脓血性排液，伴恶臭；当肌瘤生长超过三个月妊娠子宫大小时，患者自觉下腹胀满，可扪及肿块，也可有压迫症状，如尿频、排尿和排便困难等；较大黏膜下肌瘤脱出至阴道内，患者可有阴道内异物感；当浆膜下肌瘤蒂扭转或肌瘤红色变时，可出现急性腹痛。

（2）体征：与肌瘤大小、位置、数目和有无变性有关。肌瘤较大时，腹部检查可触及形状不规则、质硬的结节状肿物；妇科检查有时可见宫口扩张，肌瘤位于宫口内或脱出宫颈外口，呈粉红色，表面光滑；伴感染时，表面有坏死、出血及脓性分泌物。双合诊检查子宫增大，表面有单个或多个结节状突起，形状不规则；浆膜下肌瘤可扪及单个实质性球形肿物与子宫有蒂相连；黏膜下肌瘤在宫腔内时，子宫呈均匀性增大。

（二）子宫内膜癌

是发生于子宫内膜的上皮性恶性肿瘤，占女性生殖道恶性肿瘤的20% ~ 30%，是女性生殖系统三大恶性肿瘤之一，以内膜样腺癌最多见，占80% ~ 90%，腺癌伴鳞状上皮分化、透明细胞癌和浆液性腺癌较少见。子宫内膜癌好发于绝经后妇女。

1. 病因

多数子宫内膜癌的发生与子宫内膜长期接受雌激素刺激而又缺乏孕激素拮抗，引起子宫内膜增生症有关，内分泌紊乱、肥胖、高血压、糖尿病、不孕、绝经延迟、应用雌激素、遗传因素为子宫内膜癌发生的高危因素；少数子宫内膜癌的发生与雌激素无关，肿瘤恶性度高，分化差，预后不良。

2. 病理

子宫内膜癌根据病变范围分为弥漫型和局灶型。

3. 转移途径

以淋巴转移为主，其次为直接蔓延，偶有血行转移。

4. 临床表现

主要症状为绝经后再现阴道流血，量多少不一，持续性或间歇性。未绝经者表现为经量增多、经期延长；部分患者有浆液性或浆液血性阴道排液，合并感染者，常伴有恶臭味。晚期患者可有下腹部及腰骶部疼痛、贫血、消瘦等全身症状。

5. 妇科检查

早期常无异常发现，晚期可有子宫增大，偶见癌组织自宫颈管内脱出。晚期患者子宫固定，宫旁可扪及质地较硬的结节状物。分段诊断性刮宫是诊断子宫内膜癌最常用、最可靠的方法。

（三）子宫肉瘤

较罕见，恶性度高，占子宫恶性肿瘤的2% ~ 4%。好发于绝经过渡期妇女。

1. 分类

根据组织发生来源分为三类。①子宫平滑肌肉瘤：约占45%，来源于子宫肌层或血管壁平滑肌纤维或子宫肌瘤肉瘤样变。②子宫内膜间质肉瘤：来源于子宫内膜间质细胞。③恶性中胚叶混合肉瘤：也称癌肉瘤，含有肉瘤和癌两种成分，来源于子宫正常组织和子宫外异源组织（横纹肌、骨、软骨和脂肪等）。

2. 临床表现

子宫肉瘤未累及子宫内膜时，临床上无特异性症状，随肿瘤生长，可出现下腹痛、阴道不规则流血和尿频、尿急与排便困难等压迫症状。若肿瘤坏死伴感染，阴道分泌物中可混有组织碎屑，并有恶臭味。

3. 妇科检查

可触及异常增大的子宫，形状不规则。若有盆腔转移，可触及宫旁组织增厚。子宫肉瘤以血行转移为主，常发生肺转移，复发率高，预后差。

二、治疗原则

（一）子宫肌瘤

应根据肌瘤的大小、数目、部位、临床症状、患者年龄及生育要求等情况而选择保守治疗或手术治疗。

（二）子宫内膜癌和子宫肉瘤

应根据病情和患者具体情况选择手术、放疗、化疗或激素治疗，可单独或综合应用；早期病例以手术为主，晚期病例以放疗或药物治疗为主。

三、护理措施

（一）一般护理

除子宫肌瘤小、无症状和并发症的患者采取定期随访外，子宫内膜癌和子宫肉瘤患者多须住院手术治疗，护理人员应帮助患者尽快熟悉并适应环境，保证休息与睡眠。指导患者掌握放松技巧，缓解紧张情绪。观察并记录阴道流血量，认真评估患者每日液体出入量，对贫血或体液不足患者，遵医嘱输血或输液。若巨大子宫肌瘤压迫邻近器官，引起排尿或排便困难时，可酌情导尿或应用缓泻药。

（二）心理护理

向患者及其家属提供子宫肿瘤治疗的手段、过程及预后的有关知识，使其了解治疗过程中可能出现的问题及应对措施，并在知情情况下选择有效的治疗方式。向患者提供支持，理解子宫肌瘤患者因子宫切除而对未来生育的绝望和对身体意象紊乱的沮丧，接受子宫内膜癌和子宫肉瘤患者无破坏性的应对压力方式，维持其独立性和生活自控能力。鼓励其家属积极参与照顾患者，使患者树立战胜疾病的信心。

（三）用药指导

（1）明确子宫肌瘤保守药物治疗的适应证，肌瘤小于 2 个月妊娠子宫大小，症状轻、近绝经年龄，身体情况不宜手术者。向患者介绍药物治疗目的、药物名称、方法、可能出现的副反应及应对措施。米非司酮，促性腺激素释放激素类似物（GnRH-a）。如亮丙瑞林和戈舍瑞林均不宜长期持续应用，可导致骨质疏松。

（2）使子宫内膜癌患者了解性激素治疗的目的和主要副作用。临床上孕激素治疗多为高效、大剂量、长期应用，容易出现钠、水潴留和药物性肝炎等副作用；应用抗雌激素制剂如他莫西芬，可有潮热、急躁等类似绝经综合征表现。指导患者定期复查血、尿常规和肝功能等，根据医嘱用药。

（四）放疗、化疗与围手术期护理

子宫肌瘤手术途径可经腹、经阴道或宫腔镜或腹腔镜下手术；子宫内膜癌和子宫肉瘤患者多经腹手术，术前或术后常联合应用放疗或化疗。护理人员应根据患者的具体情况，制定个体化护理措施，如子宫广泛切除术患者，术后 6 ~ 7 日易发生阴道断端出血，多与缝合线吸收、感染和骤然增加腹压有关，此期间应嘱患者卧床休息，减少活动，避免增加腹压；对上呼吸道感染、咳嗽的患者，术前遵医嘱应用抗生素，术后给予止咳药物；子宫肿瘤伴有感染的患者，应遵医嘱应用抗生素，以控制感染；对留置导尿管与引流管的患者，应注意保持导尿管与引流管通畅，注意观察并记录尿量与引流液体量、性状，发现异常及时报告医师。

（五）出院指导及随访

（1）手术、化疗或放疗后的患者机体抵抗力较低，应加强营养，预防感染。告知家属提供高蛋白、易消化、可口的饮食；保持室内空气清新，注意个人卫生，但子宫广泛切除术后的患者禁止阴道灌洗，若有发热、咳嗽、阴道分泌物增多或呈脓血性等应及时就医。

（2）根据患者身体康复情况，确定恢复性生活的时间。子宫内膜癌或子宫肉瘤患者手术、药物及放疗后，常出现阴道分泌物减少、性交痛等症状，可应用水溶性润滑剂，以增进性生活舒适度。

（3）治疗后随访告知患者随访的目的、时间、地点及联系人，并记录患者的联系方式和详细地址。子宫肌瘤患者术后 1 个月嘱其到医院复查；子宫内膜癌患者术后 3 年内，每三个月随访 1 次，3 年后每 6 个月随访 1 次，5 年后每年随访 1 次。

（4）随访观察肌瘤小、无症状，特别是临近绝经期的患者，每 3 ~ 6 个月随访 1 次，若肌瘤继续增大或症状明显时，考虑进一步治疗。

（六）健康教育

（1）做好防癌知识的普及教育，提高妇女自我保健意识，定期做妇科肿瘤检查，中年妇女每年接受一次妇科检查。对子宫内膜癌高危人群，应坚持定期检查或遵医嘱缩短检查时间。

（2）协助医师严格掌握雌激素用药指征，嘱患者遵医嘱用药，加强用药期间的监护。

（3）告知出现月经紊乱或不规则阴道流血的绝经过渡期妇女及绝经后再现阴道流血的妇女及时就医，排除子宫内膜癌。

（4）养成良好的生活习惯，合理饮食，锻炼身体，控制体重，预防肥胖、糖尿病、高血压的发生，降低患子宫内膜癌的危险因素。

第六节　卵巢肿瘤患者的护理

一、概述

卵巢肿瘤是女性生殖器常见的肿瘤，可发生于任何年龄，但肿瘤的组织学类型会有所不同。卵巢上皮性肿瘤好发于 50 ~ 60 岁的妇女，而卵巢生殖细胞肿瘤多见于 30 岁以下的年轻妇女。卵巢恶性肿瘤是女性生殖器三大恶性肿瘤之一。卵巢组织复杂，各种肿瘤均可发生，是全身各脏器肿瘤类型最多的部位，同时卵巢位于盆腔深部，不像宫颈、宫体、外阴及阴道等与体表相连，易于扪及或查到。卵巢肿瘤早期无症状，又缺乏完善的早期诊断方法，患者发觉再就医，常常已属晚期。晚期病例疗效不佳，故卵巢恶性肿瘤的存活率仍较低，为 30% ~ 40%，死亡率居妇科恶性肿瘤首位。随着宫颈癌及子宫内膜癌诊断和治疗的进展，卵巢癌已成为当今妇科肿瘤中威胁最大的疾病。

二、病因

卵巢上皮性癌的发病原因不清楚，相关的高危因素有如下三种：

（一）遗传因素

5% ~ 10% 的卵巢上皮性癌具有遗传性。

（二）持续排卵

持续排卵使卵巢表面上皮不断损伤与修复，增加了上皮细胞突变的可能。减少或抑制排卵可减少卵巢上皮由排卵引起的损伤，可能降低卵巢癌发病危险。流行病学调查发现卵巢癌危险因素有未产、不孕，而多次妊娠、哺乳和口服避孕药有保护作用，应用促排卵药可增加发生卵巢肿瘤的危险性。

（三）环境及其他因素

工业发达国家卵巢癌发病率高，提示工业的各种物理或化学产物可能与卵巢癌的发病有关。卵巢癌的发病是否与饮食习惯或饮食成分（胆固醇含量高）相关，目前还无定论。

三、病理

（一）组织学分类

其分类方法很多，目前普遍采用的是世界卫生组织制定的卵巢肿瘤的组织学分类法。

（二）常见卵巢肿瘤及病理特点

1. 卵巢上皮性肿瘤

占原发性卵巢肿瘤的 50% ~ 70%，其恶性类型占卵巢 85% ~ 90%，发病年龄为 30 ~ 60 岁，有良性、恶性、交界性之分。

（1）浆液性肿瘤

1）浆液性囊腺瘤：约占卵巢良性肿瘤的 25%，肿瘤多为单侧，圆球形、大小不等、表面光滑、囊性、壁薄，囊内充满淡黄色清澈液体，分单纯性、乳头状囊腺瘤两种。单纯性常为单房，囊壁光滑、囊内液稀薄无色或浅黄色浆液；乳头状常为多房，囊壁内可见多处乳头样突起（或镜下乳头），若外生乳头可有盆腹腔转移并伴腹水。

2）交界性浆液性囊腺瘤：多数为中等大、双侧性、乳头状生长局限在囊内者较少，多数向囊外生长。

3）浆液性囊腺癌：为卵巢恶性肿瘤中最常见者，占卵巢恶性肿瘤的 40% ~ 50%，多为双侧、体积较大、半实质性、结节状或分叶状、表面光滑、灰白色或有乳头状增生，切面为多房，腔内充满乳头，质脆、出血坏死、囊液浑浊。

（2）黏液性肿瘤

1）黏液性囊腺瘤：占卵巢良性肿瘤的 20%，常见为多房单侧性，圆形或卵圆形，表面光滑，灰白色，囊内含胶冻状黏液，有时囊内有乳头生长。偶可自行破裂，瘤细胞种植在腹膜上继续生长并分泌黏液，在腹膜表面形成胶冻样黏液块团，极似卵巢癌转移，称腹膜黏液瘤。

2）交界性黏液性囊腺瘤：一般较大，少数为双侧，表面光滑，常为多房，切面见囊壁增厚，实质区和乳头形成，乳头细小，质软。

3）黏液性囊腺癌：占卵巢恶性肿瘤的 10%，单侧多见，瘤体较大，囊壁可见乳头或实质区，切面半囊半实，囊液浑浊或有血性。

2. 卵巢生殖细胞肿瘤

为来源于原始生殖细胞的一组卵巢肿瘤，其发生率仅次于上皮性肿瘤，多发于年轻的妇女及幼女。

（1）畸胎瘤

由多胚层组织构成，偶见含一个胚层成分，肿瘤组织多数成熟，少数未成熟者。无论肿瘤质地呈囊性或实质性，其恶性程度均取决于组织分化程度。

成熟畸胎瘤：又称皮样囊肿，属良性肿瘤，是最常见的卵巢肿瘤，占卵巢肿瘤的 10% ~ 20%，占生殖细胞肿瘤的 85% ~ 97%，占畸胎瘤的 95%以上，可发生于任何年龄，以 20 ~ 40 岁居多。多为单侧、单房、中等大小、呈圆形或卵圆形、表面光滑、壁薄质韧，腔内充满油脂和毛发，有时见牙齿或骨质，恶变率为 2% ~ 4%，多发生于绝经后妇女。

未成熟畸胎瘤：属恶性肿瘤，含 2 ~ 3 个胚层，占卵巢畸胎瘤的 1% ~ 3%。多见于年轻患者，平均年龄 11 ~ 19 岁。肿瘤多为实性，其中可有囊性区域，其转移及复发率均高，5 年存活率约 20%。

（2）无性细胞瘤

为中等恶性的实性肿瘤，占卵巢恶性肿瘤的 5%。好发于青春期及生育期妇女。多为单侧，右侧多于左侧，中等大小，圆形或椭圆形，触之如橡皮样，表面光滑，对放疗特别敏感，纯无性细胞瘤的 5 年存活率可达 90%。混合型（含绒癌，内胚窦成分）预后差。

（3）卵黄囊瘤

又名内胚窦瘤，属高度恶性肿瘤，多见于儿童及青少年，多为单侧，肿瘤较大、易破裂、瘤细胞能产生甲胎蛋白（AFP），故测定患者血清中 AFP 浓度可作为诊断和治疗监护时的重要指标。内胚窦瘤生长迅速，易早期转移，预后差，既往平均生存期仅 1 年，现经手术及联合化疗后，生存期明显延长。

3. 卵巢性索间质肿瘤

来源于原始性腺中的性索及间质组织，占卵巢肿瘤的4.3%～6%。

（1）颗粒细胞瘤

为低度恶性肿瘤，发生于任何年龄，高峰为45～55岁，肿瘤能分泌雌激素，故有女性化作用。青春期前患者可出现假性性早熟，生育年龄患者出现月经紊乱，绝经后患者则有不规则阴道流血，常合并子宫内膜增生过长，甚至发生腺癌，肿瘤表面光滑，圆形或椭圆形，多为单侧性，大小不一。

（2）卵泡膜细胞瘤

为有内分泌功能的卵巢实性肿瘤，因能分泌雌激素故有女性化作用。常与颗粒细胞瘤合并存在。为良性肿瘤，多为单侧，大小不一，圆形或卵圆形，也有分叶状，表面被覆有光泽、薄的纤维包膜，切面实性，灰白色。

（3）纤维瘤

为较常见的良性卵巢肿瘤，占卵巢肿瘤的2%～5%。多见于中年妇女，单侧居多，中等大小，表面光滑或结节状，切面灰白色，实性、坚硬，偶见患者伴有腹水或胸水，称梅格斯综合征，手术切除肿瘤后，胸腔积液、腹水自行消失。

（4）支持细胞—间质细胞瘤

又称睾丸母细胞瘤，罕见。多发生在40岁以下妇女。单侧居多，较小、实性、表面光滑、湿润，有时呈分叶状，多为良性，具有男性化作用，少数无内分泌功能或呈现女性化，雌激素可由瘤细胞直接分泌或由雄激素转化而来。

4. 卵巢转移性肿瘤

体内任何部位的原发性癌均可能转移到卵巢。常见的原发性癌有乳腺、肠、胃、生殖器、泌尿道以及其他脏器等，占卵巢肿瘤的5%～10%，库肯勃瘤是一种特殊的转移性腺癌，原发部位为胃肠道，肿瘤为双侧性，中等大小，多保持卵巢原状或肾形，一般无粘连，切面实性，胶质样，多伴腹水。

（三）转移途径

卵巢恶性肿瘤的转移特点是：外观局限的肿瘤，可在腹膜、大网膜、腹膜后淋巴结、横膈等部位有亚临床转移等。其转移途径主要通过直接蔓延及腹腔种植。瘤细胞可直接侵犯包膜，累及邻近器官，并广泛种植于腹膜及大网膜、横膈、肝表面，淋巴道也是重要的转移途径。

四、护理评估

（一）健康史

卵巢肿瘤种类繁多，可发生于任何年龄妇女，早期常无症状，往往于妇科普查中发现盆腔肿块或恶性肿瘤晚期出现腹水症状才就医。

（二）临床表现

卵巢良性肿瘤发展缓慢，早期肿瘤较小，多无症状，常在妇科检查时偶然发现。肿瘤增至中等大时，常感腹胀不适或腹部可扪及肿块，边界清楚。妇科检查在子宫一侧或双侧触及球形肿块，多为囊性，表面光滑、活动，与子宫无粘连。若肿瘤长大充满盆、腹腔即出现压迫症状，如尿频、便秘、气急、心悸等。腹部膨隆，包块活动度差，叩诊呈实音，无移动性浊音。

卵巢恶性肿瘤出现症状时往往已达晚期。由于肿瘤生长迅速，短期内可出现腹胀，腹部肿块及腹水，症状轻重取决于肿瘤大小、位置、侵犯邻近器官的程度、有无并发症及组织学类型等，若肿瘤向周围组织浸润或压迫神经则可引起腹痛、腰痛或下肢疼痛；若压迫盆腔静脉，可出现下肢水肿。若为功能性肿瘤，可产生相应的雌激素或雄激素过多的症状。晚期表现消瘦、严重贫血等恶病质征象。三合诊检查在阴道后穹窿触及盆腔内硬结节，肿块多为双侧，实性或半实性，表面凹凸不平，不活动，常伴腹水。有时在腹股沟、腋下或锁骨上可触及肿大的淋巴结。

（三）辅助检查

1.B 超检查

能测知肿块的部位、大小、形态及性质，从而对肿块的来源做出定位，如是否来自卵巢，又可提示肿瘤的性质，囊性或实性，囊内有无乳头及鉴别卵巢肿瘤、腹水和结核性包裹性积液。

2. 放射学检查

腹部平片协助诊断卵巢畸胎瘤，可显示牙齿及骨质，囊壁为密度增高的钙化层，囊腔呈放射透明阴影。静脉肾盂造影可辨认盆腔、肾、输尿管阻塞或移位。CT 检查可清晰显示肿块的图像，良性肿瘤多呈均匀性吸收，囊壁薄、光滑，恶性肿瘤轮廓不规则，向周围浸润或伴腹水，CT 还可显示有无肝、肺结节及腹膜后淋巴结转移。

3. 腹腔镜检查

可直视肿块的大体情况，并可对整个盆、腹腔及横膈部位进行观察，在可疑部位进行多点活检，抽吸腹腔液进行细胞学检查。

4. 细胞学检查

在腹水或腹腔冲洗液中找癌细胞进行检查。

5. 肿瘤标志物

80% 卵巢上皮性癌患者血清中癌抗原 CA125 浓度升高（正常值 < 35IU/mL）。AFP 对卵巢内胚窦瘤有特异性价值。

（四）心理－社会评估

卵巢肿瘤未确诊前患者对良恶性担忧，希望得到确切的诊断结果。恶性肿瘤症状出现迅速，确诊后患者的心理上多表现对肿瘤的否认，悲观厌世、罪恶感，并担心术后家庭生活，年轻患者考虑最多的是生育问题。

（五）治疗原则

1. 良性肿瘤

若卵巢肿块直径小于 5cm，疑为卵巢瘤样病变，可做短期观察。一旦确诊为卵巢良性肿瘤，即应手术治疗，对患者年轻单侧良性肿瘤应行患侧附件或卵巢切除术或卵巢肿瘤剥出术，保留对侧正常卵巢，即使双侧肿瘤，也应争取行卵巢肿瘤摘除或剥出术，以保留部分正常卵巢组织，围绝经期妇女可行单侧附件切除或全子宫及双侧附件切除术。

2. 恶性肿瘤

治疗原则是以手术为主，加用化疗、放疗的综合治疗。

（1）手术

原则上Ⅰ A、Ⅰ B 期应做全子宫及双侧附件切除术；Ⅰ C 期及其以上同时行大网膜切除术，对晚期患者应行肿瘤细胞减灭术，切除原发瘤、全子宫、双附件、大网膜、阑尾、卵巢动静脉高位结扎、腹膜后淋巴结清扫。

（2）化学治疗

卵巢恶性肿瘤对化疗较敏感，既可用于预防复发，也可用于手术未能全部切除者或已无法施行手术的晚期患者，化疗可使肿瘤缩小，为以后手术创造条件。常用化疗药物有顺铂、卡铂、紫杉醇、环磷酰胺等。根据病情可采用静脉化疗或静脉腹腔联合化疗。

（3）放射治疗

因肿瘤类型不同，对放疗敏感性不同如无性细胞瘤最敏感。上皮性癌也有一定敏感性，放疗主要应用 Co60 做外照射，可用于锁骨上和腹股沟淋巴结转移灶和部分紧靠盆壁局限性病灶的局部治疗。

（4）免疫治疗

为综合治疗之一。目前应用较多的是细胞因子治疗，如白介素 2、干扰素、胸腺肽等，可作为辅助治疗。

五、护理诊断和医护合作性问题

（一）焦虑

与发现盆腔包块有关。

（二）营养失调——低于机体需要量

与癌症、化疗药物的治疗反应等有关。

（三）预感性悲哀

与切除子宫、卵巢有关。

（四）疼痛

与卵巢肿瘤并发症、瘤蒂扭转有关。

六、计划与实施

（一）预期目标

（1）患者入院24小时内能自诉焦虑程度减轻。
（2）患者能说出影响营养摄取的原因，并列举应对措施。
（3）患者能用语言表达对丧失子宫及附件的看法，并积极接受治疗过程。
（4）患者在主诉疼痛发作1小时内疼痛缓解。

（二）计划与实施

1. 心理支持

针对不同年龄、不同类型肿瘤给予相应的心理支持，评估患者的焦虑程度，耐心解答患者的问题并讲解病情及治疗方法，安排患者与康复中的病友交谈，分享感受，增强治愈信心。

2. 饮食护理

恶性肿瘤病程长，长期消耗，患者营养状况极差，给予高蛋白、高维生素饮食，并注意患者的进食情况，进食不足或全身营养状况极差者应给予静脉补液。

3. 其他

肿瘤过大或腹部过度膨隆的患者，不能平卧，应给予半卧位，注意观察血压、脉搏、呼吸的变化。须放腹水者，备好腹腔穿刺包，并协助医生操作。在放腹水过程中，密切观察血压、脉搏、呼吸变化及腹水性状。根据患者情况，可放 3000mL 左右，不宜过多，以免发生虚脱，速度不宜过快，放后腹部用腹带包扎，并记录腹水量，观察有无不良反应。

4. 手术护理

除按妇科腹部手术护理外，特殊护理如下：

（1）术前肠道准备

恶性卵巢肿瘤可能发生肠道转移，为方便术中及时切除转移灶并行肠吻合术，肠道准备要充分。术前 4 日开始限制饮食，半流食 2 日，流食 1 日，术前 1 日禁食，静脉补液。术前 3 日开始口服肠道杀菌剂，术前两日口服缓泻剂，术前 1 日清洁灌肠。

（2）术前阴道准备

术前 1 日冲洗阴道两次，冲洗后在宫颈及阴道前后穹窿涂 1% 甲紫，起到消毒和术中标记的作用。

（3）术后体位

恶性卵巢肿瘤手术时间长、范围大，常用全身麻醉，术后 6 小时内去枕平卧头偏向一侧，血压平稳后改为半卧位以利于盆腔引流，局限炎症反应，并减轻腹部张力。

（4）术后饮食

术后拔除胃肠减压管后可逐步进清流食、流食、少渣半流食及普食，注意进高蛋白低脂少渣易消化饮食。

（5）术后性生活的指导

建议患者与丈夫采用握手、抚摸、亲吻等来表达爱意，可进行正常的性生活，但要注意夫妻互相沟通与理解。

5. 化疗护理

目前应用化疗药物是治疗恶性卵巢肿瘤的主要手段，卵巢肿瘤对化疗比较敏感，即使广泛的转移也能取得一定的疗效。手术切除肿瘤后可用化疗预防复发，不能全部切除者，化疗后可暂时缓解，对某些晚期患者肿瘤无法切除，化疗也可使肿瘤变小，为以后手术创造了条件。

目前常用的化疗药有顺铂、环磷酰胺、表柔比星、博来霉素、5- 氟尿嘧啶、长春新碱等。化疗方法有单一化疗和联合化疗，全身化疗和区域性化疗。腹腔联合化疗是近年研究最多的区域性化疗。因为恶性卵巢肿瘤转移范围虽广，但基本在腹腔内，腹腔内化疗可使药物以更高的浓度和肿瘤接触，腹腔内的药物浓度可高于全身用药，而肝肾等脏器的浓度则远远低于全身用药，不致对身体其他正常器官和组织造成很大的危害，而且副反应小。恶性肿瘤根治手术时即放置两根塑料管，一根放置于肝表面横膈下，一根放置于盆腔，从腹壁引出固定。术后肠道功能恢复后，即可从此塑料管灌注化疗药。如果手术时未放置导管，则可行腹腔穿刺放入。化疗的护理同一般化疗患者的护理，腹腔化疗时注意以下四点：

（1）为减轻顺铂对肾的副作用，化疗期间要“水化”，即大量静脉输液，一定要在尿量每小时大于 100mL 后才能给予顺铂。

（2）协助医生进行腹腔穿刺，穿刺成功后先输入大量液体（温生理盐水或 5% 葡萄糖），及时询问患者有无腹胀、便意，如果患者有便意重并排出水样便，高度怀疑穿刺针进入肠管，应立即通知医生。

（3）为防止呕吐，给化疗药前及化疗结束前半小时给予止吐药。

（4）腹腔化疗期间严密观察患者，必要时给予心电监护。化疗结束后拔针，按压针眼处数分钟防止液体外溢、根据患者体力可协助其翻身，采取头低足高位以利于化疗药在腹腔内分布。

6. 并发症的护理

（1）蒂扭转及破裂

肿瘤扭转多发生于中等大小、蒂长、活动度大的肿瘤，扭转后，血液循环发生障碍，可使肿瘤肿胀、出血、坏死、破裂、感染。当出现蒂扭转或破裂时，患者突然下腹剧烈疼痛，伴恶心、呕吐，检查时常有下腹肌紧张，因此对卵巢肿瘤患者应严密观察，当发现患者出现以上变化时应配合医师做好手术准备。

（2）感染

应观察体温、腹痛及白细胞计数等情况。当卵巢肿瘤患者出现高热、腹痛及白细胞计数增高时，检查腹部肿块出现压痛应考虑有感染存在，应给予大量抗生素治疗，物理降温，纠正脱水和酸中毒，同时做好手术准备。

7. 妊娠合并卵巢肿瘤的护理

妊娠期卵巢肿瘤容易发生蒂扭转和破裂，故应密切观察有无扭转、破裂及恶变现象。如妊娠早期发现，一般可于妊娠三个月后进行手术，此时手术引起流产的可能性较小；妊娠晚期发现，可观察至足月后手术。临产时，如肿瘤不阻碍产道，应严密观察，待分娩后手术。如阻碍产道，应剖宫产同时切除肿瘤。产褥期须密切观察，一旦出现并发症，立即处理，否则仍可待产褥期后再进行手术切除。

8. 做好随访工作

卵巢非赘生性肿瘤直径 < 5cm 者，应每 3 ~ 6 个月接受复查，并详细记录。手术后患者根据病理报告结果，良性者术后 1 个月常规复查，恶性肿瘤常辅以化疗。护士应督促、协助患者克服实际困难，努力完成治疗计划以提高疗效。卵巢癌易于复发，须长期进行随访和监测。随访时间：术后 1 年内，每月 1 次；术后第 2 年，每三个月 1 次；术后第 3 年，每 6 个月 1 次；3 年以上者，每年 1 次。

9. 健康指导

宣传卵巢癌的高危因素，避免高胆固醇饮食。30 岁以上妇女，每年进行一次妇科检查，高危人群不论年龄大小，最好每半年检查一次。术后常规复查，恶性者辅以化疗、放疗。

七、护理评价

患者自诉焦虑情绪减轻或消失，能用积极方式面对现实；能摄入足够热量，维持化疗前体重；在住院期间能积极配合各种诊治过程。

第七节　原发性闭经

一、疾病特点

原发性闭经较少见，多由遗传或先天发育缺陷所致。根据第二性征发育情况，分为第二性征存在和第二性征发育缺乏两类。

（一）第二性征存在的原发性闭经

1. 米勒管发育不全综合征

染色体核型正常，46，XX。促性腺激素正常，有排卵，外生殖器、输卵管、卵巢及女性第二性征正常。异常表现为始基子宫或无子宫、无阴道，常伴肾及骨骼畸形。

2. 雄激素不敏感综合征

为男性假两性畸形，染色体核型为 46，XY。性腺是睾丸，位于腹腔内或腹股沟。睾酮水平在男性范围，能通过芳香化酶转化为雌激素，故表型为女性。乳房虽丰满，乳头发育不良，阴毛和腋毛稀少，阴道为盲端，子宫及输卵管缺如。

3. 对抗性卵巢综合征

卵巢内多为始基卵泡，FSH 升高，卵巢对促性腺激素不敏感，表现为原发性闭经，女性第二性征存在。

4. 下生殖道闭锁

因下生殖道横向阻断导致闭经，如无孔处女膜。

（二）第二性征缺乏的原发性闭经

1. 低促性腺激素性腺功能减退

多因下丘脑分泌 Gn–RH 不足或垂体分泌促性腺激素不足导致原发性闭经。最常见的是体质性青春期发育延迟，较常见的是嗅觉缺失综合征，主要临床表现为原发性闭经伴女性第二性征缺如，为常染色体显性遗传病。患者除闭经外，嗅觉减退或丧失，内生殖器分化正常。

2. 高促性腺激素性腺功能减退

因卵巢衰竭所致性激素减少，引起 LH 和 FSH 升高，伴生殖道异常。较常见的是特纳综合征，属于性腺先天性发育不全，染色体核型为 45，XO 或嵌合型；除高促性腺激素低雌激素引起闭经外，患者身材矮小（身高 < 150cm），面容呆板、两眼间距宽、蹼颈（颈短而粗、颈后部有巨大囊肿）、盾胸、肘外翻等，乳房不发育，妇科检查见外阴呈幼女型，阴毛与腋毛稀少或缺如。

二、治疗原则

根据闭经病因，采取综合治疗方法。

三、护理措施

（一）精神安慰与情绪疏导

闭经原因明确前，患者往往担心具体的病因诊断与确诊时间；诊断明确后，常因诊断和治疗对今后生活的影响而产生焦虑，甚至悲哀。护理人员应耐心倾听患者的主诉，观察其情绪的变化及心理反应，鼓励患者表达自己的感情。根据病因，分析不同个体的家庭与社会背景、生活方式、精神状态及性格，与患者及家属建立良好的信任关系，向患者及家属解释所提出的问题，配合医师讲解治疗方案，使其积极面对现实。

（二）诊疗配合

原发性闭经患者的辅助检查项目较多，应向患者讲明各项检查的目的、注意事项和顺序，嘱患者及时反馈检查结果；协助患者做好相关学科的会诊及检查。对须行手术治疗的患者，做好术前、术中和术后的护理。对须应用药物治疗的患者，认真做好用药指导。对智力低下的患者，应向家属说明具体药物的作用、剂量、用法、时间、副反应等，并确认其已经完全掌握。

（三）健康指导

（1）加强预防：普及优生、优育及围生期保健知识，降低遗传性疾病的发生率。

（2）改善全身健康状况：鼓励患者适当锻炼，调配及增加维生素丰富的食物。

（3）促进患者参与社会活动：鼓励患者积极参与力所能及的社会活动，在社会活动中实现自我价值。

第八节　继发性闭经

一、疾病特点

继发性闭经多见。病因复杂，根据控制正常月经周期的四个主要环节，以下丘脑性闭经最常见，依次为垂体性闭经、卵巢性闭经和子宫性闭经。

（一）下丘脑性闭经

最常见，以功能性原因为主，器质性原因较少。此外，还包括药物性闭经。

1. 功能性闭经

①精神应激。突然的精神打击、过度紧张或环境改变等，均可能引起神经内分泌障碍而导致闭经。此外，盼子心切或畏惧妊娠等强烈的精神应激，也可干扰神经内分泌的调节功能而发生假孕性闭经。②神经性厌食。中枢神经对体重大幅度下降极敏感。重症神经性厌食是一种进食行为障碍，多发生于青春期少女，或是由于内在情感的剧烈矛盾，或是为保持体形而强迫节食，当体重急剧下降 10% 时，即可出现闭经。③剧烈运动。已知肌肉 / 脂肪比率增加或总体脂肪减少，均能使月经异常。运动量剧增后，体内 GnRH 释放受到抑制引起闭经。长期剧烈运动的运动员或芭蕾舞演员，由于长时间过量的体育训练或参加剧烈紧张的比赛或表演，均可引起闭经，也称运动性闭经。

2. 器质性闭经

①嗅觉缺失综合征。为先天性下丘脑促性腺激素释放激素（GnRH）分泌缺乏，同时伴嗅觉丧失或减退，临床表现为原发性闭经，女性第二性征缺如，但女性内生殖器分化正常。②颅咽管瘤。少见。发生在蝶鞍上的垂体柄漏斗部前方，当瘤体增大压迫下丘脑和垂体柄时引起闭经、生殖器萎缩、肥胖、颅内压增高、视力障碍等临床表现，也称肥胖生殖无能营养不良症。③药物性闭经。长期应用甾体类避孕药可以抑制下丘脑 GnRH 的分泌而引起闭经；此外，一些药物如奋乃静、氯丙嗪、利舍平等能抑制下丘脑多巴胺使垂体分泌催乳激素增加，引起闭经。药物性闭经是可逆的，通常停药后 3 ~ 6 个月月

经多能自然恢复。

（二）垂体性闭经

腺垂体器质性病变或功能失调，均能使促性腺激素分泌降低而引起闭经。

1. 垂体梗死

产后大出血休克引起垂体缺血坏死，以腺垂体尤为敏感，出现一系列腺垂体功能低下的症状和肾上腺皮质及甲状腺功能减退症状，常见于希恩综合征。

2. 垂体肿瘤

多见于成年妇女，常见的是催乳激素腺瘤，属良性、功能性腺瘤，肿瘤分泌大量PRL，可激发下丘脑而抑制 GnRH 分泌；同时，PRL 升高可降低卵巢对促性腺激素的敏感性；此外，催乳激素腺瘤压迫分泌细胞，能够使促性腺激素分泌减少，导致闭经溢乳综合征的发生。

3. 空蝶鞍综合征

因先天发育不全、肿瘤、手术破坏了蝶鞍隔，使脑脊液流入蝶鞍的垂体窝，垂体受压缩小，使蝶鞍扩大，称空蝶鞍。若垂体柄受脑脊液压迫而使下丘脑与垂体间的门静脉循环受阻时，出现高催乳激素血症和闭经。

（三）卵巢性闭经

是指卵巢分泌的性激素水平低下，子宫内膜不发生周期性变化而引起的闭经。

1. 先天性卵巢发育不全

也称特纳综合征。卵巢内卵泡缺如或少于正常，性腺分泌功能缺陷而使促性腺激素升高，属高促性腺激素闭经，临床上表现为第二性征发育不良的原发性闭经。

2. 卵巢早衰

年龄小于 40 岁的女性，由于卵泡耗竭或被破坏而发生的卵巢功能衰竭，称卵巢早衰。其发生与染色体突变、先天性酶缺陷、自身免疫性疾病、医源性损伤（药物作用、放疗、化疗）或特发性原因等因素有关。

3. 卵巢功能性肿瘤

如卵巢支持细胞——间质细胞瘤产生的高雄激素血症，抑制下丘脑－垂体－卵巢轴功能而引起闭经。再如卵巢颗粒细胞瘤和卵巢卵泡膜细胞瘤持续分泌雌激素抑制排卵，使子宫内膜持续增殖而引起闭经。

4. 多囊卵巢综合征

高雄激素血症抑制下丘脑－垂体－卵巢轴功能而引起闭经，特征为长期不排卵和高雄激素血症。

（四）子宫性闭经

月经调节功能正常，第二性征发育正常，子宫内膜基底层受到破坏，或对卵巢激素不能产生正常反应，均可出现闭经。

（1）子宫缺如：手术切除子宫。

（2）子宫内膜基底层受到破坏：最常见的原因是阿什曼综合征，也称创伤性宫腔粘连。通常发生在过度刮宫损伤子宫内膜基底层，内膜受损后导致宫腔粘连。子宫内膜结核、严重的子宫内膜炎或子宫恶性肿瘤宫腔内放射治疗后，也可引起子宫内膜基底层受到破坏，导致闭经。

（五）先天性下生殖道发育异常

由于月经血排出受阻，使经血滞留于宫腔和阴道内而发生闭经。多见于无孔处女膜、阴道下 1/3 缺缺如等。

（六）其他内分泌腺功能异常

甲状腺功能亢进或减退、肾上腺皮质功能亢进、肾上腺皮质肿瘤等，也可引起闭经。

二、治疗原则

针对病因开展一般治疗、激素治疗或手术治疗。

三、护理措施

（一）心理护理

向患者讲解疾病发生原因、治疗方法和保健知识，使患者能够获得自我保健和疾病转归的信息。针对因考试过度紧张引起闭经的青少年女性，使其了解闭经与精神紧张之间的关系，劝导她们正确对待应激刺激，减轻心理压力；婚后不孕的患者受社会、家庭的压力以及丈夫不正确生育观念的影响，其情绪忧伤、思想负担重，护理人员应向患者及其配偶讲解有关生育的知识，消除自身及家庭的压力。对器质性疾病所引起闭经的患者，应向其提供表达情感的机会和环境，了解其具体的疑虑和需求，耐心解答患者的各种提问，使其积极配合治疗。

（二）诊疗配合

向患者及其家属介绍各种所要检查项目的名称、目的与过程，协助医师完成诊断性检查。对须手术治疗的患者，做好术前、术中和术后护理。对须应用性激素治疗的患者，应指导患者严格遵医嘱按时、按量、按疗程服用药物。

（三）健康教育指导

1. 适当锻炼

鼓励少女坚持适当的体格锻炼。职业运动员或芭蕾舞演员患者应与教练员或指导者积极沟通，适当降低训练强度、缩短训练时间，以期能够自然恢复月经。

2. 调节饮食结构

积极开展对年轻女性健康饮食的宣传教育。根据对患者摄入营养的认知水平、目前营养状况及饮食习惯的评估，指导患者纠正不良的饮食习惯，调整饮食结构，注意荤素菜搭配，保证足够的蛋白质摄入，维持机体必要的肌肉 / 脂肪比率。

3. 自我调节

教会患者有效应对外界应激刺激的技巧，如促进患者多与家人及朋友沟通情感或通过写日记、休息、旅游等方式减轻压力等。

第九节　外阴、阴道损伤

外阴、阴道损伤主要与创伤、分娩、性交和腐蚀性药物有关。外阴是女性生殖器的外露部分，皮下组织疏松，血管丰富，一旦受到外力作用，容易发生血管破裂而形成血肿；部分妇女会阴过紧、缺乏弹性，分娩时容易发生会阴裂伤。阴道与外阴相毗邻，既是胎儿娩出的通道，又是性交器官。分娩造成的阴道损伤十分常见，且多合并外阴裂伤；性交引起的阴道损伤少见，初次性交时发生处女膜裂伤，但损伤不重，绝大多数能够自愈；暴力性行为或幼女受到性侵犯可导致小阴唇、阴道及阴道穹窿损伤。疾病治疗时，将腐蚀性药物放入阴道可引起阴道药物性损伤。

一、疾病特点

（一）处女膜裂伤

处女膜为一层较薄的黏膜皱襞，内含结缔组织、血管及神经末梢，其厚薄存在个体差异，处女膜中央有一孔，其形状与大小也有很大变异。处女膜裂伤多在初次性交时发生，突发性外阴疼痛，伴有少量流血，无须处理，数日后症状消失。妇科检查可见处女膜裂口自膜的游离缘向基底部延伸，裂伤口边缘自行修复愈合，留有清晰裂痕。暴力性行为或异常性交姿势可造成处女膜过度裂伤，伤及小阴唇、阴道及阴道穹窿，引起大量出血。幼女的生殖器官尚未发育成熟，遇到暴力奸污时，可引起会阴、处女膜、阴道甚至肛门的广泛撕裂。

（二）外阴、阴道分娩损伤

分娩导致的外阴、阴道损伤，以急产、巨大儿分娩、产妇会阴体过长及过度肥厚且缺乏弹性、阴道狭窄或有陈旧性瘢痕、产力过强、阴道手术助产（如产钳助产、臀牵引术等）或手术助产操作不当等常见。临床表现为外阴、阴道流血及疼痛，出血多在胎儿娩出时或娩出后立即发生，色鲜红，呈持续性。若出血量多、出血时间长，患者可出现面色苍白、心率加快、血压下降等失血性休克征象。妇科检查可见前庭部、尿道口周围、小阴唇内侧、会阴部及阴道有裂伤口，会阴、阴道裂伤按损伤程度分四度：Ⅰ度裂伤仅为会阴部皮肤及阴道入口黏膜撕裂，出血不多；Ⅱ度裂伤已达会阴体筋膜及肌层，阴道后壁黏膜受累，可至阴道后壁两侧沟并向上撕裂，不易辨认解剖结构，出血较多；Ⅲ度裂伤向会阴深部扩展，肛门外括约肌撕裂，但直肠黏膜完整，出血较多；Ⅳ度裂伤为最严重的会阴、阴道裂伤，肛门、直肠和阴道完全贯通，直肠肠腔外露，组织损伤严重，但出血量可不多。

（三）外阴及阴道创伤性损伤

外阴及阴道创伤性损伤以女性骑跨或摔跌伤、车祸引起骨盆粉碎性骨折、暴力性伤害事件等导致外阴受硬物撞击或外阴及阴道被刺伤居多。临床表现为局部剧痛及阴道流血，患者常坐卧不安、行走困难，若累及邻近器官形成生殖道瘘，患者排尿与排便异常，可有尿液或粪便自阴道排出；妇科检查外阴及阴道可见裂伤及活动性出血，注意有无异物插入及邻近器官损伤。

（四）阴道性交损伤

阴道性交损伤较少见，主要发生于粗暴性交或存在阴道损伤诱因的妇女，如月经期、妊娠期、产褥期和绝经后期妇女，由于内分泌的改变，阴道黏膜变软、组织脆性增加，特别是阴道后穹窿弹性差、抵抗力弱，为裂伤的好发部位；老年妇女阴道黏膜菲薄，组织弹性差，容易发生阴道裂伤；阴道发育不良、阴道肿瘤及阴道手术后患者也可发生性交时阴道损伤。主要症状为性交中或性交后阴道流血，伴局部疼痛。若阴道穹窿裂伤严重可导致腹膜撕裂，出现腹痛及恶心、呕吐、下腹坠胀、头晕、心悸等腹腔内出血症状。查体注意血压、心率、呼吸等生命体征变化，腹部查体时若发现下腹部压痛、反跳痛明显、移动性浊音阳性，应考虑有腹腔内出血。妇科检查注意阴道裂伤部位、程度及范围，一般多位于阴道后穹窿处，伤口可为新月形、横形或环形，注意有无邻近器官累及，若有膀胱或直肠累及，则有清亮液体或粪便自阴道内排出。

（五）阴道药物性损伤

在治疗阴道或宫颈疾病或非法堕胎时，因放入阴道内的药物剂量过大、用药方法不当、药物过敏或使用腐蚀性药物等，可导致阴道黏膜溃疡、出血，继发感染，延误治疗可导致阴道粘连、瘢痕性狭窄，甚至阴道闭锁。主要表现为阴道放置药物后出现烧灼感，疼痛逐渐加重，伴阴道分泌物增多，呈脓血性，有臭味，可有腐烂组织排出。延误治疗可出现阴道积脓，患者寒战、高热及下腹痛，若有生殖道瘘形成，可有尿液或粪便自阴道排出。后期可发生阴道狭窄，性交困难。妇科检查可见阴道内有药物，轻者阴道黏膜充血水肿，脓血性分泌物，带臭味的腐烂组织；重者阴道黏膜坏死、剥脱，形成溃疡。阴道粘连、瘢痕狭窄程度与部位依损伤程度和部位而定。若发生阴道脓肿，肛诊可触及阴道膨胀，触痛明显；生殖道瘘形成时，阴道检查可见瘘孔。

（六）阴道放射性损伤

接受阴道内照射治疗恶性肿瘤的患者，自觉乏力、食欲缺乏、头晕、恶心、阴道分泌物增多，呈脓血性，妇科检查可见阴道溃疡形成；治疗结束数月后，妇科检查可见照射部位组织纤维化导致阴道狭窄，宫颈及宫体缩小，宫口闭锁。患者常合并直肠放射性损伤，出现里急后重、肛门灼痛、排便困难及便血等症状，重者形成直肠阴道瘘；也常出现膀胱放射性损伤，出现尿频、尿痛、排尿困难及血尿等症状，但形成膀胱阴道瘘少见。

（七）阴道异物性损伤

白带异常不伴外阴瘙痒。

二、治疗原则

止血，止痛，预防或纠正休克，抗感染。

三、护理措施

（一）诊疗配合

1. 掌握诊疗原则

护理人员应掌握外阴及阴道损伤的处理原则。对重症复合伤患者应配合医师做简单的生殖器损伤的止血处理，优先治疗危及生命的关键性损伤，待患者的生命体征平稳后再处理其他部位的生殖器损伤；若出血量大，可同时处理者，应立即清创伤口、缝合止血。较小血肿可加压包扎止血；较大血肿应切开，取出血块并找到出血点缝合止血。

2. 配合公安机关采取物证

对被强暴的患者须从阴道和内裤上收集分泌物，检查精子和酸性磷酸酶或者 DNA，外阴照相，以便提供法医学证据，并行性传播疾病病原体检查或培养。

3. 协助取出异物

幼女阴道异物可用小弯钳夹取；或将导尿管插入阴道，用 40% 紫草油 100mL 加压冲洗阴道，常能冲出异物。

4. 预防、纠正休克及控制感染

遵医嘱输血、输液，应用抗生素、止血药物等。

（二）严密观察病情

密切观察并准确记录体温、血压、脉搏、呼吸等生命体征及尿量的变化。特别注意观察外阴及阴道有无活动性出血、阴道分泌物量及性状、伤口敷料有无渗透、裂伤部位有无红肿及是否有脓性分泌物、外阴或阴道血肿大小及局部疼痛程度有无变化。若出现下腹痛或异常变化，应及时报告医师。

（三）外阴及阴道护理

1. 体位

嘱外阴及阴道分娩裂伤或外阴及阴道血肿患者健侧卧位休息；手术后患者应去枕平卧 12 小时，头偏向一侧，防止呕吐物误吸。

2. 保持清洁及预防粘连

每日外阴及阴道冲洗 1 ～ 2 次，排便后及时清洁外阴；术后用 0.2% 甲硝唑液冲洗阴道、外阴后，阴道内置入红霉素软膏及己烯雌酚纱条，24 ～ 48 小时后取出。

3. 增进舒适

按医嘱及时给予止痛药以缓解疼痛。外阴损伤发生 24 小时内宜局部冷敷，可降低局部神经敏感性，减轻患者疼痛及不适感；24 小时后改用 50% 硫酸镁湿热敷或理疗，促进

水肿或血肿吸收。指导患者采用按摩、放松或听音乐等方法减轻疼痛。

（四）心理护理

突然性损伤导致患者及家属担忧、恐惧，患者常哭闹不安，护士应对此表示理解，用温和的语言安慰患者及其家属，取得他们的信任；鼓励患者积极配合治疗。对被强暴的患儿，嘱家长应对其进行长时间的心理健康教育以及性防护教育，必要时应咨询心理医师。

（五）健康教育

做好婚前性生活指导，避免粗暴的性行为。加强安全防护教育，避免发生意外事故。嘱患者 1 个月后复诊。

第十节　子宫损伤

根据损伤部位，子宫损伤可分为宫颈损伤、子宫内膜损伤、子宫肌层损伤或穿孔；根据损伤因素，子宫损伤可分为分娩性损伤、器械性损伤、炎症性损伤、肿瘤性损伤、创伤性损伤、放射性损伤等。本节重点介绍分娩性宫颈损伤、炎症性子宫内膜损伤及损伤后子宫内膜粘连及器械性子宫损伤。子宫损伤是妇产科的严重并发症，若处理不当，可直接危害妇女的生命，应引起高度重视。护理人员在工作中应加强预防，避免发生医源性子宫损伤，一旦发生应争取及时发现和处理。

一、疾病特点

（一）宫颈损伤

宫颈是内生殖器官与外界沟通的重要部位，也是炎症、肿瘤、创伤的好发部位。多种原因可引起宫颈损伤，如分娩、宫腔操作、宫颈手术或药物治疗、意外伤害等。宫腔操作引起宫颈损害的环节较多，可出现宫颈钳夹伤或撕裂伤；扩张宫颈时未按宫颈扩张器顺序隔号进行而导致宫颈裂伤；子宫探针穿透宫颈导致宫颈穿孔；负压吸宫术时吸管对宫颈黏膜损伤；钩取宫内节育器时环钩裂伤宫颈等。宫颈锥形切除术、宫颈活组织检查等，均可造成宫颈损伤。治疗宫颈疾病应用腐蚀性药物波及宫颈管黏膜可引起宫颈溃疡及瘢痕形成，导致宫颈粘连。分娩造成的宫颈损害最常见，几乎所有的阴道分娩均引起不同程度的宫颈损伤，多见于宫颈两侧。轻者裂伤很小，出血不多，产后自愈，仅见宫颈外口呈“一”

字形改变；重者可引起产后大出血，裂伤可达整个宫颈、阴道穹窿及子宫下段。阴道手术助产及子宫下段剖宫产术也可引起宫颈裂伤。分娩引起宫颈撕裂伤的主要表现为产后阴道流血，胎儿娩出后立即有新鲜血液流出，重者可出现腹痛及腹腔内出血症状。妇科检查子宫收缩良好，会阴与阴道裂伤无活动性出血，阴道检查多在宫颈 3 点、9 点处发现裂伤，注意检查裂伤顶端，卵圆钳钳夹裂伤的出血处，出血停止。有盆腔血肿形成或出血量多的患者可出现血压下降、面色苍白、心率加快等休克征象。若重度宫颈撕裂伤未能及时修补或修补不当，可形成宫颈陈旧性裂伤，临床症状不明显，可有性交后阴道流血、反复性妊娠中期流产，妇科检查宫颈外口呈鱼嘴状或部分宫颈呈舌状、花瓣状，宫颈管黏膜外翻。

（二）子宫内膜损伤

炎症、肿瘤、宫腔医疗操作等均可引起子宫内膜损伤，子宫内膜损伤后可发生宫腔粘连。本节重点讨论炎症性损伤和损伤引起的宫腔粘连。急性子宫内膜炎主要由细菌、病毒、衣原体和支原体等经生殖道逆行感染所致，好发于产后、流产后、剖宫产术后、人工流产术后、宫腔操作术后或月经期。主要临床症状为下腹痛及白带异常，伴有发热、月经异常、产后恶露长时间不净、不孕等；体格检查发现体温升高，下腹部压痛明显。妇科检查可见阴道分泌物增多，呈脓性或脓血性，子宫增大、有压痛。子宫内膜结核患者轻者无明显阳性体征，重症晚期患者子宫缩小、变硬，若合并输卵管结核，可触及附件增厚、有结节状或串珠状表面不光滑的肿块。宫腔粘连多见于人工流产术后或自然流产刮宫术后或产后出血刮宫术后，由于过度搔刮宫腔、吸宫负压过大、吸刮时间过长而损伤子宫内膜基底层，产生术后宫腔粘连；感染等任何因素导致的子宫内膜损伤也可造成宫腔粘连。宫腔粘连的临床表现与粘连的部位、范围和程度有关。主要症状表现为月经稀少或闭经、周期性下腹痛、继发性不孕及反复流产或早产，周期性下腹痛多出现在宫腔操作术后 1 个月左右，突发下腹部痉挛性疼痛，伴有肛门坠胀感或里急后重感，疼痛持续 3 ~ 7 日后缓解，系宫腔大部分粘连，经血潴留于宫腔所致。妇科检查多无明显阳性体征，探针检查发现宫腔狭窄和阻塞，宫腔镜检查可明确诊断。

（三）器械性子宫损伤

器械性子宫损伤多发生于人工流产术、放（取）宫内节育器、宫腔镜检查、钳刮术等，常见的器械有子宫探针、刮匙、负压吸管、卵圆钳等。器械性子宫损伤常导致子宫穿孔。临床上若进入宫腔的器械明显超过宫腔深度，或器械通过宫颈内口曾遇到阻力，向前推送时阻力消失且有子宫无底感，应考虑子宫穿孔，若发现吸刮出大网膜或肠管等组织，即可明确诊断。子宫穿孔的好发因素有以下几个方面：①子宫过度前屈或过度后屈。②子宫发育异常：如双子宫或双角子宫。③哺乳期或长期口服避孕药，子宫软、组织脆弱。

④子宫炎症、恶性肿瘤等病理情况。⑤近期曾行宫腔操作手术，组织修复不佳。临床表现与穿孔部位、大小、有无出血、感染及其他脏器损伤有关。主要症状有腹痛，伴不同程度阴道流血及盆腹腔脏器损伤表现。腹痛在宫腔操作过程中立即出现，探针引起的子宫穿孔腹痛较轻或无腹痛，刮匙或吸管引起的穿孔腹痛较重。若吸引或钳刮腹腔内脏器组织，腹痛剧烈，伴恶心、呕吐等症状。穿孔小且未伤及血管，多无明显出血，若累及较大血管，可出现大量阴道流血或内出血，若形成阔韧带血肿，患者出现腰痛，重者可出现失血性休克征象。子宫穿孔伴肠管或膀胱损伤时，可出现气腹或血尿，继而发展为弥漫性腹膜炎。子宫穿孔后，患者常并发严重感染，出现寒战、高热、剧烈腹痛，甚至发生感染性休克。体格检查发现体温升高，休克患者出现血压下降、脉搏细数、呼吸加快、意识不清等，腹部有压痛、反跳痛及腹肌紧张，若有腹腔内出血，移动性浊音阳性。妇科检查阴道后穹窿饱满，有触痛，宫颈举痛，宫体拒按，若宫体一侧触及软性压痛性包块，应考虑有阔韧带内血肿形成。若伴有直肠损伤，肛诊检查指套染血。

二、治疗原则

根据子宫损伤部位、范围、程度，采取保守治疗或手术治疗。

三、护理措施

（一）诊疗配合

对保守治疗的患者，护理人员应密切观察病情，遵医嘱输液、输血及应用药物，向患者及家属详细讲解治疗过程中可能出现的症状与体征，一旦发现病情变化应及时通知医师。对手术治疗的患者，应做好围手术期护理。

（二）密切观察

病情分娩性宫颈损伤引起的产后出血及器械性子宫损伤均可导致腹腔内出血，危及患者生命。因此，护理人员应注意观察患者意识状态、腹痛的程度及范围变化、阴道流血量等，根据病情及时测量血压、脉搏、呼吸等生命体征。

（三）预防感染

及时更换床单、会阴护垫，每日 2 次擦洗外阴，保持外阴清洁。遵医嘱应用抗生素。

（四）加强预防

1. 减少分娩性损伤

正确做好产前评估，分娩过程中帮助产妇抓紧时间休息；认真观察产程，遵医嘱应用缩宫素并控制滴速；配合医师行阴道助产术，术后认真检查外阴、阴道及宫颈有无活动性出血，注意观察子宫收缩情况及阴道流血量。

2. 预防器械性子宫损伤

做好计划生育宣传普及工作，加强避孕指导及性行为教育。宫腔手术操作时严格遵守无菌操作规程，帮助患者摆放舒适体位，配合医师正确判断子宫大小及方向，扩张宫颈时应由小号扩宫器到大号扩宫器逐渐进行，不可隔号操作，用力应均匀，提醒医师吸刮宫时动作轻柔。

3. 积极治疗生殖道炎症

子宫内膜炎症多由下生殖道炎症逆行感染所致，因此，外阴及阴道炎症、宫颈炎症患者应遵医嘱按疗程、按时、足量用药治疗。定期开展妇科检查。

第十三章　计划生育妇女护理

第一节　避孕方法及其护理

避孕是指用科学的方法，在不影响正常性生活和心理健康的条件下，使妇女暂时不受孕，其作用机制是阻止精子和卵子结合，改变宫腔内环境，使其不宜受精或使受精卵不容易着床和发育。避孕方法有药物避孕法、工具避孕法、安全期避孕法、免疫避孕法等。

一、药物避孕法

国内常用的避孕药为人工合成的甾体激素类药物，其优点为安全、有效、经济，是育龄妇女采取的主要避孕措施之一。其制剂主要是雌激素衍生物、睾酮衍生物、孕酮衍生物或它们的复合制剂。

【作用机制】

1. 抑制排卵

抑制下丘脑的促性腺激素释放激素的分泌，进而抑制垂体促性腺激素的分泌，使卵巢排卵功能受到抑制。

2. 改变宫颈黏液的性状

宫颈黏液受到激素的影响，量减少而黏稠度增加，不利于精子穿过。

3. 改变子宫内膜的形态和功能

避孕药中孕激素成分干扰了雌激素效应，子宫内膜增殖变化受抑制；又因孕激素作用使腺体及间质提早发生类分泌期变化，形成子宫内膜分泌不良，这种内膜不适合受精卵着床。

【适应证】

凡无禁忌证的育龄健康妇女均可服用。

【禁忌证】

1. 患有严重的心血管疾病、急慢性肝炎及肾炎的病人。
2. 内分泌疾病如糖尿病需要用胰岛素控制者、甲状腺功能亢进者。
3. 血液病或血栓性疾病。
4. 恶性肿瘤，如子宫肌瘤、卵巢癌、乳腺癌及其他癌症患者。
5. 哺乳期妇女不宜服用，因避孕药抑制乳汁分泌，并使其蛋白质、脂肪含量下降。
6. 月经异常，如月经稀少、频发、闭经等。
7. 年龄 > 45 岁者。
8. 年龄 > 35 岁的吸烟妇女不宜长期服用，以免卵巢功能早衰。

【药物不良反应】

（一）类早孕反应

由于雌激素刺激胃黏膜引起食欲不振、恶心、呕吐以致乏力、头晕。轻症无须处理，历时数日可减轻或消失。较重者坚持 1 ～ 3 个周期后方可消失，可口服维生素 $B_6$20mg、维生素 C 100mg 及山莨菪碱 10mg，每日三次，连续 1 周。

（二）月经改变

因服药时抑制内源性激素分泌，甾体避孕药替代性对子宫内膜发生作用。

1. 月经周期不规则

一般服药后月经变得不规则，经期缩短，经量减少。

2. 闭经

反映避孕药对下丘脑 - 垂体 - 卵巢轴抑制过度，应停避孕药改用其他避孕措施，仍无效者应到医院就诊，进一步查找闭经原因。

3. 突破性出血

服药期间发生不规则少量出血，称突破性出血，多发生在漏服药后，少数人员未漏服也能发生。若在服药前半周期出血，为雌激素不足以维持内膜的完整性所致。每晚增服炔雌醇 0.005 ～ 0.015mg，与避孕药同时服至第 22 日停药。若在服药后半周期出血，多为孕激素不足引起，每晚增服避孕药 1/2 ～ 1 片，同时服至第 22 日停药。若出血量多如月经，应立即停药，待出血第 5 日再开始下一周期用药。

（三）体重增加

可能是避孕药中含孕激素成分的弱雄激素活性促进体内合成代谢引起，也可因雌激素使水钠潴留所致。一般无须处理。

（四）色素沉着

少数妇女颜面部皮肤出现淡褐色色素沉着，如妊娠期所见，停药后一般都能自然消退。

【用药方法】

（一）短效口服避孕药

自月经周期第 5 天开始，每晚 1 片，连服 22 天。若漏服可于 12 小时内补服 1 片。多于停药 2 ～ 3 天有撤药性出血，如停药 7 日尚无月经来潮则于当晚开始服用下一周期药。

（二）长效口服避孕药

最好采用在月经来潮第 5 日服第 1 片，第 10 日服第 2 片。以后按第 1 次服药日期，每月服 1 片。服用 1 次，可避孕一个月。长效避孕药停药时，应在月经周期第 5 日开始服用短效口服避孕药三个月，作为停用长效雌激素的过渡。因为此时体内往往还有雌激素蓄积，可能有 2 ～ 3 个月发生月经失调。

（三）长效避孕针

第一个月于月经周期第 5 日和第 12 日各肌注 1 支，以后在每次月经周期第 10 ～ 12 日肌注 1 支。一般于注射后 12 ～ 16 日月经来潮。

（四）速效避孕药（探亲避孕药）

1. 炔诺酮

每片 5mg。若探亲时间在 14 日以内，于同房当晚及以后每晚口服 1 片；若已服 14 日而探亲期未满，可改用口服避孕药 1 号或 2 号至探亲期结束。停药后一般 7 日内月经来潮，经量基本不变。

2. 甲地孕酮

同房前 8 小时服 1 片，当晚再服 1 片，以后每晚服 1 片，直到探亲结束次晨加服 1 片。

3. 18- 甲基炔诺酮

同房前 1 ~ 2 日开始服用，服法同炔诺酮。

4. 事后避孕药

即 53 号避孕药。同房后立即服 1 片，次晨加服 1 片，服药时间不受月经周期限制，也无须连续服药，但副反应发生率较高，现多用于意外性生活的紧急补救措施。

（五）缓释系统避孕药

缓释系统避孕药是将避孕药（主要是孕激素）与具备缓慢释放性能的高分子化合物制成多种剂型，在体内持续恒定进行微量释放，起长效避孕作用。

1. 皮下埋植剂

这是将避孕药（主要是孕激素）做成硅胶囊，埋植于育龄妇女的前臂或上臂内侧的皮下，药物缓慢而恒定地释出，起到避孕的作用。时间选择于周期第 7 日内，在上臂内侧做皮下扇形插入。可避孕 5 年，有效率为 99% 以上。

2. 透皮贴剂避孕

美国研制成与口服避孕药作用相同的局部用药。药物由 3 块有效期为 7 日的贴剂构成。用药 3 周，停药 1 周，以后再用。此贴剂含人工合成雌激素和孕激素储存区，可从药膜中按一定速度及比例释放，效果同口服避孕药，可接受性比口服避孕药大得多。

3. 微球和微囊避孕针

这是近年发展的一种新型缓释系统的避孕针。采用具有生物降解作用的高分子化合物与甾体避孕药混合或包裹制成的微球或微囊，微球直径 100μm，通过针头注入皮下，缓慢释放避孕药。而高分子化合物自然在体内降解、吸收，不必取出。它是具有发展前途的避孕针。

【护理评估】

1. 健康史

询问该妇女年龄、婚育史及过去和现在疾病史，以决定是否适合药物避孕，是否自愿接受药物避孕。

2. 身体评估

做全身系统体格检查、妇科检查和肝肾功能检查，有异常者不应使用药物避孕。

3. 心理－社会评估

评估妇女及其丈夫对药物避孕知识的了解程度。

【常见的护理诊断】

1. 知识缺乏

缺乏药物避孕知识。

2. 舒适改变

与类早孕反应、突破性出血、体重增加等有关。

3. 焦虑

与药物的副作用或担心避孕失败有关。

【护理措施】

1. 心理护理

热情接待，做好细致的解释工作，帮助选择适宜的药物，消除思想顾虑，使其树立信心，乐于接受和配合。

2. 掌握用药的适应证和禁忌证

对有禁忌证者应耐心说明情况，并建议采取其他避孕措施。

3. 用药指导

（1）短效避孕药片使用较多，应详细交代，使病人熟知其使用方法及补救措施。药物应存放于阴凉干燥处，药物受潮后不要使用，因药片潮解可影响避孕效果。同时注意不要放在儿童能取到的地方。

（2）向服药的妇女强调按时服药的重要性，若漏服应在次日晨补服，以免发生突破性出血或避孕失败。

（3）长效避孕针剂应用时，要将药液吸尽注射，并做深部肌内注射。欲停用时，嘱病人要在停药后口服短效避孕药三个月，以免引起月经紊乱。

（4）服药期间禁用巴比妥、利福平等可使肝酶活性增强的药物，因其能加速药物代谢，降低血中避孕药水平，影响避孕效果。

4. 做好登记随访工作

观察用药后情况，随时发现问题，及时指导解决，并对使用避孕药做出恰当的评价。

二、工具避孕法之一——宫内节育器

工具避孕是指利用工具阻止精子进入阴道或子宫腔，或改变子宫腔内环境，而达到避孕的目的。常用的避孕工具有宫内节育器和男用阴茎套。

（一）宫内节育器类型

宫内节育器（IUD）目前已成为我国育龄妇女的主要避孕措施，可分为两大类：惰性宫内节育器和带铜或含药物的活性宫内节育器。

1. 惰性宫内节育器

为第一代 IUD，由惰性原料如金属、硅胶、塑料或尼龙等制成。国内主要为不锈钢圆环及其改良品。

2. 活性宫内节育器

为第二代 IUD，其内含有活性物质如金属、激素、药物及磁性物质等，用来提高避孕效果，减少副反应。

（1）带铜宫内节育器

这是我国目前临床首选的宫内节育器。根据铜圈暴露于宫腔的面积不同而分为不同类型，铜的总面积为 $200mm^2$ 时称 TCu-200，其他型号尚有 TCu-22O、TCu-38OA 等。T 形器纵杆末端系以尾丝，便于检查及取出。TCu-380A 是目前国际公认性能最佳的宫内节育器。带铜 V 形宫内节育器其形状更接近宫腔形态，由不锈钢做支架，外套硅橡胶管，横臂及斜臂铜丝或铜套的面积为 $200mm^2$。其带器妊娠、脱落率较低，但出血发生率较高，故因症取出率较高。

（2）药物缓释宫内节育器

含孕激素 T 形宫内节育器，采用 T 形支架，缓释药物储存在纵杆药管中，管外包有聚二甲基硅氧烷膜，控制药物释放。带器妊娠率较低，脱落率也低。主要副反应为闭经和点滴出血。

（二）避孕原理

主要是子宫内膜长期受异物刺激引起一种无菌性炎性反应，白细胞及巨噬细胞增多，使受精卵着床受阻。异物反应也可损伤子宫内膜而产生前列腺素，前列腺素又可改变输卵管蠕动，使受精卵运行速度与子宫内膜发育不同步，从而影响着床。子宫内膜受压缺血，激活纤溶酶原，局部纤溶活性增强，致使囊胚溶解吸收。

带铜 IUD 所致异物反应更重。长期缓慢释放的铜被子宫内膜吸收，局部浓度增高，改变内膜依锌酶系统活性（如碱性磷酸酶和碳酸酐酶），并影响 DNA 合成、糖原代谢及雌激素摄入，使子宫内膜细胞代谢受到干扰，不利于受精卵着床及囊胚发育。铜还可能影响精子获能，增强避孕效果。

含孕激素 IUD 所释放的孕酮主要引起子宫内膜腺体萎缩和间质蜕膜化，不利于受精卵着床，同时宫颈黏液变稠妨碍精子运行，还可对精子的代谢（如氧的摄取及葡萄糖利用）产生影响。

（三）宫内节育器放置术

1. 适应证

凡育龄妇女要求放置宫内节育器而无禁忌证均可给予放置。

2. 禁忌证

（1）生殖器官急慢性炎症：如急性阴道炎，宫颈炎，急慢性盆腔炎。
（2）月经异常者：月经频发、经血过多或不规则阴道流血者。
（3）生殖器肿瘤：子宫肿瘤、卵巢肿瘤。
（4）严重的全身性疾患：心、肺、肝、肾及血液系统疾病。
（5）子宫畸形。
（6）宫颈过松、重度陈旧性宫颈裂伤或子宫脱垂。

3. 放置时间

（1）常规为月经干净后 3 ～ 7 日放置。
（2）正常分娩后三个月或剖宫产后 6 个月可放置。
（3）人工流产手术结束宫腔深度小于 10cm 者可放置。
（4）哺乳期闭经排除早孕者。

4. 节育器的选择与消毒

T 形带铜节育器按其横壁宽度（mm）分为 26、28、30 号三种。宫腔深度 > 7cm 者用 28 号或 30 号，≤ 7cm 者用 26 号。

5. 术前准备

（1）器械
弯盘 1 个，阴道窥器 1 个，宫颈钳 1 把，长止血钳 1 把，探针 1 个，宫颈扩张器（4 ～ 6 号）各 1 根，放、取环器各 1 个，剪刀 1 把、节育器 1 个。
（2）敷料
双层大包布 1 块，孔巾 1 块，小纱布 3 ～ 4 块，大棉球数个，棉签 2 支，无菌手套 1 副。

（3）受术者

自解小便，取膀胱截石位，消毒外阴及阴道。

6. 放置方法

外阴部常规消毒铺巾，双合诊复查子宫大小、位置及附件情况。阴道窥器暴露宫颈后，再次消毒，以宫颈钳夹持宫颈前唇，用子宫探针顺子宫屈向探测宫腔深度。一般不须扩张宫颈管，宫颈管较紧者应以宫颈扩张器顺序扩至 6 号。用放置器将节育器推送入宫腔，其上缘必须抵达宫底部，带有尾丝者在距宫口 2cm 处剪断。观察无出血即可取出宫颈钳及阴道窥器。

（四）宫内节育器取出术

1. 适应证

（1）因副反应治疗无效或出现并发症者。
（2）改用其他避孕措施或绝育者。
（3）带器妊娠者。
（4）计划再生育者。
（5）放置期限已满须更换者。
（6）绝经一年者。如绝经年限较长，子宫已萎缩，难以取出，临床无症状者，可定期随访，暂不取出，以减少因取器困难而引起的并发症。

2. 取器时间

一般以月经后 3 ～ 7 日为宜。取器前通过宫颈口尾丝或 B 超、X 线检查确定宫腔内是否存在节育器及其类型。

3. 取环方法

有尾丝者，用血管钳夹住后轻轻牵引取出；无尾丝者，先用子宫探针查清 IUD 位置，以长直血管钳放入宫颈管内夹住 IUD 纵杆牵引取出；多年前放置的金属单环，以取环钩钩住环下缘牵引取出，切忌粗暴用力。取器困难者可在 B 超监护下操作，也可暂予观察，下次经后再取。

（五）宫内节育器的副反应

1. 出血

常发生于放置 IUD 后一年内，尤其是最初三个月内。表现为经量过多、经期延长或周期中点滴出血。出血系 IUD 的机械性压迫引起子宫内膜和血管内皮细胞损伤，释放大量前列腺素、纤溶酶原激活因子、激肽等物质，使血管渗透性增加，纤溶系统活性增加，导致月经过多。治疗须补充铁剂，并选用：①吲哚美辛 25 ~ 50mg，每日服三次。②氨基己酸 2 ~ 4g，每日服三次，7 日为一疗程。按上述治疗三个周期仍未见效者，可能为 IUD 本身问题，应考虑取出或更换，仍无效果改用其他避孕措施。

2. 腰酸、下腹坠胀

IUD 若与宫腔大小或形态不符，可引起子宫频繁收缩而致腰酸或下腹坠胀。

（六）宫内节育器并发症

1. 子宫穿孔、节育器异位

引起穿孔原因为：①子宫位置检查错误，易从子宫峡部穿孔；子宫大小检查错误，易从子宫角部发生穿孔。②哺乳期子宫薄而软，术中易穿孔。穿孔后将节育器放入子宫外。确诊节育器异位后，应根据其所在部位，经腹（包括腹腔镜，或经阴道将节育器取出。

2. 感染

无菌操作不严或因节育器尾丝导致上行性感染，以及生殖道本身存在感染灶等均可发生急性或亚急性炎症发作。病原体除一般细菌外，厌氧菌、衣原体，尤其放线菌感染占重要地位。一旦发生感染，应取出 IUD，并给予抗生素治疗。

3. 节育器嵌顿

由于节育器放置时损伤宫壁引起，也可因选用的节育器过大或具尖端部分，放置后引起损伤，致部分器体嵌入子宫肌壁。一经诊断应及时取出。若取出困难应在 B 超下或在子宫镜直视下取出 IUD，可降低子宫穿孔发生率。

（七）宫内节育器的脱落与带器妊娠

1. 脱落

由于未将 IUD 放至子宫底部，操作不规范，或 IUD 与宫腔大小、形态不符，均能引起宫缩，将 IUD 排出。IUD 制作材料的支撑力过小也易脱落。多发生于带器后第一年，尤其头三个月内，且常在月经期与经血一起排出。有时带器者未能察觉，因此放器后第一年内应定期随访。

2. 带器妊娠

由于 IUD 未放置子宫底部，或型号偏小而 TUD 位置下移，余下宫腔可供囊胚着床而妊娠；IUD 嵌顿于肌壁或异位于盆腔或腹腔等情况，均可导致带器妊娠。

（八）护理评估

1. 健康史

近期有无全身及生殖器急慢性疾患病史，过去有无严重心、肝、肾脏疾病及血液病史。

2. 身体评估

询问其年龄、月经史、生育史、末次月经干净时间、是否愿意放置宫内节育器。

3. 心理社会状况

评估心理问题，有无焦虑等不良情绪。

（九）护理诊断

1. 知识缺乏

与缺乏避孕知识有关。

2. 焦虑

与工具避孕副作用及其并发症有关。

（十）护理措施

1. 术前护理

（1）协助医生了解有关禁忌证。
（2）做好心理护理解除病人对手术的恐惧心理。

2. 术中配合

（1）核对受术者姓名、手术名称、测量体温，提醒病人排空膀胱，取膀胱截石位，协助消毒外阴阴道。
（2）检查器械包消毒有效期，并逐层铺开，取出消毒溶液棉球并置于弯盘内。
（3）根据探测的宫腔深度或宽度，选择相应大小的节育器。
（4）指导受术者配合手术。注意受术者的主诉，有无急性腹痛等症状，对剖宫产术后和处于哺乳期的受术者应加倍观察在术中的情况，发现异常及时报告医生。

（5）保证物品的供应，配合手术，顺利完成。

（6）宫内节育器放置前和取出后，均应给受术者确认。

3. 术后护理

可让受术者在观察室休息片刻，无异常后即可回家休息。

4. 做好健康指导

（1）术后休息 3 日。

（2）2 周内禁止同房和盆浴。

（3）保持外阴清洁，嘱病人如术后严重腹痛、发热、出血多随时就诊。

（4）术后 1 个月、3 个月、半年、1 年各复查 1 次，以后每年复查 1 次，复查一般安排在月经干净后。

（5）放置的宫内节育器达到规定的期限后，应到医院取出或更换，以免影响避孕效果。

三、工具避孕法之二——阴茎套

阴茎套为男性避孕工具，性生活时套在阴茎上，使精液排在套内而不进入宫腔，既可达到避孕的目的，又可防止性病传播。阴茎套为筒状优质薄型乳胶制品，顶端呈小囊状，筒径有 29mm、31mm、33mm、35mm 四种，排精时精液储留于小囊内，使精子不能进入宫腔，达到避孕目的。现采用甲基硅油做隔离剂，以提高阴茎套的透明度和润滑性。每次性生活时均应更换新的阴茎套，选择合适阴茎套型号，吹气检查证实确无漏孔，排去小囊内空气后方可应用。射精后阴茎尚未软缩时，即捏住套口和阴茎一起取出。阴茎套还具有防止性传播疾病传染作用，故被广泛应用。

四、其他的避孕方法

（一）安全期避孕法

指通过避开易受孕期进行性生活，不用其他药具达到避孕目的的方法，又称自然避孕法。精子进入女性生殖道后可存活 2 ~ 3 日，成熟卵子自卵巢排出后可存活 1 ~ 2 日，因此排卵前后 4 ~ 5 日内为易孕期，其余时间不易受孕，视为安全期。在安全期内进行性生活能达到避孕目的。使用安全期避孕法，必须准确确定排卵的日期，一般用基础体温测定、宫颈黏液检查的方法判定排卵期。排卵期一般为下次月经前 14 日，月经规律者可通过月经周期进行推算。但是排卵很容易受外界环境、健康状况、情绪等因素的影响而发生改变，有时也可发生额外排卵。因此安全期避孕法并不是十分可靠，失败率高达 20%。

（二）外用避孕药

由阴道给药，以杀精或使精子灭活达到避孕。目前常用的避孕药膜以壬苯醇醚为主药，聚乙烯醇为水溶性成膜材料制成。壬苯醇醚具有快速高效的杀精能力，最快者 5 秒钟内使精细胞膜产生不可逆改变。性交前 5 分钟将药膜揉成团置于阴道深处，待其溶解后即可性交。正确使用的避孕效果达 95% 以上。一般对局部黏膜无刺激或损害，少数妇女自感阴道灼热。

（三）免疫避孕法

利用单克隆抗体将抗生育药物导向受精卵透明带或滋养细胞层，引起抗原抗体反应，干扰受精卵着床和抑制受精卵发育，达到避孕目的，但目前多数还处于研究阶段。

第二节　各种终止妊娠的方法

人工终止妊娠是没有避孕或避孕措施失败的补救方法，其主要用于避孕失败后的妊娠及母亲出于各种原因不能继续妊娠或检查发现胚胎异常须终止妊娠。常用的人工终止妊娠的方法有人工流产、药物流产。

一、人工流产

人工流产分为早期人工流产和中期妊娠引产。凡妊娠在三个月以内采用人工或药物方法终止妊娠称为早期妊娠终止。早期妊娠终止的方法可选用手术或药物流产。手术流产又分为负压吸引术和钳刮术。人工流产仅作避孕失败的补救措施，不能作为常用的节育方法。

（一）负压吸宫术

负压吸宫术是用负压将子宫内的妊娠产物吸出，而达到终止妊娠的目的。

【适应证】

1. 妊娠在 10 周以内要求终止妊娠而无禁忌证者。
2. 因某种疾病或遗传疾病不宜继续妊娠者。

【禁忌证】

1. 各种疾病的急性期或慢性疾病的急性发作期。

2. 严重的全身疾病，如心力衰竭、症状明显的高血压、严重贫血等不能承受手术者。

3. 生殖器炎症，如阴道炎、重度宫颈糜烂、盆腔炎等。

4. 术前间隔 4h 有 2 次体温在 37.5℃以上者。

【手术步骤】

1. 体位

受术者应先排空膀胱，采取膀胱截石位。常规消毒外阴及阴道，铺无菌巾，做双合诊检查，用阴道窥器暴露宫颈并消毒。

2. 探测宫腔

了解子宫屈向及深度。

3. 扩张宫颈

应用宫颈扩张器扩张宫颈管，一般扩张至比准备用吸管的号码大半号或 1 号。

4. 负压吸引

选择适宜号码的吸管吸出宫腔内容物，负压不宜超过 500mmHg。

5. 检查宫腔是否吸净

检查宫腔是否吸干净，并检查吸出物是否有绒毛、胚胎或胎儿组织，是否有水泡状物。如肉眼发现异常者须留取标本送病理检查。

【并发症】

1. 子宫穿孔

多见于哺乳期子宫、瘢痕子宫、畸形子宫，术者技术不熟练所致。术前应查清子宫大小及位置，严格按操作规程认真执行手术，切忌用力粗暴。对子宫软者，术前用缩宫素。当器械进入宫腔感觉深度明显超过检查时子宫大小，即应诊断“子宫穿孔”，此时须立即停止手术，立即给予缩宫素和抗生素，并严密观察受术者的生命体征，有无腹痛、阴道出血及腹腔内出血征象。子宫穿孔后，若情况稳定，胚胎组织尚未吸净者，可在 B 超或腹腔镜监护下清宫；尚未进行吸宫操作者，应立即剖宫探查。

2. 人工流产综合征

由于子宫体、宫颈受机械性刺激导致迷走神经兴奋，冠状动脉痉挛、心脏传导功能障碍所致。其发生与孕妇精神紧张，不能耐受子宫扩张牵拉和过高的负压有关，受术者在术时或术后出现心动过缓、心律失常、血压下降、面色苍白、出汗、胸闷甚至发生昏厥和抽搐，发生率一般为 12% ~ 13%。术前做好受术者的精神、心理护理，吸宫时负压适度、进出宫颈口时关闭负压、吸净后勿反复吸刮宫壁；术前充分扩张宫颈，操作轻柔等均有利于预防人工流产综合征。受术者一旦出现心律缓慢，静脉注射阿托品 0.5 ~ 1mg，即可缓解症状。

3. 吸宫不全

是人工流产后常见的并发症，指部分胎儿或胎盘组织残留在宫腔。多见于子宫体过度屈曲、术者技术不熟练。表现为术后阴道出血超过 10d，血量过多，或出血暂停后又有大量出血者。经 B 超确诊后须服用抗生素 3d 再行清宫术。刮出物送病理检查，术后继续抗感染治疗。

4. 漏吸

指已确诊为宫内妊娠，但术时未吸到胎盘或胎盘绒毛。常与孕周过小、子宫过度屈曲、子宫畸形（双子宫）及术者操作技术不熟练等有关。因此，术后检查吸出物未发现胎囊等妊娠物时，应复查子宫及位置，重新探测宫腔后行吸引术，如仍未见胚胎组织，应将吸出物送病理检查以排除异位妊娠。

5. 术中出血

多见钳刮术中，因妊娠月份较大，妊娠组织不能迅速排出而影响子宫收缩所致。术中扩张宫颈后，可注射缩宫素促使子宫收缩，同时尽快钳取或吸出妊娠物。

6. 术后感染

临床表现体温升高、下腹疼痛、白带浑浊或不规则阴道出血。妇科检查发现子宫或附件区有压痛。多数因吸宫不全或流产后过早恢复性生活；器械、敷料消毒不严或操作无菌观念不强所致。开始感染为子宫内膜炎，以后可以扩散至子宫肌层、子宫附件、腹膜，严重时可导致败血症。患者需要卧床休息，采用全身性支持疗法，积极抗感染。宫腔内有妊娠物残留者，应按感染性流产处理。

7. 栓塞

目前极少见。行人工流产钳刮术时，由扩宫引起宫颈裂伤，胎盘剥离血窦开放，羊水进入母体，其有形成分在肺内形成栓子，此时应用缩宫素可促使羊水栓塞发生。临床表现肺动脉高压致心力衰竭，循环呼吸衰竭及休克、出血及衰竭。孕早、中期羊水中有形成分少，即使发生栓塞，症状及严重性均不及晚期妊娠者凶险，病死率较低。

【护理评估】

1. 健康史

了解受术者的初潮年龄、月经史、婚育史，末次月经时间。详细了解近 1 年内有无人工流产或药物流产史，末次妊娠时间，分娩方式，妊娠反应情况。

2. 病史

了解有无慢性疾病、出血疾病史，有无生殖器畸形或受伤史。

3. 心理 - 社会评估

了解受术者此次进行手术时的心理状态，是否有家人陪伴等。

【护理问题】

1. 知识缺乏

缺乏人工流产的相关知识及术后避孕知识。

2. 有感染的危险

与手术操作有关。

3. 担心

与担心手术疼痛及术后是否能够再次妊娠有关。

【护理措施】

1. 术前护理

（1）心理护理：行人工流产的原因复杂与之相应的是受术者复杂的心理反应。多数妇女会有紧张、担心的心理。护理人员要耐心安慰，细心倾听，详细介绍手术过程及术后注意事项，通过交流减轻其紧张不安的情绪，能够主动配合手术。

（2）术前一餐禁食。

（3）测量体温，如术前间隔 4h 有 2 次体温超过 37.5℃，暂缓手术。

（4）有特殊疾病的受术者做好相应的辅助检查。

2. 术中及术后护理

（1）进手术室前，嘱其排空膀胱。

（2）手术过程中应注意观察受术者的脉搏、面色，如出现面色苍白，出冷汗，立即报告医师，暂停操作，立即给予吸氧测量血压，异常情况排除后方可继续手术。

（3）护士应协助医生准确找出绒毛或胎儿组织并确认是否完整。

（4）手术完成后护士应护送受术者返回病床休息，并加强巡视，了解其术后腹痛、阴道出血情况及有无人工流产后并发症的发生。

3. 健康指导

（1）术后注意保持外阴清洁、干燥，每日用温开水清洗会阴并更换内裤，防止感染。

（2）术后 1 个月禁止性生活及盆浴。

（3）负压吸宫术后休息 2 周，钳刮术后休息 2 ～ 4 周，休息期间避免重体力劳动及剧烈运动。

（4）2 周后随诊，如出血多于月经量并伴有腹痛应及时就诊。

（5）指导夫妇双方采用安全的避孕措施。

（二）钳刮术

【适应证】

钳刮术适用于妊娠 10 ～ 14 周，要求终止妊娠或因疾病等特殊情况不宜继续妊娠者，其他方法流产失败并无禁忌证者。

【禁忌证】

禁忌证同负压吸引术。

【护理措施】

1. 扩张宫颈管

妊娠超过 12 周者需要住院手术。为保证钳刮术的顺利进行，术前 12h 须先扩张宫颈。扩张宫颈管的方法有：①用导尿管扩张宫颈管，于术前 12h 将 16 号或 18 号导尿管缓慢插入宫颈，次日行钳刮术前取出导尿管。②术前口服、肌内注射或阴道放置前列腺素制剂使宫颈软化、扩张。③用宫颈扩张棒扩张宫颈管。

2. 宫颈管扩张后护理

（1）宫腔内插管期间应绝对卧床休息，防止导管的脱出。

（2）加强巡视，做好生活护理。

（3）观察受术者有无腹痛、阴道出血及阴道排液增多的情况，如发现上述情况及时向医生报告。

（4）预防感染，保持会阴部清洁，同时注意体温的变化，插管当日应测 3 次体温，疑有感染的可遵医嘱给予抗生素。

其他护理内容同负压吸宫术。

二、药物流产

药物流产是用非手术措施终止早期妊娠的一种方法，其优点是简便，对孕妇无创伤。药物流产常用方案是米非司酮和米索前列醇配伍使用。米非司酮是一种合成类固醇，具有抗孕酮、糖皮质醇和轻度抗雄激素特性。米非司酮对子宫内膜孕激素受体的亲和力比孕酮高 5 倍，因而能和孕酮竞争而与脱膜孕激素受体结合，从而阻断孕酮活性而终止妊娠。同时妊娠脱膜坏死，释放内源性前列腺素，促进子宫收缩及宫颈软化。米索前列醇对妊娠子宫有明显的收缩作用，近年研究发现其与米非司酮合用，抗早孕有良好作用。

（一）适应证

1. 年龄在 18 ~ 40 岁自愿要求药物流产，身体健康无烟酒嗜好的妇女。
2. 确定为正常宫内妊娠，停经天数 < 49d（从末次月经来潮的第 1 天到 49d 内）。
3. 高危人工流产对象。
4. 对手术流产有顾虑或恐惧心理者。

（二）禁忌证

1. 曾患过严重的心血管、呼吸、消化、肝肾、血液、内分泌、泌尿生殖系统或神经系统疾病者。
2. 使用米非司酮有禁忌者，如肾上腺疾病、与内分泌有关的肿瘤、糖尿病及其他内分泌疾病肝功能异常者。
3. 使用前列腺素禁忌证者，如心脏病、青光眼、胃肠功能紊乱、贫血、高血压、哮喘及血栓病史者等。
4. 过敏体质者，妊娠剧吐者。
5. 故置宫内节育器确认妊娠或怀疑宫外孕者。
6. 吸烟超过每日 10 支或嗜酒者。
7. 各种原因不能及时就诊者。

（三）不良反应

药物流产不良反应有轻度下腹痛、乏力、恶心、呕吐。用药后应严密随访，出血量多时须急诊刮宫。药物流产最主要的不良反应是流产后出血时间长和出血量多，应用抗生素及宫缩药疗效不显著。此外，必须警惕异位妊娠误行药物流产可导致休克，危及生命。因此，药物流产必须在正规有抢救条件的医疗机构内进行。

（四）护理要点

1. 严密观察血压、脉搏、腹泻、腹痛、阴道出血和有无胎囊排出及不良反应，注意排除宫外孕，个别不良反应重的对症处理。

2. 胎囊排出后，医务人员要认真检查并注意出血情况，出血多的要及时处理。

3. 留院观察期间未见胎囊排出者，用药后第 8 日应到医院检查，经检查证实流产失败者必须行人工流产术。

4. 留院观察期间胎囊排出者，用药第 15 日如出血多于月经量也应到医院检查，经检查证实不全流产时要进行清宫术，并送病理检查。

5. 出院指导

（1）阴道出血增多，随时去医院。

（2）流产后 2 周内适当休息，吃有营养的食物，不做重体力劳动。

（3）注意保持会阴清洁，阴道出血未干净时禁盆浴及性生活。

（4）流产后能很快恢复排卵，应采取避孕措施，以免再次妊娠。

三、中期药物引产术

妊娠中期即孕 14 ~ 27 周。在妊娠中期因某种原因须终止妊娠者行中期引产术。

药物引产是将药物注入宫腔、静脉、肌内或阴道内，在一定的时间里引起宫缩而达到引产的目的。常用的药物主要有依沙吖啶（利凡诺）、天花粉、黄芫花、缩宫素、前列腺素、高渗盐水等，目前临床最常用的药物是依沙吖啶（利凡诺），其具有较强的杀菌作用，能刺激子宫平滑肌收缩，胎儿可因药物中毒而死亡。依沙吖啶（利凡诺）可经腹羊膜腔内注射，也可经阴道羊膜腔外注射。

（一）适应证

妊娠中期即孕 14 ~ 27 周，因某种原因不能继续妊娠而又无禁忌者。

（二）禁忌证

1. 生殖道炎症如阴道炎、宫颈炎、盆腔炎，子宫有瘢痕。

2. 妊娠期阴道反复出血。

3. 各种疾病的急性阶段，严重的高血压、心脏病、血液病。

（三）辅助检查

1. 化验检查

如血尿常规、肝肾功能、血型等。

2. 阴道清洁度检查

阴拭子培养。

3. 其他检查

如有心血管疾病应做心电图检查等。

（四）并发症

1. 产后出血

胎儿娩出后出血量达400mL以上，称之为中期引产后出血。如果短时间内大量出血，患者会发生休克而危及生命。分娩后子宫收缩乏力是引起产后出血最常见的原因，胎盘剥离不全，也会影响子宫收缩，而引起产后出血。

2. 产道损伤

后穹窿、宫颈口裂伤，阴道裂伤，还有一种严重的损伤即子宫破裂。

3. 羊水栓塞

这是中期引产术中比较凶险的一种并发症，患者会有呼吸困难、咳嗽、发绀、烦躁不安、出冷汗、胸闷、抽搐等症状，如抢救不及时会危及生命。

4. 感染

在引产过程中或引产2周内，产妇发热，体温高达38℃，尤其在引产后持续高热24h以上不降，很可能是并发感染，要做细菌培养，并使用大剂量的抗生素以控制感染。

（五）护理要点

1. 术前准备

（1）心理护理：中期引产的受术者一般因某种疾病或某些社会、家庭原因而不能继续妊娠，因而心情比较复杂，加之对手术的恐惧和担心，易产生焦虑等不良情绪。护士要了解其心理状态，有针对地进行心理护理，多给予安慰，详细讲解中期引产的方法及可能出现的问题，消除其思想顾虑。

（2）预防感染：术前3h开始每天冲洗阴道1次。由于妊娠期宫颈软并充血，冲洗时动作要轻柔，防止损伤宫颈。同时每天测3次体温。

（3）软化宫颈：术前3d口服己烯雌酚，以增加子宫的敏感性，软化宫颈。

2. 注射依沙吖啶后的护理

（1）严格无菌操作。

（2）注药后须卧床休息 10min，此时测量血压和脉搏，如无异常即可送回病室。

（3）随时注意观察受术者有无宫缩，如 72h 无宫缩发动说明引产失败。有宫缩出现要准确记录宫缩开始时间、频率、强度及每次宫缩持续时间，随时了解产程进展情况，定时测量血压及脉搏。

（4）生产过程中要尽量安慰受术者，若其精神过度紧张，宫缩时喊叫不停，指导其做深呼吸或用双手轻柔下腹部，以减轻疼痛，缓解紧张情绪，使产程顺利进行。

3. 产后护理

（1)观察宫缩及阴道出血情况。若子宫收缩不好阴道出血多可遵医嘱给予缩宫素治疗。

（2）由于生产过程中产妇消耗大量体力，此时要应充分休息，并保持外阴的清洁，每日冲洗会阴 2 次，防止感染发生。

（3）督促产妇饮水，产后 4 ～ 6h 协助排尿，防止尿潴留。

（4）产后乳汁开始分泌。为防止泌乳，每日肌内注射己烯雌酚 4mg，连续 3d。在此期间若出现泌乳，指导产妇不要挤压，保持局部清洁，防止乳腺炎发生，数日后乳胀会逐渐消退。

（5）出院指导。引产后 6 周内禁止性生活及盆浴。引产后 1 个月应来院随诊，在此期间如出现阴道出血多，持续腹痛、发热等异常情况要随时就诊。指导夫妇选择适宜的避孕措施。

第三节　绝育术

输卵管绝育术在世界范围内控制人口问题上发挥重要作用，它通过切断、结扎、电凝、钳夹、环套输卵管或用药物黏堵、栓堵输卵管管腔，使精子与卵子不能相遇而达到绝育目的。这是一种安全、永久性节育措施，可逆性高，要求复孕妇女行输卵管吻合术的成功率达 80%。手术操作可经腹壁或经阴道穹窿进入盆腔，也可直接经宫腔进行。

一、经腹输卵管结扎术

1. 适应证

（1）自愿接受绝育手术且无禁忌证者。

（2）患有严重全身疾病不宜生育行治疗性绝育术。

2. 禁忌证

（1）各种疾病急性期。

（2）全身情况不良不能胜任手术者，如心力衰竭、血液病等。

（3）腹部皮肤有感染灶或患急慢性盆腔炎者。

（4）患严重的神经官能症者。

（5）24 小时内两次体温在 37.5℃或以上者。

3. 术前准备

（1）解除受术者思想顾虑，做好解释和咨询。

（2）手术时间选择：非孕妇女绝育时间最好选择在月经干净后 3 ～ 7 日。人工流产或分娩后宜 48 小时内施术。哺乳期或闭经妇女则应在排除早孕后再行绝育术。

（3）详细询问病史，进行全身体格检查及妇科检查，检验血常规、出凝血时间、肝功能及白带常规。

（4）按妇科腹部手术前常规准备。

4. 麻醉

采用局部浸润麻醉。

5. 手术步骤

（1）术前准备

排空膀胱，取仰卧臀高位，手术按常规消毒、铺巾。

（2）切口

下腹正中耻骨联合上 4cm 处做 2cm 长纵切口，产妇则在宫底下 2cm 做纵切口。

（3）提取输卵管

术者左手食指伸入腹腔，沿宫底后方滑向一侧，到达卵巢或输卵管后，右手持卵圆钳将输卵管夹住，轻轻提至切口外。亦可用指板法或吊钩法提取输卵管。

（4）辨认输卵管

用鼠齿钳夹持输卵管，再以两把无齿镊交替使用，依次夹取输卵管直至暴露出伞端，证实为输卵管无误，并检查卵巢。

（5）结扎输卵管

我国目前多采用抽心近端包埋法。在输卵管峡部背侧浆膜下注入 0.5% 利多卡因 1mL，使浆膜膨胀，用尖刀切开膨胀的浆膜层，再用弯蚊钳轻轻游离出该段输卵管，相距 1cm 处以 4 号丝线各做一道结扎，剪除其间的输卵管，最后用 1 号丝线连续缝合浆膜层，将近端包埋于输卵管系膜内，远端留于系膜外。同法处理对侧输卵管。

6. 术后并发症

一般不易发生。若发生，多系操作粗暴、未按常规进行所致。

（1）出血、血肿

过度牵拉、钳夹而损伤输卵管或其系膜造成，或因创面血管结扎不紧引起腹腔内积血或血肿。

（2）感染

体内原有感染灶未行处理，如牙龈、鼻咽、盆腔器官等，致术后创面发生内源性感染；手术器械、敷料消毒不严或手术操作无菌观念不强。

（3）脏器损伤

膀胱、肠管损伤，多因解剖关系辨认不清或操作粗暴。

（4）绝育失败

绝育措施本身缺陷，施术时技术误差引起。其结果多发生宫内妊娠，尚须警惕可能形成输卵管妊娠。

二、经腹腔镜输卵管绝育术

1. 禁忌证

主要为腹腔粘连、心肺功能不全、膈疝等，余同经腹输卵管结扎术。

2. 术前准备

同经腹输卵管结扎术，受术者应取头低仰卧位。

3. 手术步骤

局麻、硬膜外麻醉或静脉全身麻醉。脐孔下缘做 1 ~ 1.5cm 横弧形切口，将气腹针插入腹腔，充气（二氧化碳）2 ~ 3L，然后换置腹腔镜。在腹腔镜直视下将弹簧夹钳夹或硅胶环环套于输卵管峡部，以阻断输卵管通道。也可采用双极电凝烧灼输卵管峡部 1 ~ 2cm 长。机械性绝育术与电凝术相比，因毁损组织少，可能提供更高的复孕概率。

4. 术后处理

（1）术后静卧数小时后可下床活动。

（2）术后观察有无体温升高、腹痛、腹腔内出血或脏器损伤征象。

三、护理评估

1. 健康史

询问该妇女年龄、月经婚育史，了解其现在和过去有无本次手术禁忌的病史。

2. 身体评估

了解末次月经干净的时间或末次流产、分娩的时间，确定术前 3 日无性交。测体温。检查腹部手术皮肤区有无炎症征象。妇科检查子宫、附件及盆腔内的情况。

3. 心理状况

受术者常害怕手术过程，担心手术效果，担心绝育术会影响女性性征及性生活。

四、护理诊断

1. 焦虑

与害怕手术过程有关。

2. 知识缺乏

与缺乏绝育术的有关常识有关。

五、护理措施

1. 心理护理

主动与受术者交流，使其消除对手术的恐惧心理。简单介绍手术过程，使病人了解该手术过程，时间短，效果可靠，使其轻松、愉快地接受手术，并主动配合。

2. 做好术前准备和术中配合

如器械、敷料、了解手术步骤，按顺序递送器械、物品，术前、术后清点器械及敷料，确保无遗漏。

3. 术后护理

（1）严格执行医嘱。
（2）术后密切观察体温、脉搏，有无腹痛、内出血或脏器损伤征象等。
（3）保持腹部切口敷料干燥、清洁，防止感染。
（4）鼓励病人及早排尿。
（5）术后休息 3 ~ 4 周，禁止性生活 1 个月。

参考文献

[1] 刘红霞 . 妇产科疾病诊治理论与实践 [M]. 昆明：云南科学技术出版社，2020.

[2] 茅清 . 妇产科护理学实验及仿真模拟教学 [M]. 厦门：厦门大学出版社，2020.

[3] 谭红莲，罗煜 . 妇产科护理查房 [M]. 北京：化学工业出版社，2020.

[4] 刚香平 . 妇产科护理精要 [M]. 长春：吉林科学技术出版社，2020.

[5] 陈娟，林珊 . 妇产科护理 [M]. 北京：高等教育出版社，2020.

[6] 谢莉玲，张秀平 . 妇产科护理学 [M]. 北京：人民卫生出版社，2020.

[7] 张凤 . 临床妇产科诊疗学 [M]. 昆明：云南科技出版社，2020.

[8] 陈荣珠，朱荣荣 . 妇产科手术护理常规 [M]. 合肥：中国科学技术大学出版社，2020.

[9] 崔静 . 妇产科症状鉴别诊断与处理 [M]. 开封：河南大学出版社，2020.

[10] 杨秀霞 . 现代妇产科护理技术与应用 [M]. 汕头：汕头大学出版社，2020.

[11] 李明梅 . 临床妇产科疾病诊治与妇女保健 [M]. 汕头：汕头大学出版社，2020.

[12] 李境 . 现代妇产科与生殖疾病诊疗 [M]. 开封：河南大学出版社，2020.

[13] 韩颖 . 临床妇产科超声 [M]. 北京：科学技术文献出版社，2019.

[14] 焦杰 . 临床妇产科诊治 [M]. 长春：吉林科学技术出版社，2019.

[15] 陈艳 . 现代妇产科诊疗 [M]. 北京：中国纺织出版社，2019.

[16] 洪蕊，丁郭平，王雅娟 . 妇产科护理学 [M]. 天津：天津科学技术出版社，2019.

[17] 吴欣娟，李莉，赵艳伟 . 妇产科护理教程 [M]. 北京：中华医学电子音像出版社，2019.

[18] 马明娟 . 妇产科护理研究 [M]. 长春：吉林科学技术出版社，2019.

[19] 丁海燕，张力 . 妇产科护理 [M]. 长春：吉林科学技术出版社，2019.

[20] 韩凤红 . 实用妇产科护理 [M]. 长春：吉林科学技术出版社，2019.

[21] 李玲 . 实用妇产科护理技术 [M]. 汕头：汕头大学出版社，2019.

[22] 王梅 . 妇产科常见病护理 [M]. 长春：吉林科学技术出版社，2019.

[23] 董平 . 现代妇产科精要 [M]. 天津：天津科学技术出版社，2018.

[24] 闫懋莎 . 妇产科临床诊治 [M]. 武汉：湖北科学技术出版社，2018.

[25] 杨凡 . 妇产科护理精要 [M]. 长春：吉林科学技术出版社，2018.

[26] 郑华恩 . 妇产科临床实践 [M]. 广州：暨南大学出版社，2018.

[27] 刘美兰 . 妇产科与影像学诊断 [M]. 天津：天津科学技术出版社，2018.

[28] 张晓华 . 妇产科护理新技术 [M]. 天津：天津科学技术出版社，2018.

[29] 张玉峰 . 现代妇产科诊疗与护理 [M]. 南昌：江西科学技术出版社，2018.

[30] 朱明艳，刘玉清，赵学娟 . 妇产科疾病诊疗学 [M]. 南昌：江西科学技术出版社，2018.

[31] 任瑞红 . 现代妇产科护理规范 [M]. 天津：天津科学技术出版社，2018.

[32] 胡玉清 . 现代妇产科护理精粹 [M]. 天津：天津科学技术出版社，2018.

[33] 蔡华 . 临床妇产科护理规范 [M]. 天津：天津科学技术出版社，2018.

[34] 姜秀红 . 妇产科护理思维与实践 [M]. 天津：天津科学技术出版社，2018.

[35] 张爱欣，杨婷，葛明完 . 妇产科疾病护理学 [M]. 南昌：江西科学技术出版社，2018.